U0289325

紧急医学救援体系现状与发展对策

■ 中国工程院

中国教育出版传媒集团

高等教育出版社 · 北京

内容提要

　　紧急医学救援体系建设是推进健康中国建设和落实国家公共安全战略的重要内容，尤其是在我国全面建成小康社会，开启全面建设社会主义现代化国家新征程的新发展时期，加强国家重要战略区域内紧急医学救援体系建设，对于推进健康中国建设、促进我国应急管理体系和能力建设现代化、实现中华民族的伟大复兴具有深远的战略意义。中国工程院第336场中国工程科技论坛以"国家重要战略区域紧急医学救援体系现状与发展对策"为主题，围绕我国重要战略区域紧急医学救援体系建设现状与国家战略需求、国家重要战略区域紧急医学救援体系一体化运行机制建设与探索等进行深入探讨。

　　本书是中国工程院"中国工程科技论坛丛书"之一，汇总了与会专家的主要观点和研究硕果，可供急诊急救、创伤医学、公共卫生、应急救援和行政管理人员参考。

图书在版编目（ＣＩＰ）数据

　　紧急医学救援体系现状与发展对策／中国工程院编著. --北京：高等教育出版社，2023.12
　　（中国工程科技论坛）
　　ISBN 978-7-04-061183-0

　　Ⅰ.①紧… Ⅱ.①中… Ⅲ.①急救医疗-研究 Ⅳ.①R197.1

　　中国国家版本馆 CIP 数据核字（2023）第 179116 号

JINJI YIXUE JIUYUAN TIXI XIANZHUANG YU FAZHAN DUICE

策划编辑	张　冉	责任编辑	张　冉	封面设计	李卫青	版式设计	李彩丽
责任绘图	邓　超	责任校对	张　然	责任印制	田　甜		

出版发行	高等教育出版社	网　　址	http://www.hep.edu.cn
社　　址	北京市西城区德外大街 4 号		http://www.hep.com.cn
邮政编码	100120	网上订购	http://www.hepmall.com.cn
印　　刷	涿州市京南印刷厂		http://www.hepmall.com
开　　本	787mm×1092mm　1/16		http://www.hepmall.cn
印　　张	15.5		
字　　数	290 千字	版　　次	2023 年 12 月第 1 版
购书热线	010-58581118	印　　次	2023 年 12 月第 1 次印刷
咨询电话	400-810-0598	定　　价	90.00 元

本书如有缺页、倒页、脱页等质量问题，请到所购图书销售部门联系调换
版权所有　侵权必究
物料号　61183-00

目 录

研究咨询报告

学 术 交 流

综　述

一、论坛背景

2022 年 4 月 7—9 日，由中国工程院主办，中国工程院医药卫生学部、重庆市科学技术协会、重庆市急救医疗中心（重庆大学附属中心医院）、中国人民解放军陆军特色医学中心、上海王正国创伤医学基金会，以及创伤、烧伤与复合伤国家重点实验室承办的第 336 场中国工程科技论坛——国家重要战略区域紧急医学救援体系现状与发展对策在重庆市隆重召开。中国工程院付小兵院士、王正国院士、张英泽院士、郑静晨院士担任大会主席。论坛围绕我国紧急医学救援体系建设现状，展望了紧急医学救援发展规划，探讨了国家重要战略区域紧急医学救援体系一体化运行机制建设。

大会开幕式由中国人民解放军陆军特色医学中心蒋建新院士主持，中国工程院党组成员、副院长王辰院士，大会主席付小兵院士，重庆市科学技术协会主席潘复生院士为论坛致辞，中国工程院院士程天民、王正国、张英泽、郑静晨、刘良、张学等以线上或线下方式出席会议。其中，王辰副院长在致辞中指出，紧急医学救援体系建设是面向人民生命健康、护航人民群众生命健康安全的重要保障，并表示中国工程院将坚持以习近平新时代中国特色社会主义思想为指导，为我国医药卫生领域工程科技高质量发展提供支撑。大会主席付小兵院士在致辞中指出，国家重要战略区域突发事件紧急医学救援能力的提升对保障国家社会和谐稳定与经济平稳发展具有深远的战略意义，我们要以此次论坛为契机，共同出谋划策、集智聚力，促进我国应急管理能力建设向更高质量的目标迈进。

论坛以"国家重要战略区域紧急医学救援体系现状与发展对策"为主题，邀请中国工程院院士付小兵、刘良、张英泽、郑静晨、张学、蒋建新分别就国家紧急医学救援现状与举措、灾害救援医学学科建设、医学创新等做主旨报告，天津大学应急医学研究院院长侯世科教授、中华医学会急诊医学分会主任委员吕传柱教授、国家应急医学研究中心主任吕国忠教授、深圳大学第二附属医院副院长潘晓华教授、重庆市急救医疗中心党委书记马渝教授、中国康复医学会再生医学与康复专委会主任委员程飚教授分别就京津冀协同发展区、海南自贸区、长三角经济带、粤港澳大湾区、成渝地区双城经济圈等国家重要战略区域突发事件紧急医学救援能力的建设和发展情况做大会报告。与会院士、专家、代表们围绕我国重要战略区域紧急医学救援体系建设现状与国家战略需求、国家重要战略区域紧急医学救援体系一体化运行机制建设与探索等进行了深入而热烈的交流。论坛采取线上、线下相结合的方式举行,线上观看点击量达到 6.34 万人次。

二、论坛成果总结

(一) 论坛共识

1. 国家紧急医学救援体系建设是推进健康中国建设的重要内容

紧急医学救援是国家公共卫生体系和社会安全保障体系的重要组成部分,既是践行"人民至上、生命至上"理念的直接体现,也是一个国家、一个地区现代科学文明水平的具体体现。特别是随着我国经济社会的快速发展,人口、资源流动性的日益加大,安全事故、传染病暴发、恐怖袭击等风险也随之增加。建立完善与公共卫生安全风险防控相匹配、与各类突发事件有效处置要求相适应的紧急医学救援体系已势在必行。

加强紧急医学救援体系建设,能有效减轻各类突发事件对人民群众身心健康和生命安全的危害,保障社会和谐稳定与经济平稳发展。尤其是在我国全面建成小康社会,开启全面建设社会主义现代化强国新征程的新发展时期,加强国家重要战略区域内紧急医学救援体系建设,对于推进健康中国建设、促进我国应急管理体系和能力建设现代化、实现中华民族的伟大复兴具有深远的战略意义。

2. 国家重要战略区域紧急医学救援体系一体化建设与探索符合国家公共安全战略需求

京津冀协同发展区、长三角经济带、粤港澳大湾区、成渝地区双城经济圈、海南自贸区以及新疆和西藏等地区因其独特的经济、地理、人文等因素,被认为是对国家未来发展具有重要影响的战略发展区域,这些重要战略发展区域一旦发生重大灾难事故、安全事件或严重创(烧、战)伤,由于条块分割、发展差异以及管理体制不同等的影响,其早期紧急医学救援的组织性、协调性与救援效果将受到严重影响。

国家重要战略区域内一体化紧急医学救援体系建设不仅仅是建设几个救援救治中心的问题,而是一个救援体系问题。想要在跨区域的重大灾难事故救援中实现快速、有效和高质量的救援活动,必须打破条条框框,突破区域性限制,创建新的体制与机制,实现一体化指挥、协同化救援以及救援力量与物资的统一调配使用,只有这样才可能获得最大的救援效果。

（二）院士专家建议

1. 进一步提高认识,加速救援体系建设

紧急医学救援得力与否也是衡量政府应急管理水平和能力的重要指标。按照国际先进标准,建立完善的紧急医学救援体系,对于促进新时代健康中国建设以及我国经济发展、社会稳定和国家安全均具有深远的战略意义。加快体系建设,未雨绸缪,时刻做好准备,战时才能够发挥事半功倍的效果。

2. 科学谋划,体系建设突出一体化特征

紧急医学救援不仅仅是医学问题,还涉及救援管理、救援技术应用、物资调配、公众救援知识普及与培训等多个方面,是一个体系建设问题。而不同地区的自然环境、灾难事故创伤类型差别很大。因此,各地区各部门需要科学谋划,根据区域特征、重大需求,依靠专家建议,制订出切实可行的规划并付诸实施。

3. 加强军民融合,创新体制机制建设

军队和地方在灾害医疗救援方面具有互补优势。建议加强紧急医学救援领域的军民融合,构建军警民众协同形成一体化救援体系。打破不同区域在体制、机制与管理上的壁垒,形成跨区域的协同机制,推进我国紧急医学救援军民融合式发展,是构建国家一体化高水平紧急医学救援体系的有力举措。

4. 以创伤为抓手,扎实推进体系建设

进一步加快推进以"伤"为主要特征的战创伤紧急医学救援体系建设,实现其专业化、规范化、信息化、现代化的高质量发展,使我国紧急医学救援体系能有效满足国内乃至国际各类重大突发事件医疗救援的需要,真正成为常态化维护社会稳定的"第三支力量",为实现中华民族伟大复兴的中国梦提供强有力的医学支撑。

5. 加强信息化建设与创新成果转化

充分利用物联网、移动互联网、云计算、智能终端等信息技术,实现对伤害感知、资源调度、现场救援、伤员后送、远程医疗等环节的信息化,构建智能化紧急医学救援体系,实现应急指挥决策智能化、救援装备管理智能化、医疗救援智能化,达到"适时、适地、无边界"一体化救援。同时,加强突发事件紧急医学救援理论、方法和应用技术研究,建立紧急医学救援领域内产、学、研、用协同创新机制,推进紧急医学救援关键装备与技术的科研开发、成果转化、产业制造和推广应用。

综合以上成果,本次论坛汇聚相关领域院士、专家、学者共同探讨我国重要战略区域紧急医学救援体系建设现状与国家战略需求、国家重要战略区域紧急医学救援体系一体化运行机制建设与探索,为加强国家重要战略区域内紧急医学救援体系建设出谋划策。本次论坛为全国紧急医学救援同行搭建了一个互相学习、互相交流的平台,更为我国紧急医学救援体系建设提供了新思路,对我国应急管理体系和能力建设起到了重要的推动作用,不仅有助于进一步推进健康中国建设和落实国家公共安全战略,也充分体现了中国工程科技论坛的学术价值。

主题报告

我国重要战略发展区域的重大灾难事故（安全事件）和严重创（烧、战）伤一体化紧急医学救援体系建设

付小兵

中国工程院

一、引　　言

近年来,党中央、国务院十分重视应急救援体系建设。2018 年,习近平总书记在庆祝海南建省办经济特区 30 周年大会上专门强调"要推进军地共商、科技共兴、设施共建、后勤共保,加强推进南海资源开发服务保障基地和海上救援基地建设,坚决守好祖国南大门",其中有关海上救援基地建设对医学来讲就是医学救援体系建设。2019 年 11 月 29 日中央政治局集体学习时,习近平总书记又特别强调了应急管理体系建设和紧急救援的重要性与必要性。这些重要指示精神为我们建设一体化紧急医学救援体系指明了方向,同时也是我们加快紧急医学救援体系建设的行动指南。

二、一体化紧急医学救援体系建设的重要性与必要性

重大灾难事故（安全事件）和严重创（烧、战）伤防控是国家的重大需求。就重大灾难事故而言,我国幅员辽阔,人口众多,多样化的地理与气候形态使得各种重大自然灾害频繁发生。2008 年的汶川地震造成 69 227 人遇难、374 643 人受伤、17 923 人失踪的重大人员伤亡与财产损失。另外,我国快速的经济发展与城市建设使得各种重大安全事故与责任事故时有发生。2014 年 8 月昆山特别重大铝粉尘爆炸事故和 2015 年 8 月天津港特别重大火灾爆炸事故等均在瞬间造成重大人员伤亡与财产损失。与此同时,中国与周边 14 个国家存在陆地边界接壤,与 6 个国家隔海相望,部分地区还存在领土争议,曾经发生过较大规模的军事冲突并有重大人员伤亡发生,军事斗争与国家安全形势十分严峻。国内也存在不安全因素。2009 年 7 月 5 日,新疆维吾尔自治区乌鲁木齐市发生打砸抢烧严重暴力犯罪事件,造成 156 人无辜死亡、1 000 多人受伤。这些惨痛的重大群

体人员伤亡事件使人们记忆犹新,并由此提出在重大灾难事故(安全事件)与严重创(烧、战)伤发生时的紧急医学救援问题。与一些重大慢性疾病(如心脑血管疾病、糖尿病、肿瘤等)相比,重大群体性创伤(包括重大安全事件和严重战创伤等)由于其突发性、群体性、惨烈性和对公众的巨大冲击性,其防控具有特殊要求。它是一个涉及救援时间、救援技术、救援指挥以及救援知识与技术普及在内的多个领域的系统工程,是一个救援体系建设问题。因此,建设完善的紧急医学救援体系对于在早期以群体伤亡为特征的医学救援具有决定性作用,是降低早期死亡率、提高救治成功率、最大程度挽救伤病员生命的关键,对于社会稳定与发展具有重大意义。

三、重要战略发展区域的界定

尽管国家对战略发展区域没有官方的描述与认定,从学术探讨来讲,近年来根据国家发展战略需求,我国事实上已经存在一些对国家未来发展具有重要影响的战略发展区域或对国防与国家安全具有重大影响的区域,概括起来可以归纳为以下三个方面:一是对国家社会经济发展具有重要影响的区域,如粤港澳大湾区、京津冀协同发展区、长江三角洲城市群、成渝地区双城经济圈等,其特征是区域内城市众多、人口密集、工矿林立,国内生产总值占比高,并且是跨多个省级管理的区域,各地区发展水平与管理模式存在较大差异,同时这些地区也是我国重大工矿与责任事故高发地区,一旦发生重大工矿和安全事故,将造成人员伤亡与财产的巨大损失;二是我国重要军事斗争战略区域,如海南及南海区域、台海地区等,其特征是维护祖国统一与国家安全,同时更是我国军事斗争的最前沿,也是国际冲突最可能突发的地区,一旦出现重大冲突,重大人员伤亡将不可避免;三是边疆少数民族地区,其特征一方面是自身发展、民族团结与边疆稳定,另一方面是维稳与反分裂任务十分繁重。除此之外,在粤港澳大湾区还存在内地与香港特别行政区和澳门特别行政区在管理制度上的差异,如果这些地区发生重大灾难和工矿事故,三方的联合救援可能会受到严重制约。基于这些客观因素的影响,这些重要战略发展区域一旦发生重大灾难事故(安全事件)或严重创(烧、战)伤,由于条块分割、发展差异以及管理制度不同等的影响,其早期紧急医学救援的组织性、协调性与救援效果将受到严重影响。为此,在这些重要战略发展区域建立能够应对突发重大灾难事故(安全事件)和严重创(烧、战)伤的一体化紧急医学救援体系,对于保证该区域人民生命财产安全、促进整个社会经济发展和长治久安将具有重要意义。

四、一体化紧急医学救援体系的主要内容

就我国目前医学救援体系而言,笔者认为从救援性质和救援过程来讲可以分成"一慢二快"三大体系。"一慢"主要是针对重大慢性疾病的防控体系,其特征是:重大慢性疾病发病慢、时间长、人群广,其防控关注健康生活方式、疾病系统治疗、健康管理以及干预等。"二快"中的一"快"主要是针对以突发重大传染性疾病（如 2020 年年初全球暴发的新型冠状病毒肺炎疫情）为代表的感染性疾病防控体系,其特征是:感染性疾病具有突发性、群体性、传染性,其防控的关键是寻找传染源、切断传播途径、杀灭病原菌以及有效的预防和治疗等。"二快"中的另一"快"则聚焦于以"伤"为核心的重大灾难事故（安全事件）和严重创（烧、战）伤紧急医学救援体系。与重大慢性疾病防控体系和传染性疾病防控体系相比,由于群体创伤具有突发性、群体性、惨烈性以及对公众的巨大冲击性等特征,紧急医学救援就是与时间赛跑、与死神争夺,其时间特征是"黄金 1 小时和白金 10 分钟"。紧急医学救援体系是一个涉及时间、技术、指挥、知识与技术普及等的复杂系统工程。这不仅仅是建设几个创伤救治中心的问题,而是一个救援体系问题。那么,应对突发重大灾难事故（安全事件）与严重创（烧、战）伤的紧急医学救援体系应当包括哪些内容呢? 笔者认为,基于突发重大群体创伤救援特征,这个救援体系的重要内容应包括:① 一体化的救援指挥体系;② 网络化的救治基地体系;③ 多样化的救治技术体系;④ 全域化的救援装备体系;⑤ 可持续发展的研发体系;⑥ 全民参与的救援知识普及与培训体系。六大体系中需要特别强调的是救援指挥体系的"一体化"。如前所述,本文所界定的我国重要战略发展区域,从地域特征来讲,大部分是跨多个行政区域的经济发达地区,小部分是涉及不同管理制度的地区、与周边国家有领土（领海）接壤的地区等。如果不打破条条框框,形成一体化指挥体系,统筹救援的人、财、物等,很难达到快速、有效、优质的救援效果。另一个需要强调的是全民参与的救援知识普及与培训体系。以"伤"为核心的紧急医学救援强调的是时间。据统计,约 2/3 的道路交通伤害死亡发生于伤后 25 分钟内,而 60% 的道路交通受伤患者在到达医院前死亡。因此,在目前以汽车为代表的交通工具普及与全民参与交通运输的情况下,普及创烧伤早期紧急救援知识对于在事故现场参与紧急医学救援的当事人十分重要。在这方面,发达国家全民急救医学知识普及率基本上达到 80% 以上,这对降低现场死亡率有重要作用。

五、一体化紧急医学救援体系建设的初步实践

基于国家的重大需求,早在 2012 年 2 月 20 日,我们就以中国工程院院士建

议的形式,向国家有关部门提出了将"创伤和意外伤害防控宣传日"纳入全国法定宣传日以及"对部分特殊行业人员进行强制性初级创伤急救知识培训"的建议,强调重视创伤防控和加强救援体系建设,为此还专门展开了多学科专家论证。近几年,随着突发重大灾难事故(安全事件)和责任事故的频发,救援能力提升和救援体系建设越发紧迫,特别是 2018 年 4 月 13 日习近平总书记在庆祝海南建省办经济特区 30 周年大会上专门强调的"要推进军地共商、科技共兴、设施共建、后勤共保,加强推进南海资源开发服务保障基地和海上救援基地建设,坚决守好祖国南大门"的重要指示精神,以及 2019 年 11 月 29 日中央政治局集体学习时习近平总书记特别强调的应急管理体系建设和紧急救援的重要性与必要性,为我们建设一体化紧急医学救援体系指明了方向,使我们加快了有关紧急医学救援体系建设的步伐。2018 年,我们提出了《关于构建覆盖海南本岛及南中国海区域性的重大灾难事故与严重战创伤紧急医学救援体系的建议》①。笔者团队与海南医学院等合作,就海南紧急医学救援体系建设进行了研究。在相关建议上报国家获得较好反响后,还通过建立院士工作站和教育部重点实验室等措施进一步推进该项工作。为了全面了解海南地域与救援特征,团队还在海南岛和三沙市进行了多方面考察,包括水上飞机、医疗船、直升机等。与此同时,国家已经投入相关经费,建设了包括移动 P3 实验室等的全方位救援装备体系。部分民间力量也提出希望加入救援体系,在需要时可以出动平时用于娱乐的车船和直升机等。2020 年 10 月 19 日至 20 日,根据体系建设需要,海南省在南海某海域进行了模拟重大海难事故的紧急医学救援演习并取得圆满成功。在此基础上,我们又进一步就在新疆和粤港澳大湾区(主要在深圳和珠海)等建设不同特征的一体化紧急医学救援体系进行了广泛调研与实地考察,就国家战略需求、区域特征、建立区域性紧急医学救援体系的必要性、对当地社会经济发展可能产生的作用,以及建设模式与相关机制等进行了广泛调研。特别是有关在粤港澳大湾区建设一体化紧急医学救援体系的院士建议得到了深圳市卫生健康委员会和市政府的高度重视。除在深圳市宝安人民医院和深圳大学总医院建立"三名人才"工作站以进一步推进此项工作以外,还于 2020 年 8 月 25 日在深圳召开大湾区紧急医学救援体系建设高层研讨会。通过院士建议,获深圳市人民政府批准,在深圳医学科学院建立灾难与紧急救援医学研究所。此外,国家已经开始建设创伤医学中心,为推进紧急救援体系建设提供了基地保障。以上前期工作为进一步完成我国三大类战略发展区域一体化应对重大灾难事故(安全事件)和严重创(烧、战)伤紧急医学救援体系建设打下了良好基础。

---

① 文件名中"南中国海"应为"南海"。——编辑注

六、下一步需要开展的工作

2020 年年初,一场突如其来的新型冠状病毒肺炎疫情给中国、给世界带来了深重的影响,也凸显了建设强大的紧急医学救援体系的重要性和必要性。2020 年 8 月,由中国科学院和中国工程院联合向党中央、国务院提交的《提升应对突发重大公共卫生事件科技支撑能力》报告指出,在重视以新型冠状病毒肺炎为代表的重大感染性疾病防控的同时,也要把严重群体创伤、核辐射与中毒等防控放在重要位置。因此,可以认为,应对突发重大公共卫生事件救援体系的建设已经成为共识和一项紧迫的任务。而针对以"伤"为核心的紧急医学救援体系建设,笔者认为应该关注以下几点。

(一)进一步提高认识,加速救援体系建设

重大灾难事故(安全事件)与严重创(烧、战)伤的发生往往不以人们的意志为转移,其发生具有突发性和难以预测性。而紧急医学救援体系正是应对这一突发重大需求的撒手锏。因此,各级政府各部门一定要高度重视。这是一项政府工程、一项民生工程,平时进行投入,加快体系建设,未雨绸缪,时刻做好准备,战时可以发挥事半功倍的效果。与此同时,统计数据表明,重大灾难事故(安全事件)与严重创(烧、战)伤的伤员绝大多数是普通老百姓,特别是交通事故伤亡人员中,青壮年占第一位,使很多家庭出现因伤致贫和因伤返贫的现象。因此,在全面建成小康社会的今天,我们把住"伤"的防控,最大程度减少"伤"的危害,是贯彻落实习近平总书记以人民为中心和面向人民生命健康重要指示的具体体现。

(二)突破条条框框,创新体制机制

重大灾难事故(安全事件)与严重创(烧、战)伤的发生往往会突破行政区域的限制,一个地方的救援力量通常难以胜任救援任务。部分地区(如粤港澳大湾区)还涉及不同管理制度等问题。这些问题都会影响紧急医学救援的及时性和有效性。因此,要在一个跨区域的重大灾难事故救援中实现快速、有效和高质量的救援活动,必须打破条条框框,突破区域性限制,创立新的体制与机制,实现一体化指挥、协同化救援,以及救援力量与物资的统一调配和使用等,这些都值得考虑。

(三)科学谋划,体系建设突出区域性特征

如前所述,重大灾难事故(安全事件)与严重创(烧、战)伤紧急医学救援不

仅仅是医学问题,还涉及救援管理、救援技术应用、物资调配、公众救援知识普及与培训等多个方面,是一个体系建设问题。而不同地区的自然环境、灾难事故创伤类型差别很大。因此,各地区各部门需要科学谋划,根据区域特征、重大需求,依靠专家建议,制定出切实可行的规划并付诸实施。

(四)以群体创伤为抓手,扎实推进体系建设

有些专家和管理部门领导认为,目前我国已经有比较完善的 120 和 999 急救体系,为什么还需要进行紧急医学救援体系建设?事实上,120 和 999 急救系统虽然在城市散发性和以疾病救援为特征的救援中发挥了重要作用,但对于群体性和突发重大人员伤亡的救援可能难以胜任。由于重大灾难事故(安全事件)等造成的人员伤害主要是以创伤、烧伤为主,所以我们建议区域性的紧急医学救援体系建设可以群体性创伤、烧伤救援为抓手,以核辐射与中毒等防控为补充,形成多样化的紧急医学救援体系。

(五)重视全民参与,加快培训体系建设

如前所述,以"伤"为核心的紧急医学救援,其特征之一是全民参与性。发达国家全民急救医学知识普及率平均在 60% 以上,部分国家高达 80% ~ 90%。因此,建议各地区各部门可以充分利用医院、红十字会以及相关部门加快全民急救医学知识普及与教育。对一些特殊行业从业人员,如军人、警察、导游、幼儿教师等进行强制性急救医学知识培训。建议交通管理部门可以考虑在机动车驾驶考核时,要求机动车驾驶人必须进行相关初级急救医学知识培训(即机动车驾驶人需要同时获得机动车驾驶证和初级紧急医学培训合格证)。

总之,一体化紧急医学救援体系建设的核心是以党中央和习近平总书记相关重要指示精神为指导,以国家重大需求为牵引,以挽救人民生命为目标,在有重大灾难事故(安全事件)时,要能够"冲得上,救得下,少死亡或零死亡"。

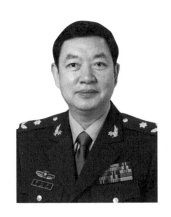

付小兵　中国工程院院士,中国人民解放军总医院生命科学院院长,全军创伤修复与组织再生重点实验室主任,教授、创伤外科研究员、博士生导师。国际创伤愈合联盟执委、亚洲创伤愈合联盟主席,国务院学位委员会学科评议组成员,中国工程院医药卫生学部副主任,国家技术发明奖、国家科学技术进步奖评委,中国生物材料学会理事长、中国博士后基金会理事,中华医学会组织修复与再生分会主任委员,中华医学会创伤学分会名誉主任委员,国家 973 计划"创伤和组织修复与再生项目"首席科学家,国家重点研发计划"生物材料与组织修复和再生"项目负责人,国家自然科学基金创新群体负责人(2012—2020)。《解放军医学杂志》主编,*Military Medical Research* 主编。2018 年当选为法国医学科学院外籍院士,2021 年当选为美国国家工程院院士。获国家科学技术进步奖一等奖 1 项、二等奖 3 项,以及何梁何利基金科学与技术进步奖、"求是"杰出青年奖、全国创新争先奖等。

严重自然灾害医学救援工程管理探讨

程天民

中国工程院

一、引　言

自然灾害主要包括海啸、洪灾、泥石流、暴雪、旱灾和地震等,就造成人员伤亡和环境建筑破坏而言,以地震危害最为严重。

我国自 1556 年以来,共发生 11 次大地震。震级和震区面积最大的是 1668 年 7 月 25 日山东郯城 8.5 级地震,波及 8 个省 161 个县,破坏面积超过 $5×10^5$ km²。死亡人数最多的是 1556 年陕西华县 8.25 级地震,死亡达 83 万人[1]。受灾人数最多、救援最为困难的是 2008 年 5 月 12 日的四川汶川 8.0 级地震,累计受灾人口 4 625.6 万人,69 227 人遇难、17 923 人失踪、374 643 人受伤[2]。一次严重地震所造成的伤亡和破坏远大于一场局部战争。

二、医学救援的极端重要性和艰难性

“以人为本”,在救灾各项工作中,“救人”始终是第一位的。救人的关键是尽早挖掘出被埋人员和有效的医学救援。地震后,被埋人员挖出越早,救治率越高。而挖掘人员和医学救援人员能否快速进入灾区,有赖于交通、信息和有力的组织指挥,使人员和物资装备快速到达,实施有效科学救援。最大程度地减少人员伤亡,标志着国家的形象、民族的精神和救灾的能力,关系社会的稳定、信心和灾后的恢复重建。

严重自然灾害医学救援的艰难性主要源于以下几个方面。

(1) 灾害突然,以致瞬间发生大批伤亡,伤情严重,直接伤害与衍生伤害并发,如直接的压砸伤、挤压伤,并发火灾所致烧伤、寒冷所致冻伤,以及余震、水患等造成的伤害。

(2) 交通道路和水电被破坏,信息中断,人员和物资装备难以很快进入灾区,难以在救治“黄金时间”内到达。

(3) 当地政府管理部门和医疗卫生部门也会发生机构破坏与人员伤亡,难以就地发挥作用。灾区现场多处于极度悲惨和混乱之中,可能生者与死者、灾民与伤员、重伤与轻伤混杂,将会严重影响医学救援的展开。

(4) 大量人员和动物尸体难以及时处理,腐败尸臭难忍,加之生活设施破坏(特别是粪便、垃圾场所),环境水源发生污染,人员抵抗力普遍下降,极易引发疫情。

(5) 灾民、伤员、死者亲属精神受到刺激,心理应激极为普遍而严重,情绪难以控制。

(6) 既是灾区客观需要,也是各地主动派出,大批医务人员从四面八方涌入灾区,如何统一组织和指挥,实现各地各部门救援人员之间,医学救援和其他救灾人员之间,救灾人员和物资装备之间,医疗队、防疫队和心理干预队之间,灾区内各个地区之间等的协同,都是复杂而困难的系统工程。

1976 年,唐山作为人口密集的大城市,于人们都在熟睡时突然发生 7.8 级地震,死亡 24.2 万人,重伤 16.4 万人(多于汶川地震)。但唐山地震发生在平原,波及范围相对较小,救援人员较易进入,而汶川地震波及范围和伤亡地域大,发生在多山地区,车道、河道破坏极其严重,余震不断给救援人员带来严重危害和困难。总的来讲,汶川地震的医学救援比唐山地震的更为艰难。也正因为如此,参与汶川地震救援人员和消耗物资也多于唐山地震。例如唐山地震出动医疗队283 支、医务人员 16 769 名,汶川地震出动医疗队上千支、医务人员 10 万多名;唐山地震调用消毒药品 240 余吨、杀虫剂 1 176 吨,汶川地震使用消杀药品 2 869吨[3]。

三、汶川地震医学救援的巨大成就和存在的问题

"万众一心,众志成城,不畏艰险,百折不挠,以人为本,尊重科学"的伟大抗震救灾精神,在医学救援中也得到了充分体现和弘扬。汶川地震医学救援的精神和成就突出地表现为"大灾之后有大爱,大灾之后无大疫"。地震发生后,在国务院和中央军委强有力的统一领导下,全国全军立即展开了规模巨大的医学救援行动,创造了古今中外历史上非战时最大规模的现场救治和伤病员转运壮举。全国 30 多个省区市和解放军各部直接参与现场医学救援(医疗抢救、卫生防疫、卫生监督、心理干预等)达 10 万多人次,共救治伤病员 366 万多人次,住院治疗 9.6 万多人,向 20 个省区市转运 10 015 名较重伤员入"后方医院"治疗,数月内绝大多数治愈出院。累计卫生防疫消杀面积达 4.3×10^9 m²,预防接种 65 万人次[3]。医学救援人员大爱无疆,在极其艰苦、危险的条件下挽救了大量伤病员的生命,在这么严重的疫情诱发因素作用下,确保了大灾之后无大疫,谱写了气壮山河、可歌可泣的生死大救援伟大诗篇。我国医务人员向全世界展现了白衣战士救死扶伤的伟大精神,其影响将超越抗震救灾本身的范围,激励着中华民族

的伟大复兴。

医学救援的巨大成就还表现在：为应对重大突发公共卫生事件和大规模战争伤害救援积累了极其珍贵的经验，包括统一组织指挥，物资装备调运，对大批伤员的有效科学救治，以及大范围卫生防疫的策略、技术和措施；在抗震救灾的"实战"实践中锻炼成长了一支宏大的特别能吃苦、特别能战斗的医学队伍。

在应对这样突如其来、这么严重的灾害时，暴露和发生一些问题是正常的、自然的。发现和总结这些问题，也是成就的一个部分，由此可总结经验教训，进一步提高我国抗震救灾的能力。根据研究有关资料和直接参加医学救援人员的多次座谈讨论，现对医学救援中存在的主要问题做如下初步分析。

（一）医学救援组织指挥中的问题

（1）中央、省、市、县各级政府卫生行政部门虽有突发公共卫生事件应急预案，但上下级预案有些不大配套和衔接不畅，军地之间初期也有脱节。

（2）部分卫生行政部门领导缺乏战时应急卫勤组织指挥知识和能力，对大批伤病员必须做好检伤分类、分级救治和医疗后送认识不足，指挥不力。有的灾区医院院长还誓言"保证到我们医院来的所有伤员都能治愈康复出院"，但面临瞬息之间大批伤员如潮涌来时却不知所措。当地卫生行政部门对四面八方涌来的医疗队、防疫队，尚难做到及时统一指挥、协调分片分工；不少医疗队、防疫队自行进入灾区，到达地区既有重复又有遗漏。这些问题直到灾后相当长时间后才逐渐有所改善。

（3）有的外省市大批医务人员紧急进入，却未携带必需的医疗药品、器械和自身的生活物资，到达后无法开展工作，反而给当地造成负担。

（4）现场急救、早期救治和后方专科治疗所需医务人员的配置，挖掘人员与医务人员如何有机组合、合力发挥作用，还有诸多需要检讨的问题。例如一些专科医生到灾区现场一线却"英雄无用武之地"，而医疗条件相对较好的一线、二线医院则因派赴前线的骨干太多而使本院缺乏专科医疗力量。

（二）医疗救治技术措施中的问题

严重自然灾害因灾难性质不同，发生的伤害伤情不尽相同。就地震伤害而言，主要发生压砸伤、挤压伤和继发伤害，以及随后衍生并发的伤病。损伤可累及全身，对不同部位、不同性质损伤的医疗救治技术当各有规范，各有侧重。一部分医务人员缺乏野战外科、野战内科等方面的知识和能力，在大规模救治特别是现场救治中，也发生了需要密切关注的问题。例如：颅脑伤未得到及时救治，以致震后2~3天进入灾区的医疗队基本上没有医治这类损伤（已早期死亡）；挖掘时拉拽被埋伤员手臂用力过度造成臂丛神经损伤;将挤压伤伤员从被挤压状态艰难地救出后却未迅速作相应医学处理而致急性死亡(突然减除挤压后出现高血钾症和大量毒性物质释入循环血);在现场对开放性伤口清创后作不应进行的初期缝合,以致并发严重感染;没有遵照分级救治原则,在大批伤员亟待救治的现场一线实施复杂专科手术,花费宝贵时间,消耗有限物资,影响对其他伤员的现场急救;对伤员后送标准掌握不够,可在当地解决的一些较轻伤员被后送,而必须后送治疗的较重伤员却未能及时后送;发生了个别气性坏疽和本可避免的截肢;在救治过程中,没有基本的"伤票"等文字记载,影响后续诊治和经验总结;对现场进行消、杀、灭等防疫处理,是按灾区还是按疫区对待,实施的时间、次数、用量等也存在一些问题[4]。

(三)医疗救治物资装备中的问题

所备药品、设施考虑外伤较多,对继发疾病准备不足,不够配套;急救必需诊疗设备(如 X 线机、血滤机、呼吸机等)缺乏,或设备没有自身动力电源而无法展开使用;医疗后送装备,特别是最为关键和有效的运输直升机严重不足,还缺乏适于后送伤员的列车、飞机和汽车。消、杀、灭剂可能对环境生态造成影响,还需长期观察。

四、进一步加强自然灾害医学救援工程管理的思考和建议

(一)宏观政策层面

1. 建议建立处置灾(战)难的"平战结合、军民结合、寓战于平、平急转战"的机制

我国政府制定了《国家突发公共事件总体应急预案》,在此基础上还分别制定了《国家自然灾害救助应急预案》《国家地震应急预案》等,在多项预案中均包括医疗卫生搜救、治疗、后送、康复等内容。原国家卫生部陆续颁布了 4 个公共卫生类突发公共事件专项应急预案;各级卫生行政部门成立了医疗卫生救援领导小组、专家组和医疗卫生救援机构,以及现场医疗卫生救援指挥部。应该说,在法规制度方面已较完善,关键在于配套落实和切实执行,由于自然灾害大多是一定时间突然发生的,灾(战)难发生毕竟次数少,而非灾(战)的平时却是长时期的,因此必须建立"平战结合、军民结合、寓战于平、平急转战"的机制。在人员、组织、技术、物资等方面预先准备,梯次配置,人人件件落实,一旦发生事件,即能迅速转入"战时",实施救援。

2. 建议建立自然灾害和卫生资源相关信息库

对全国不同地区,按地区的地质气象等自然条件、人口密度、建筑与基础设施等状况建立信息数据库,据以预测在不同地域发生不同等级自然灾害可能波及的范围和伤害破坏程度,并估算需要投入的救援力量。建立不同地区医疗卫生资源信息库,包括医疗卫生机构、专业人员、救治能力、药品装备拥有和储备状况。预测一旦发生灾情时,本地区可提供的医疗卫生救援和对外地救援力量的需求。这些信息库可为快速进行决策和组织指挥提供依据。

3. 建议建立救灾药品装备的研制、生产、储备的全国性和区域性计划

按计划经济和市场经济相结合的机制予以落实。究竟需要哪些药品装备,可组织专家专门论证确定。需要强调的是:既要考虑伤,又要考虑病;装备要适合灾后当地无电无水情况下使用;卫生防疫所用消、杀、灭剂既要有效,又不破坏自然生态环境。

4. 大力加强医疗输送装备的研制和建设

强烈地震使道路破坏,最有效快速的办法是用直升机将医务人员运入,将伤员运出。在大批伤员获初步救治而需后送时,卫生汽车、卫生舟船特别是卫生列车更为重要,国家应重点支持这些装备的研制和生产。

5. 建议进一步加强国际合作医学救援,制定相关政策和措施

此外,严重地震损伤的救治时效极其重要。由于交通破坏,信息中断,要在"黄金时间"内实施抢救是甚为困难的,因此加强自救互救就显得更为重要,须将自救互救问题纳入宏观政策范畴予以落实。

(二) 医疗卫生层面

1. 建议大力加强严重自然灾害医学救援的卫生勤务学研究

在应对突发大批伤病员医学救援时,"做好卫勤组织工作比手术治疗技术更为重要"[5]。医疗技术是针对每一个伤病员个体的,而卫生勤务则是面向大批伤病员群体的。救治伤病员,医疗技术当然是基础,但只有在卫生勤务统一组织指挥下才能切实发挥作用。应认真研究总结汶川地震以及其他严重自然灾害医学救援的卫生勤务问题,吸取经验和教训,研究上升成为更加充实、更有实效的创新的卫生勤务学的理论与实践。

2. 建议研究总结严重自然灾害发生的伤类伤情特点,分析不同阶段主要致死原因,以提高救治率和治愈率

据研究,平时创伤人员呈现 3 个死亡高峰期:一是伤后 1 小时内,约占死亡总数的 50%,主要原因是严重颅脑伤、高位脊髓损伤、心脑和大血管破裂、呼吸道阻塞,基本属"现场死亡";二是伤后 1~4 小时内,约占死亡总数的 30%,主要原

因是脑、胸、腹内出血和实质脏器损伤,严重多发伤、严重骨折并致大出血,可归为"早期死亡";三是伤后 1~4 周后,约占死亡总数的 20%,主要原因是严重感染、脓毒症性休克和多脏器功能不全或衰竭,属"后期死亡"[6]。严重自然灾害所致伤害与平时创伤极为类似。可以认为,平时创伤人员中将有半数"现场死亡",如何防治这类严重伤亡,是最大程度降低伤死率的研究难点和重点;"早期死亡"为数不少,是现实医疗中亟须与可能救治的主要对象;"后期死亡"多为伤后严重并发症所致,关键是积极进行全身综合救治,防止恶化转归。

3. 建议研究医疗卫生救治人员的科学配置和科学救治

在大批人员被掩埋的情况下,首先要把他们挖掘出来,才能进行医学救援,因而抢救医疗队必须与现场挖掘人员(专门队伍和广大战士、民兵等)相配置,即组成挖掘人员和医务人员相配置的抢救队。医学救援队应包括抢救医疗队、卫生防疫队、卫生监督队、心理干预队,抢救医疗队以救治"伤"为主,并兼顾防治"病"。

在面对瞬间发生的大批伤员,必须实行分级救治和医疗后送,包括现场急救、早期救治和后方医院救治。对三级救治的医疗范围和任务要做原则分工,据以科学配备三级人员。一般而言,现场急救重在"救命",对危及生命的伤害进行紧急救治,防止继发严重伤害,如保持呼吸道通畅、心跳呼吸骤停的复苏、大出血的止血、开放性伤口的处置、骨折的固定、抗休克等。早期救治主要对现场一线后送来的伤员进行必要的手术和强化治疗,严防伤情病情恶化,如进行生命支持、创面处理和简单骨折救治,为送到后方医院治疗提供基础。后方医院救治属最终确定性治疗,以专科为主,相应科室协同,达到治愈。此后,还要进行必要的康复治疗。

需要强调指出的是,分级(三级)救治必须根据伤员分布、灾区状况、后送条件等情况灵活掌握,适时调整,关键是要根据伤员的需要进行连续的不间断的治疗[7]。

派到现场一线的应主要是有一定基础的中青年健壮医务人员,不宜认为到一线的专家越多越好、越老越好。早期救治要由有经验的医务人员负责。对于预定要接收大量伤员入院治疗的"后方医院",要保留(或从前方返回)足够的医务力量对较重伤员(一般后送入院的多较严重)进行最终治疗,不能过多地抽调医务人员开赴或停留在"前线"而造成"后方空虚"。这些配置实际上是科学救治的重要方面,是为了最大程度提高救治率和治愈率,降低死亡率和致残率。对特殊的严重伤病必须规范预防和救治技术措施,如破伤风、气性坏疽、挤压综合征等,严格截肢适应证,严防感染扩散,确保治疗效果。

4. 建议有条件的中心医院研究总结"平急转战"的经验,成为救治突发大批伤病员的中枢

大批伤病员经现场急救或早期救治后都要转入医院治疗,伤病员大批突然涌入、医院如何"平急转战",也是复杂的系统工程,主要包括:① 应有"平转战"的预案和机制;② 应有坚强的组织领导,迅速调度全院医务人员和卫生资源,按"战时"运行,特别要迅速调整腾出床位、手术室、重症监护室;③ 首先进行快速检伤分类,对较重伤员进行集中救治(集中伤员、集中专家、集中资源),以提高治愈率;④ 努力扩大救治场所,中心医院可充分利用其他下级医院资源,必要时利用宾馆、招待所床位,派医务人员进入,迅即成为急救"医院"。

5. 建议加强灾害医学的研究和建设

将灾害医学纳入国家防灾减灾总体建设、地震科学体系和医学学科专业体系,并加强灾害医学与创伤医学、急救医学的结合,加强研究其重要专业内涵,对相应学科单位加强建设,发展提高具有我国特色和水平的灾害医学。

(三) 教育训练层面

(1) 在医学类院校开设灾害医学课程,或与创伤医学、急救医学的内容有机结合,进行专题讲座和能力训练,使医学生在学习阶段即掌握有关知识和能力。

(2) 各级卫生行政部门领导应着重学习救治突发大批伤病员的组织指挥(平战时的卫生勤务学)。

(3) 各级各科医务人员,特别是非外科系统医务人员,要学习野战外科学、野战内科学和卫生勤务学相关知识,提高野战条件下的创伤、疾病诊治能力[8],一旦需要,均可投入发挥作用。

(4) 中小学和非医学类院校学生,应学习防护灾害和现场自救互救的知识与措施。

(5) 全社会科普教育,了解自然灾害中的自我保护、自救互救、相互关怀和心理疏导。

五、结　语

严重自然灾害难以避免,医学救援是首要任务。汶川地震发生后,既要弘扬伟大的抗震救灾精神,又要科学总结医学救援经验,使巨大伤痛及惨重代价转化成提高我国应对严重灾害事件的精神力量和物质力量。笔者据此从工程管理角度提出了严重自然灾害医学救援的思考和建议,以供探讨。

参考文献

[1] 周湛. 从《中国历史地震图集》看中国历史上的大地震[N]. 中国测绘报,2008-07-29.

[2] 国务院抗震救灾总指挥部灾后重建规划组.汶川地震灾后恢复重建总体规划[EB/OL].(2008-09-24)[2022-04-07].

[3] 国家卫生部新闻办公室.抗救灾卫生防疫工作取得阶段性成果[EB/OL].(2008-07-18)[2022-04-07].

[4] 蒋建新,王正国,付小兵,等.汶川特大地震医疗救援经验与反思[J].中华创伤杂志,2008,24(8):578-579.

[5] 卢世璧.汶川地震伤员救治分级处理的重要性[J].解放军医学杂志,2008,33(8):919-920.

[6] 何忠杰,马俊勋.论战创伤急救的时效性[C]//2008灾害创伤与急救新进展学术交流会学术论文文集.2008:32-33.

[7] 沈岳.地震灾难医疗救援中几个常见问题探讨[J].中华创伤杂志,2008,24(8):580-582.

[8] 王正国.野战外科和相关学科在地震医疗救援中的作用[J].中华创伤杂志,2008,24(9):673-675.

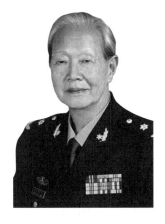

程天民 中国工程院院士,中国人民解放军陆军军医大学专家咨询委员会主任委员、全军复合伤研究所名誉所长。创建了"军事预防医学"新学科。主编《核武器损伤及其防护》《防原医学》《创伤战伤病理学》《军事预防医学》等专著。发表论文490余篇。获国家科学技术进步奖一等奖2项、二等奖1项、三等奖1项,国家教学成果奖一等奖1项、二等奖2项,军队科技奖、教学奖一等奖7项,以及何梁何利基金科学与技术进步奖、光华工程科技奖、重庆市首届科技突出贡献奖、全军专业技术重大贡献奖、全国优秀共产党员和建军80周年全军英模等。

我国核试验现场多次卫生勤务演练及其现实意义

程天民

中国工程院

一、引　言

我国于 1964—1996 年共进行了 45 次核试验,其中大气层核试验 23 次、地下核试验 22 次。在 23 次大气层核试验中,进行了 20 次动物效应研究[1],其中 6 次由广州、北京、沈阳、济南、南京、成都、武汉、新疆军区,空军和装甲兵组织野战医院或师医院人员共 10 批 650 人次,进行了以分级救治为主要内容的"核战争条件下对伤员的救治"卫生勤务演练(以下简称演练)。演练是在解放军总后勤部效应大队和总后勤部卫生部卫生勤务研究室直接领导、指导下进行的,陈光明、张维基等同志倾注了大量心血,凝聚了广大参练人员的艰辛和智慧。这些演练虽是在 30 多年前进行的,但因其真实(核武器爆炸现场救治真实核伤害)、大量(救治大批由损伤动物替代的"伤员")、多次(10 批次)、全面(不同爆炸当量和方式,多类核损伤),在反复实践的基础上进行综合分析,获得的资料、经验、成果极其丰硕,弥足珍贵,无可替代,至今仍具有重要的现实意义。这种演练在我国乃至国际上难得进行,今后也很难再次进行。

当今态势,核大战不会发生,但不能排除未来战争使用或威胁使用核武器的可能。发展核电是我国能源的战略决策,其前提是确保核安全;同时,核恐怖主义和放射性恐怖主义是国际安全面临的最严重挑战之一(2016 年核安全峰会公报)。诸此情况,都要求大力加强核伤害的医学防护。为此,应充分吸取核试验现场卫生勤务(简称卫勤)演练的经验,并根据现今情况加以补充、完善、提高和发展。笔者有幸参加多次演练的学习、设计和实施,并在编著《核武器损伤及其防护》时总结、应用了部分资料。随着核试验资料的解密,并考虑现实的需要,特撰写此文,供参阅探讨,并盼指正。

二、卫勤演练的重要意义

（一）观测核爆炸景象，为组织伤员救治提供依据

在核战争条件下组织卫勤救治，必须尽快了解来袭核武器的当量和爆炸方式，据以估计、判断可能的杀伤范围和主要伤类。观测核爆炸景象则是首先可能直接获得的信息来源，在核试验和可能发生的核战争中，由防化部门负责，医学部门尽量参与。根据历次核试验观测获得的实际数据，已推导出 $1 \times 10^3 \sim 2.5 \times 10^7$ t 14 种 TNT 当量（指核爆炸时所释放的能量相当于多少吨 TNT 炸药爆炸所产生的能量）在 $0 \sim 200$ 共 4 种比高［即比例爆高，指不同爆炸方式用爆炸高度（m）和当量（kt）立方根的比值来表示］条件下，火球发光时间和最大直径、烟云稳定时间和稳定宽度的系列数据[2]；也可从这些数据推导估算出爆炸的当量和方式，进而据以从速判定杀伤范围和伤类伤情，为科学组织救治提供依据。

在缺乏观测专用仪器设备的情况下，可概略地从眼观景象获得大致的结果。地爆和空爆所造成的杀伤破坏有很大不同，核试验明确了地爆和空爆的最根本区别在于火球是否接触地面，接触者为地爆，未接触者为空爆。例如 1×10^4 t 核爆的火球最大直径为 $0.34 \sim 0.44$ km，在 500 m 高度爆炸属空爆；1×10^6 t 核爆火球最大直径为 $1.8 \sim 2.3$ km，在 1 500 m 高度爆炸仍属地爆[2]。因此，首先要识别是空爆还是地爆。火球于空爆时呈圆形，地爆时呈半球形。空爆时烟云色淡，与尘柱开始不相连接，中空、低空爆时互相连接，高空爆时一直不相接；地爆时烟云与尘柱一开始就连接在一起，呈暗黑色，尘柱粗大。当量越大，火球越大，尘柱上升速度越快[3]。

（二）对杀伤范围和伤类伤情的估判

从观测爆炸景象和其他方面获知来袭核武器的爆炸当量和方式，可据以估计、判断杀伤范围和伤类伤情。

杀伤范围一般以杀伤半径和杀伤区面积来表示。我国由多次核试验实际结果已推算出 14 种 TNT 当量、4 种比高条件下光辐射、冲击波、核辐射各单一杀伤和综合杀伤的半径[2]。万吨以下核爆炸以早期核辐射的作用距离最远，以受到 1 Gy 照射为杀伤边界；万吨以上，特别是十万吨级以上，以光辐射的作用最远，以发生皮肤浅 Ⅱ 度烧伤为杀伤边界。作为概数，千吨级的杀伤半径约为 <1 km；万吨级的为 $1 \sim 10$ km；十万吨级的为 $10 \sim 20$ km；百万吨级的为 $20 \sim 40$ km。由半径估算面积。在这以外很大范围，还可发生放射性沾染伤害、视网膜烧伤和"闪光盲"[3]。但实际杀伤范围受到诸多因素的影响，如被袭地区的地形地貌、当时的

气象条件、人员的分布及防护等情况。

核爆炸造成的伤类伤情是很复杂的,由单一杀伤因素造成多类单一伤(放射损伤、烧伤、冲击伤),由两种及以上杀伤因素合并作用则造成复合伤。由光辐射和冲击波直接作用而造成直接的光辐射烧伤和冲击伤,由燃烧火灾和建筑设施等破坏而可致多类间接的烧伤和冲击伤。很多情况下是直接伤与间接伤并发的。离爆炸中心较近范围内,无防护者可发生现场死亡。核试验动物效应以当场死亡和爆炸后4小时以内(大致相当于抢救队可能到达现场急救的时间)死亡者列为"现场死亡"。伤者按不同严重程度,区分为极重度、重度、中度和轻度4级伤情,有时可简化分为重度、中度、轻度3级。

不同当量和爆炸方式下各杀伤因素实际发挥的作用范围不尽一致,所致伤类也有很大不同。大致而论,小当量核爆炸以发生放射损伤和放射复合伤为主,大当量(特别是十万吨级以上)则主要发生烧伤和烧冲复合伤。相同当量的不同爆炸方式,地爆时杀伤范围较空爆时小,但近区杀伤程度重,放射性沾染重[3]。杀伤范围和伤类伤情对卫勤指挥医疗救治有重大影响,必须先有预案,实时监测,准确判定,科学施救。

(三)对核伤员的分级救治

受核武器袭击以及严重核事故、核恐怖事件后,伤亡地域大,伤员多,当地多种设施破坏,必须在党政军统一领导和指挥下,各方协同,医疗方面实施分级救治。通常分为杀伤区现场抢救、早期救治机构救治、后方医院治疗三级救治,条件许可时也可由现场直接送后方医院救治。

1. 杀伤区现场抢救

(1)自救互救:核试验时,效应动物不会自救互救。根据实际伤情等情况,研究提出自救互救主要进行以下工作:挖掘被掩埋伤员;灭火,使伤员脱离火灾区;简易止血、包扎、遮盖创面、固定骨折和去除沾染;清除口鼻内泥沙,对昏迷伤员将舌拉出防窒息;给服随身携带止痛药、抗放射药;护送重伤员等。

(2)医疗抢救:伤员伤情重,发展快,必须分秒必争地进行现场抢救。例如1次百万吨级氢弹空爆,距爆心投影点6.4 km处的30只效应动物(狗),均发生极重度冲击伤和烧伤,爆后1小时尚全部存活,2小时开始死亡,至4小时死亡27只,另3只在后送途中死亡[2](6.4 km以内无防护的动物全部当场死亡,即为现场死亡区)。如预有准备,抢救队(组)于爆后迅速乘车进入,估计1~3小时内进入严重杀伤区是可能的。考虑极重度杀伤区伤员在短时间内大部分已死亡(阵亡),轻度杀伤区伤员可较多依靠自救互救,因此,现场医疗抢救的重点总体上应为重度和中度杀伤区。

现场抢救应以"救命"为主,最迫切的是迅速查明有无危及生命的伤害,而这又需要抓住各种严重伤害的外部表现和直观征象加以判断。研究提出了抢救队(组)现场急救范围与措施[2],如表1所示。

表1　抢救队(组)现场急救范围与措施

伤情	急救范围与措施
出血	临时止血:加压包扎,止血带,止血剂
骨折	临时固定:躯干、健肢固定,简易固定器材和就地取材固定
气胸	开放性:填塞封闭包扎 张力性:胸腔穿刺排气
窒息	保持呼吸道通畅:紧急气管切开等
休克	止痛,保温,强心,口服液体
抗感染	口服抗感染药
腹部伤	包扎
开放伤口	包扎
大面积烧伤	简易遮盖创面、喷涂药物等
沾染伤员	为伤员戴口罩、围毛巾、遮盖创面,用水或干擦眼鼻和暴露部位,向下风方向拍抖服装等简易措施

此外,应注意冲击伤的"外轻内重"特征。例如,心肺损伤尚未引致严重肺水肿出血,可不出现明显症状,一旦处理不当或加重负荷而增加心肺负担,将很快发生肺水肿出血。这种情况不易诊断,在处于气压较高地区、见周围建筑严重毁损、伤员有胸闷等症状者,应特别注意。肝脾等实质脏器损伤较轻时常发生包膜下血肿或浅表撕裂伤,为纤维蛋白所覆盖而无明显症状,若处置不当(如过度颠簸、局部施压等),已紧绷的包膜一旦破裂即发生内出血等严重后果,应予重视。

(3)进入沾染区抢救的原则与注意事项:进入沾染区抢救,既要抢救伤员,又要保护抢救人员免受伤害。

1)尽早与防化部门联系,或自带放射剂量检测仪,获知放射性沾染的范围和程度。

2)抢救人员服用碘化钾(KI)预防内照射损伤,应在进入沾染区前服用或边进入边服用(成年人130 mg/次,每天1次,连续服用不超过10次),最迟应在放射性碘进入人体(在沾染区停留而无有效防护可能有放射性碘进入)后 6 小时以内服用,再延迟则无防护效果。同时给沾染区的伤员口服 KI[4]。

3)尽量穿防护服。如着便服进入,应紧扎"三口"(领口、袖口、裤口)。戴口罩。出沾染区后迅速脱去外罩衣物,并作沾染检测,进行必要的洗消。

4)在沾染区内抢救伤员尽量在残存而尚安全的建筑内进行,如必须在野外进行,应先铲除地面表层泥土作为"工作区"。

5)尽量缩短在沾染区停留的时间。进出沾染区尽量乘坐车辆,紧闭门窗防扬尘进入。有条件时可选用有很好防沾染效果的装甲车。

2. 早期救治机构救治

演练开设的"早期救治机构"相当于现代平战时的"机动医疗单元"(帐篷医院、方舱医院、医疗船等)。这是核伤害救治的重要环节,要做出确定性诊断,进行确定性治疗,确保生命支持系统得以维护,为安全后送和后续治疗提供基础。

(1)选好地址,迅速展开:多次演练均将早期救治机构设置在离爆炸区 10~20 km 以外的戈壁滩上。研究认为选择地址应考虑:① 有敌威胁时,配置在我方一侧,离杀伤区远些;在我军进攻时可近些,防御时要远些。② 避开放射性沾染区和下风向云迹区,如无明显沾染,可设在中度以至重度杀伤区内,使伤员能就近得到救治。③ 靠近水源,利于洗消。④ 道路交通,地形地貌便于接收和后送伤员。⑤ 利于救治机构各功能组的展开。

多次演练结果表明,在有准备的条件下,一旦遭受核袭击,处于紧急待命状态下的野战医院或师医院,立即乘车出发,行程>10 km,到达后迅速展开,各组人员就位完成准备,处于"待收"伤员状态,这个过程在爆后 3~5 小时是可能完成的。当然,这还取决于战时的多种因素。

(2)掌握伤员到达特点,科学安排救治工作:伤员经杀伤区现场抢救约需1~2 小时,在爆后 3~4 小时即可能到达早期救治机构。伤员到达的时间、伤情和批次与救治机构设置的位置等因素有关[2]。如设于杀伤区以外,先前到达的可能大多是伤情较轻的伤员(离爆心较远、离救治机构较近);而后到达的则可能数量多,伤情重。如设于杀伤区以内,可能先后均有重伤员到达。需根据这些情况,统筹安排好医护力量,进行科学有序的救治。

(3)对伤员的早期检伤分类:必须专设检伤分类组,由责任心强、业务熟练的医务人员担任。对到达伤员应满怀热情安抚安置,尽可能使其喝上水、吃上饭,同时检查伤情,进行分类后分别处置。具体任务包括:① 分清是轻伤还是重伤,对一般较轻伤员可稍加医疗处理或直接后送,使主要医疗力量救治较重伤员;要特别分出需优先急救的伤员,紧急转送到手术组或其他医疗组救治。② 查明有无放射性沾染,并根据全身情况确定是先洗消还是先救治,或同时进行。③ 确定直接后送、留治、留待观察的伤员。④ 边检伤分类边记载"伤票"，为后续诊疗提供依据。在有些演练中还进行了简易 X 射线、外周血象和心电图检查，以帮助诊断。

（4）对伤员的手术治疗：展开几个手术室，或同室几个手术台。主要任务是对直接和间接冲击伤者进行清创扩创，手术止血，骨折固定，手术封闭气胸，胸腹腔穿刺，剖腹检查和脏器修补、吻合、切除，颅脑减压等。对烧伤者作创面初期清创、包扎，预防后送途中污染感染。手术范围视情况可适当增减，重点是进行"救命性手术"。

（5）对伤员的其他医疗处置：注射破伤风抗毒素预防破伤风，早期抗休克、抗感染、抗出血，保护内脏功能。核试验动物效应结果显示，早期休克发生率在以烧伤、冲击伤为主的极重度伤情组达 100%，重度伤情组为 80%，中度伤情组为 30%。以放射损伤为主者，早期休克发生率较低。休克伤员较多时，可专设抗休克组。

（6）对放射性沾染伤员的处置：专门设立洗消组，配置相应装备，负责伤员、有关人员和装备的洗消。对沾染伤员的处理，应采取以下原则和措施：① 消除沾染以服从救治生命为原则，不能因洗消而加重甚至危及生命，对危重伤员应待无生命危险时再适当洗消。② 根据不同伤情采取全身或局部洗消，不允许进行全身洗消时，可酌情先在面部、眼部、口鼻部等处作局部擦洗、冲洗、洗消。③ 对外科处理的沾染伤员，可酌情边手术边清创边除沾染，将手术和清创作为除沾染的一种措施结合进行。防止洗消其他部位的污染水流经创面、伤口而吸收进入体内。④ 对沾染和无沾染伤员的手术尽可能分室进行，如无条件时可同室分台进行。对沾染伤员使用过的手术器械，经清水反复冲洗、消毒液浸泡后，可用于其他伤员。⑤ 洗消后的"污染水"应导流入局部隔离的低凹地区，不使其流淌扩大污染，待其自然衰变或掩厚土覆盖。

3. 后方医院治疗

后方医院的医疗任务是确立最后诊断，进行最终治疗。演练时将总后勤部效应大队所在地"开屏"（位于孔雀河畔，张爱萍将军命名）的动物实验室作为"后方医院"，实为几排低矮土坯房，十分简陋。"伤员"经早期救治后送，车程为 1.5~2.5 小时。

（1）继续做好检伤分类和诊断工作：检伤分类是一项继承性和连续性的工作，要弥补前级检伤分类的不足或不确定。伤情本身在发展，有些经过一定时间才表现出来，或出现新的问题，要及时发现和处置。在此过程中，做出伤类、伤情的详细诊断。在后方医院的检伤分类可采取前接分类（派出人员提前到后送途中检伤）、门诊分类和病室分类。

（2）发挥专科作用，密切多科协同：核武器伤害如总体上是以放射损伤和放射复合伤为主，则主要由内科（如血液病科等）系统医治；如以烧伤、冲击伤及其复合伤为主，则主要由外科（如烧伤科、创伤外科等）系统医治。较重伤情不仅有特定部位、系统伤害，还常并发全身性伤害（如多器官功能障碍等），需多学科协同救治。演练时曾分别就抗放射、保护促进造血、抗感染、抗出血、皮肤深度烧伤创面处理、冲击伤的心肺保护和骨折治疗等均备有预案，在"后方医院"进行了实验治疗，取得较好效果。

研究认为，受核袭击情况下，可由战役后方或战略后方的医院，也可运用地方医院履行后方医院的任务。这些可能作为"后方医院"的单位，应本着"平战结合、寓战于平"的机制运行，既不断提高整体综合医疗水平，并将之能动地用于救治核伤害，又加强针对核伤害的专科专业建设，以适应平战时的需要。

三、加强核伤害医学救援卫勤保障的现实意义

核武器袭击或严重核事故、核恐怖事件必将造成灾难性的破坏和伤亡，必须立足于"防"，大力加强战略性、战术性、技术性的防御、防卫、防护，力争避免发生，如一旦发生，必须切实应对。"核安全"应包括确保不发生核事件及发生后的有效处置。在突发大批群体性严重伤亡的情况下，救治伤员始终是第一位的，必须最大限度地提高救治率、治愈率，降低伤死率、伤残率[5]。这与平时医治分散的个体伤病员有很大不同，必须在党政军统一领导下，卫生部门实施综合卫勤保障应急救援。我国核试验现场所进行的多次卫勤演练，提供了难得的实践经验。我们既要充分吸取经验，又要考虑如真的核袭击和严重核事件发生，要比在戈壁滩进行核试验的情况复杂得多、困难得多，将要更艰难而有效地应对。

（一）必须居安思危，切实做好准备

充分认识突然发生核伤害的现实可能性和极端危害性，从最困难处着想，尽力做好应对的各项准备。对此严峻任务而言，宁愿备而不用，不能用而不备。相关领导和医疗部门要设想多种可能，制订多项预案，实施"平战结合、寓战于平"，一旦应急，应有平急转战的体制和机制。要统筹哪些单位派出人员参与现场抢救、早期救治机构救治，哪些部门作为后方医院随时接收核伤员入院治疗，在人员、组织、技术、装备、药物、病区、病床等多方面予以落实。

（二）必须全面发挥综合卫勤保障作用

技术、装备和勤务三者紧密结合，才能形成综合卫勤保障能力。其中，技术是基础，装备是保障，勤务是指挥。医务人员应在通用医疗技术的基础上，学习

掌握核伤害处置的知识和技能。在一般医疗装备的基础上,要增加核救援的有关装备和药物。技术和装备在勤务的统一组织指挥下才能更好地发挥作用。核试验现场卫勤演练的重要内容就是发挥技术、装备和勤务的协同综合作用,实施有效的分级治疗。

(三)必须切实提高救治水平

核伤害复杂严重,救治十分困难。突出的难关包括:① 放射损伤和放射复合伤是核袭击核事故发生的特殊伤类,目前国内外救治水平尚限于重度和重度以下骨髓型放射损伤,>8 Gy 的极重度放射损伤尚无治活报道。对肠型放射病只能延长存活时间,脑型放射病发生不久即死亡。放射复合伤救治更为困难。这是世界性难题,需大力加强研究,争取有所突破。② 严重烧伤、冲击伤和复合伤不仅局部伤情严重,而且发生危重的全身性反应,从过度应激、休克、失控性炎症反应到多器官功能障碍,迅速恶化,危及生命,必须尽快、尽早救治。③ 不少情况下创伤难愈,成为因伤致残的主要原因。④ 放射损伤等伤害的致畸、致癌、致突变远后效应尚不易防控。应努力突破这些难关,提高救治水平,更好地履行医学防护卫勤保障的任务。

(四)必须加强核防护核安全全民科普教育训练

全民(以在校学生为主体)普及核防护核安全教育,提高自我防护和伤后自救互救能力,克服谈"核"色变,提高心理承受能力[6]。而这些都应建立在平时加强普及教育和训练的基础上。

参考文献

[1] 程天民. 我国防原医学发展的回顾与思考[J]. 中华放射医学与防护杂志,2014,34(4):241-243.

[2] 中国人民解放军总后勤部卫生部. 核武器损伤及其防护[M]. 北京:中国人民解放军战士出版社,1980:7,42-45,642-656.

[3] 曹佳,曹务春,粟永萍. 程天民军事预防医学[M]. 北京:人民军医出版社,2014:696-698.

[4] 程天民,粟永萍. 核事件医学应急和公共防护[M]. 北京:人民军医出版社,2011:63-78.

[5] 程天民. 加强医学防护是确保国家核安全的重要方面[J]. 科技导报,2014,32(27):1.

[6] 叶常青,徐卸古. 核化生突发事件心理效应及其应对[M]. 北京:科学出版社,2011.

灾害救援医学工程体系的建立与发展

郑静晨

中国工程院

一、灾害救援医学缘起

据甲骨文考证,我国早在殷商时期就开始对灾害进行记录和研究。随着 16 世纪城市兴起以后,灾害比较集中于大城市,现代化工业革命是双刃剑。早年意大利著名画家波丘尼作品《城市的兴起》,其寓意是城市的兴起像山上冲下来的马车,改善人们的生活,使社会进步,但同时也是一把双刃剑,会造成灾害的集中和频发。1991 年,联合国成立了国际搜索与救援咨询团(INSARAG),统管全世界灾害救援。20 世纪的中国,作为联合国安全理事会常任理事国,没有国际应急救援力量,人道主义救援行动相对被边缘化。在这种情况下,我国于 2001 年成立了首支国际救援队——中国国际救援队(CISAR),得到联合国的批准。

二、医学救援标志性事件

"印尼海啸救援"是 CISAR 正式进入世界救援舞台中央的标志性事件。2004 年 12 月 26 日,印度尼西亚(以下简称印尼)苏门答腊岛附近海域发生里氏 9.3 级地震并引发海啸,造成 30 万人死亡,海浪速度比喷气式飞机飞行速度还快,孟加拉国、斯里兰卡、马尔代夫在两个小时后相继发生海啸,海啸引起的海浪高达 33 米。海啸所到之处,城市变为废墟,尸横遍地,水源污染,尸体腐败。海啸过后,当地政府下令将尸体全部集中掩埋,以防止灾后形成大疫。灾民心理极度恐慌,救援队队员心理也受到了极大冲击。CISAR 作为第一支到达的国外救援队,联合国给予特殊待遇,可以在联合国紧急救灾协调员未到达时代替其行使指挥权。救援现场收治了许多重度感染患者、严重烧伤患者,也是首次开展国际合作空中转运危重伤员、多国联合会诊抢救。印尼地跨赤道,营地环境非常差,但是救援队队员仍然保持着高度热情坚持工作。当地医院受损严重,救援队考虑到灾后急性期过去以后治疗伤员最好的方法还是走正常的医疗途径,所以建立了中国病区。

CISAR 在这次国际救援中,第一个到达现场,在联合国官员到达现场前,受托负责现场的指挥协调,首次在国际上开展空中多国合作转运、多国联合会诊抢救,救援科目最多,救助时间最长,施救数量第一,国际影响最大。救援队得到了印尼副总统的接见。习近平总书记在 2013 年印尼雅加达峰会上专门提到了这支救援队,其展现了中国"一方有难,八方支援"的特有精神,这次救援行动是其正式进入世界救援舞台中央的标志性事件。但救援队如何发展壮大,如何建立学科实现可持续发展,如何在国家安全体系中发挥重要作用,仍是很重要的问题。灾害救援医学应有专业化学科体系建设,并非仅仅是临时性出队任务。

三、一级学科与工程体系创建

急诊医学包括三个方面,即院前急救、院内急诊、急诊重症监护室(emergency intensive care unit,EICU)。灾害发生的瞬间,对于批量的伤员、复杂的伤员、危重的伤员如何进行同时救治、现场救治、医疗条件不允许的救治,其相关研究甚少。军事医学分为战场医学和非战争军事行动医学,研究军事医学的同仁多聚焦于战场医学,而对非战争军事行动医学的研究相对较少。对上述界限进行界定后就建立了灾害救援医学,包括急诊医学中的院前急救、批量危重伤员的救治、军事医学中的非战争军事行动医学。做好灾害救援医学的关键是要做好两件事:一是学科建设;二是系统工程体系建设。教育部对学科评估体系有所规定,我们认真学习了教育部学科体系要求,同时研读了钱学森先生系统工程思想定义和方法,最终把系统工程引入灾害救援系统,将学科建设分列出一系列工作。第一,率先提出了一系列理论,对于灾害救援医学学科的外延、内涵、系统工程等理论进行界定和完善。第二,出版系列专著。第三,提出我国灾害救援医学三步走模式。第四,制定行业标准,救援人员装备化和体系化建设方案被国家采纳。第五,制定突发公共事件现场救援行业规范。第六,制定战略规划,论证制定了《重大灾害应急医疗救治体系军民融合 2035》,并被纳入国务院《关于推进防灾减灾救灾体制机制改革的意见》。第七,培养人才,联合开设了国内首个救援医学本科专业。第八,建立救援培训基地,在北京凤凰岭和中国地震局建立了首个综合性地震应急救援训练基地。第九,面向各层次救援人员,编写首套系列救援医学教材。第十,编写了国内最大规模的彩色医学科普图书——"人生必须知道的健康知识科普系列丛书"。第十一,建立了首个救援医学重点实验室并纳入国家实验室建设规划。第十二,创办了我国唯一的灾害救援医学领域期刊——《中华灾害救援医学》。第十三,承担救援医学课题,获得国家军队重点级以上科研项目 15 项。第十四,首创"现代医学救援五项技术体系"并被列入《国际搜索营救行动指南》。第十五,率先创建了心理伤害和心理创伤防控技术。第十六,在救援防疫方面,首次提出救援现场全域防疫技术。第十七,在救援装备方面,研发了系列现场医院快速部署装备体系及航空救援装备平台。例如:① 智能拓展车载方舱医院,以车辆形式到达现场后可以组合成为医院,一辆手术车到达现场可以搭建成为 4 个手术间,1 个千级层流手术间、2 个万级层流手术间以及 1 个清创手术间。② 折叠便携式方舱医院,由充气帐篷组合而成。③ 应急医学救援装备平台,可实现立体化救援。④ 危重伤员移动救治系统,在担架之上集成了 ICU 装备,实现边转运、边监护、边抢救。⑤ 多功能正负压转换隔离防控系统、模拟训练系统等,第二代沉浸式模拟训练项目是国家重点研发项目,利用增强现实(AR)技术模仿空中实景情况。⑥ 水上救援平台——模块化医疗船,设有腹腔镜、冷光源等仪器设备。⑦ 联合研发多功能一体化腔镜微创机器人,参与 30 余次重大救援行动。

通过上述工作,一是构建了灾害救援医学知识体系,包括心理、卫生防疫、军事医学、通信、交通等交叉学科;二是构建了灾害救援医学工程体系,说明自然现象、自然灾害实质上是科学问题,工程通过"集成-建构"机制将相关知识和要素转化为现实生产力,直接影响到经济社会。

通过建设工作我们也获得了如下体会。第一个体会是"凡事预则立,不预则废"。对于灾害救援医学来说,宏观来讲即战略高度谋划,中观来讲即在战役方向规划,微观来讲即在战术层面落地。第二个体会是"短板效应与长板效应",要以补短板为主,把长板加强。"长板"即我们的国际救援力量,以中国国际救援队为龙头,形成点突破、线延长、面推进,从而推进系统提升。第三个体会是"想明白、说明白、干明白",落实三分四定——分专业、分领域、分任务,定目标、定结果、定问题、定进程。

四、灾害救援医学发展方向

国家对平安中国、灾害救援提出了更高要求,我们又站在了新的起点上承担国家任务,完成救援工作。我们将主要在以下十个方面进行探索并持续发力:一是针对灾害现场不可复制的问题,研发基于虚拟现实(VR)/AR 技术的训练体验平台;二是针对伤情信息复杂多变的问题,研发大数据救援智能决策系统;三是针对灾后幸存者及伤情难以感知的问题,研发基于仿生技术的搜救机器人装备;四是针对人类搬运重物体能限制的问题,研发人机结合的智能机械外骨骼;五是针对救援现场医学专家短缺的问题,研发远程手术机器人和辅助诊疗系统;六是针对灾害现场严重创伤高发的问题,研发 3D 打印组织修复与再生技术;七是针对灾害现场伤员出血难以控制的问题,研发快速止血新材料;八是针对航空救援存在薄弱环节的问题,构建适合我国国情的航空医学救援体系;九是针对疼痛和创伤后应激障碍的问题,研发沉浸式快速康复系统;十是针对肌肉骨骼损伤提早康复的问题,研发肢体康复训练和功能恢复系统。

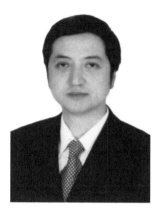

郑静晨　中国工程院院士,中国人民解放军总医院医学创新研究部灾害医学研究中心首席科学家,灾害救援和工程管理专家。他作为我国灾害救援医学的主要开拓者之一,主持构建了灾害救援医学工程体系,研发了智能拓展方舱医院系统、直升机医疗后送装备、复杂灾害环境下五大技术体系,建立了灾害救援医学工程管理模式和运行机制,并创建了我国第一支国际救援队,其被我国政府称赞为"国家队伍、国家使命、国家形象、国家品牌",荣立集体一等功,荣获军队科技创新群体奖、第二届全国创新争先奖。获国家科学技术进步奖一等奖 1 项、二等奖 2 项,以及何梁何利基金科学与技术进步奖、光华工程科技奖、吴阶平医学奖。

转化的春天

张英泽

河北医科大学第三医院创伤急救中心
国家卫生健康委员会骨科智能器材重点实验室

一、引　言

1978 年 3 月,第一届全国科学大会在北京隆重召开,中国科技事业开始全面复苏。《人民日报》以"科学的春天"为标题,完整刊载了时任中国科学院院长郭沫若同志在大会上的发言。这次发言用诗一般的语言描绘了我国科学技术蓬勃发展的愿景,指出了科技发展成为中国发展舞台上的主角,中华民族历史上最灿烂的科学的春天到来了。40 多年来,科学的春天播下的种子已经花开满枝、硕果累累,科技发展让人民生活更美好、让伟大祖国更繁荣富强。1979 年,屠呦呦等研制成功治疟新药青蒿素,荣获国家发明奖;1981 年,袁隆平培育成功籼型杂交水稻,荣获国家发明奖特等奖;1982 年,潜艇水下发射导弹成功;1983 年,"银河"亿次巨型计算机系统研制成功;1988 年,北京正负电子对撞机首次对撞成功;1989 年,我国超导研究取得世界领先成果;1991 年,我国第一座核电站——秦山核电站并网发电;到如今的量子计算机、多技能人工智能、可燃冰开采等,我国科技工作者用一项项伟大的科技成果热烈地拥抱"科学的春天"。我国医学界也有诸多创新成果转化。本文对国家科技创新的政策、我国医学创新的特点和取得的成果及未来骨科科技创新的努力方向进行简述,以期鼓励我国骨科人攻坚克难,加快自主科技成果转化。

二、国家对科技创新转化的政策引领

进入 21 世纪以来,随着国家对科技创新转化的重视和政策引领,我国在全球的科技实力排名逐年提升。2007 年,《国家技术转移促进行动实施方案》发布;2008 年,《国家知识产权战略纲要》印发;2015 年,《中华人民共和国促进科技成果转化法》修订;2016 年,国务院发布《实施〈中华人民共和国促进科研成果转化法〉若干规定》,法规强调打通科技与经济结合的通道,促进大众创业、万众创新,鼓励研究机构、高等院校、企业等创新主体及科技人员转移转化科技成果,推进经济提质增效升级。这一系列国家指引性政策的颁布,在全国范围内掀起科技创新成果转化的热潮。

在 2020 年的科学家座谈会上,习近平总书记提出"四个面向",其中强调了人民生命健康的重要性,为今后一个时期中国推动创新驱动发展、加快科技创新转化指明了方向。2020 年,《国家卫生健康委办公厅关于 2018 年度全国三级公立医院绩效考核国家监测分析有关情况的通报》将"每百名卫生技术人员科研成果转化金额"纳入评价指标;2021 年 8 月,国务院办公厅印发《关于改革完善中央财政科研经费管理的若干意见》,进一步为科研人员松绑。全国范围内形成了国家政策引领、医疗产业带动、医师个体可为的大好局面,医学"转化的春天"已经到来。

三、中国医学创新转化的特点和取得的成果

医学科研创新转化强调以临床问题为出发点,将基础研究成果反馈应用于临床,转化是实现"从基础到临床、从创新到实践、从研究到应用"的唯一优势途径。重视转化,方能将创新落在实处,更是全面推进健康中国建设进程的关键一步。

在新时代的召唤下,广大骨科医师参与创新转化的热情空前高涨,涌现了一批又一批有影响的科技成果:临床诊断或治疗器械及装置、各种骨科材料、假体,尤其是骨科微创手术的器械及假体;不少重大科技成果转化项目获得了立项支持。越来越多的骨科领域优秀立项获得了市、省和国家级奖励,如全断右手再植手术的成功开展[1]、"健侧颈神经移位手术治疗脑卒中、脑瘫后上肢痉挛性偏瘫"的 II 期临床试验成功[2]、镍钛记忆合金棒结合椎板下钢丝系统广泛应用于脊柱侧凸矫形[3]、手指内屈肌腱移植研究[4]、异种脱蛋白骨和骨形成蛋白应用于临床修复骨缺损[5]、胫骨下 1/3 螺旋骨折合并后踝骨折的发现[6]、严重脊柱畸形的矫正治疗[7]、先天性脊柱侧弯患者最重要致病基因的发现[8]、人工关节的形状记忆合金双杯假体的成功研发[9]、国内首台脊柱机器人的问世打破了国际垄断[10]、骨折复位体系及器械的不断革新[11-13]。

近 20 年来,中国骨科界专家荣获国家技术发明奖一等奖 1 项、二等奖 1 项、国家科学技术进步奖一等奖 3 项、二等奖 25 项;共主持国家自然科学基金面上项目 1 364 项、重点项目 26 项,重点项目总金额由 2009 年的 350 万元增长为 2018 年的 1 469 万元;发表于中华系列期刊论著 7 059 篇;SCI 收录论文质量不断提高,高影响因子文章不断涌现,许多研究成果被 *Science*、*The Lancet*、*The New England Journal of Medicine*、*JAMA*、*BMJ* 等顶级医学期刊或子刊收录;骨科发明

专利申请和授权数量呈现稳定增长的态势,诊疗技术显著提高,骨科微创诊疗技术、器械不断革新,骨科新发现、新理论不断涌现,部分成果达国际领先水平[14]。

但是,目前我国创新体系整体效能还不高,科技创新资源分散、重复、低效的问题还没有从根本上得到解决。科技投入的产出效益不高,产业链、供应链上存在短板,科技成果转移转化、产业化和创造市场价值的能力尚需加强。《法治蓝皮书(2017)》显示,2012 年至 2014 年,我国专利许可实施率仅为 2%,绝大多数的专利没有真正投入使用。斯坦福大学 2011 年申请专利 252 件,其中 101 件得以转让,转化率约为 40%。《2019 年高等学校科技统计资料汇编》显示,我国的科技成果转化率仅为 9% 左右,相比 2015 年的不足 3% 虽有较大提升,但与美国等西方发达国家的转化率(50%)相比,差距悬殊。2019 年,我国高校科技经费支出高达 2 000 多亿元,而成果转化收入仅能覆盖成本的 2.5%。因此,我国医学界需继续创新,不断转化,任重而道远。

四、骨科领域努力的方向

创新走天涯,转化定乾坤。如何更多、更快地将优质创新成果加以转化,骨科领域学者要做到:

(1)坚定创新转化理念,以人民健康为中心。坚定不移地落实习近平总书记的"四个面向",把论文写在祖国大地上,把研究成果转化成为能够切实保障广大人民群众身体健康的、具有实用价值的医疗理念和产品。

(2)基于中国实际,坚定文化自信。毛泽东同志在 1942 年延安文艺座谈会上明确提出要"古为今用、洋为中用",在 1950 年中国外交部首批驻外大使赴任前提醒他们要"去其糟粕、取其精华"。我们绝不能盲目把外国人的理念奉为永恒的真理与法则,要坚持中国科学研究的"四个自信":理念自信、创新自信、实践自信、转化自信。中国人口基数大、患者数量大、实践机会大、创新平台大,只要足够勤奋努力,只要善于观察、勤于思考,就一定能创造出更多"从 0 到 1"的理论创新和产品转化。

(3)实践是检验真理的唯一标准。有了创新灵感,就要遵循科学规律去探讨、实践,才能走向转化。视而不见、见而不思、思而不做,终将碌碌无为。新的理念和产品也必须经得起他人的、历史的实践检验。笔者发明的双反牵引复位器从 1978 年发展到现在,历经 40 余年,发展到第十代,笔者和团队仍在实践中不断发现问题、解决问题,不断完善产品。我们必须把创新成果置于实践中,不断修正、不断完善,才能逐渐替代国外产品、逐步走向国际化。

(4)要组建多学科协同创新团队,绝不能让"医工融合"只停留在喊口号上。要把数学、物理、化学等学科与医学联合在一起,多学科学术交流,才能集思广益、百家争鸣,碰撞出创新的火花。笔者的"三角支撑内固定系统"治疗髋部骨折的理念,就是将几何学中最基本的"三角形最稳定"原理和 1838 年提出的 Ward 三角区理论应用于股骨转子间骨折髓内固定,解决了临床常见的内固定物松动、退出、断裂等问题。我们把最基础的文化知识、医学知识与临床实践相结合,解决了内置物稳定问题。多学科协同也必将解决更多的芯片问题、材料问题、高精尖设备核心技术研发等问题。

五、总结与展望

　　医学创新与转化百舸争流,谁能乘风破浪?医学科研创新成果转化过程中,我们广大骨科医师既要当科学家,又要当工程师,应当继承先贤前辈风骨,尽自己所能做中华医学走向世界舞台中央的助力者、践行者和传播者!科学为我们祖国的腾飞插上了翅膀,前辈们用辛勤的劳动建造了 20 世纪的中国,而我们新一代医学人在党的引领下,恰逢"十四五"规划开局之际,更应承先辈遗志、担复兴重任,以知识、科学为武器,共同为实现中华民族伟大复兴贡献力量!

参考文献

[1]　张键,陈中伟.断指再植的回顾与展望[J].中华显微外科杂志,2000,23(2):86-88.

[2]　Zheng M X,Hua X Y,Feng J T,et al.Trial of contralateral seventhcervical nerve transfer for spastic arm paralysis[J].The New England Journal of Medicine,2018,378(1):22-34.

[3]　王岩,卢世璧,张永刚,等.形状记忆合金脊柱侧凸矫正系统的设计与临床应用[J].中国矫形外科杂志,2005,13(17):1289-1291.

[4]　杨克非,王澍寰,刘漱芳.手指内屈肌腱移植疗效观察[J].中华骨科杂志,1983,3(6):327-330.

[5]　白孟海,葛宝丰,陈东安,等.异种脱蛋白骨与骨形成蛋白重组修复骨缺损实验研究[J].兰州医学院学报,1996,22(1):3-5.

[6]　张英泽,侯志勇,张奇,等.胫骨下 1/3 螺旋骨折合并后踝骨折的损伤类型及分度[J].河北医药,2007,29(12):1337-1338.

[7]　梁智仁,张姝江.脊柱手术难题的解决方法[J/OL].中华关节外科杂志:电子版,2011,5(1):72-74.

[8]　费琦,吴志宏,周熹,等.中国汉族人群 SIM2 基因多态性与先天性脊柱侧凸遗传易感性的关联研究[J].中华医学杂志,2009,89(41):2888-2893.

[9]　戴尅戎,张先茂,俞昌泰,等.镍钛形状记忆合金假体用于双杯型全髋置换[J].中华外科杂志,1983,21(9):540-541.

[10]　崔冠宇,田伟,何达,等.机器人引导下微创经椎间孔椎体间融合术和传统开放手术治疗腰椎滑脱症的疗效分析[J].中华外科杂志,2017,55(7):543-548.

[11]　连晓东,杨娜,闫晓丽,等.顺势复位技术微创治疗 Fraser Ⅱ型浮膝损伤的疗效[J].

中华创伤骨科杂志,2021,23(2):121-125.

[12] 郑占乐,刘欢,邢欣,等.新型玻璃骨植骨微创治疗胫骨平台骨折的初步疗效[J].中华创伤骨科杂志,2019,21(5):455-460.

[13] 姜保国,张殿英,付中国.股骨近端骨折的治疗[J].中华创伤骨科杂志,2004,6(5):484-487.

[14] 张英泽.中国共产党领导中国骨科不断发展壮大——写在中国共产党百年华诞之际[J].中华创伤杂志,2021,37(7):577-579.

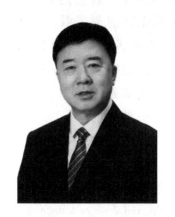

张英泽 中国工程院院士,河北医科大学第三医院院长。中国医师协会副会长、中华医学会骨科学分会主任委员、中国医师协会骨科医师分会会长。发表论文560余篇,其中SCI收录论文170余篇。主编、主译学术专著34部。获发明专利授权70余项,美国发明专利5项,10项获注册证并转化。获国家技术发明奖二等奖1项、国家科学技术进步奖二等奖2项、中华医学科技奖一等奖2项、河北省技术发明奖一等奖1项、河北省科学技术进步奖一等奖3项、何梁何利基金科学与技术进步奖。创办《中华老年骨科与康复杂志》《Journal of Bone and Joint Surgery(中文版)》并任总编,担任 Orthopedics、《中华骨科杂志》《中国矫形外科杂志》《中国临床医生杂志》《中国骨与关节杂志》和《临床外科杂志》副总编辑。科罗拉多大学、第三军医大学、西南大学客座教授,华南理工大学兼职教授。

从抗击新冠肺炎疫情，展望我国以"伤"为主的紧急医学救援体系建设

蒋建新

中国工程院

中国人民解放军陆军特色医学中心

一、引　言

　　紧急医学救援是指重大突发事件后的紧急医疗救治、疾病预防与控制、卫生保障等系列医疗救援活动[1]，是把突发事件对人民群众生命与健康的伤害降到最低程度的根本性举措和保证，是国家公共卫生体系和社会安全保障体系的重要组成部分，既是践行"人民至上、生命至上"理念的直接体现，也是一个国家、一个地区现代科学文明水平的具体体现。随着社会进步、科学发展和人民健康意识的提高，人们对政府提供安全保障能力的需求也越来越高，尤其是在生命安全受到威胁时，更是渴望得到及时、高效的紧急医学救援。因此，紧急医学救援得力与否也是衡量政府应急管理水平和能力的重要指标。按照国际先进标准，建立完善的紧急医学救援体系，对于促进新时代健康中国建设和我国经济发展、维护国家安全和社会稳定均具有深远的战略意义。

二、我国紧急医学救援体系发展历程

　　灾难自古就有，人类就是在与各种灾难的斗争中生存和发展起来的，有文字就有灾难记载。然而，"灾难医学"一词最早出现在第二次世界大战期间，主要用于描述当时大量伤员的救治。1976 年 10 月，几位急救医生在德国美因茨（Mainz）成立了美因茨俱乐部，该俱乐部是世界灾难和急诊医学学会（World Association for Disaster and Emergency Medicine，WADEM）的前身，后被誉为灾难医学诞生的标志[2]。1981 年，美国政府建立了国家灾难医疗系统，标志着灾难医学在国家层面开始受到重视。1991 年，美国制定了应对突发灾难的《联邦应急计划》（The Federal Response Plan，FRP），通过政府组织的救援医疗队对受灾地区实施快速有效的救援[3]。随后，欧美发达国家陆续建立灾难医学体系。

2005 年,美国成立了灾难医学委员会和灾难医学协会。进入 21 世纪,美欧发达国家已建成了上至国家政府下至地区政府的灾难救援网络。

我国是一个灾难多发、频发的国家,据统计,世界上约 1/3 的重大灾害发生在我国。然而,我国灾难医学的发展明显滞后于西方。20 世纪 90 年代,我国开始关注灾难医学的发展,出版了一些相关专著,中华医学会急诊医学分会成立了灾难医学专业学组[4]。2003 年,严重急性呼吸综合征(SARS,俗称"非典")疫情暴发后,国家开始重视灾难医学救援工作。当年国务院办公厅设立了应急办公室,随后卫生部和省市卫生厅都设立了应急办公室,灾难医学救援工作从此被正式纳入国家卫生行政管理中。2007 年颁布的《中华人民共和国突发事件应对法》,标志着我国灾难救援工作又从行政层面上升至法治行动。2008 年,汶川地震的发生和北京奥运会的举办进一步促进了我国灾难医学的发展。"十二五"以来,国家相继出台了系列规划和纲要,如《卫生事业发展"十二五"规划》《国家综合防灾减灾规划(2011—2015 年)》《国家公共安全科技发展"十二五"专项规划》《突发事件紧急医学救援"十三五"规划》等,有力地推动了新时代我国紧急医学救援体系的建设发展。自 2009 年起,每年 5 月 12 日定为全国防灾减灾日。2011 年 12 月,中华医学会灾难医学分会正式成立。2013 年,国家成立了"中央国家安全委员会"。2018 年,国家设立了"应急管理部"。2019 年 11 月 29 日,习近平总书记在中央政治局第十九次集体学习上明确强调,积极推进我国应急管理体系和能力现代化。2020 年 6 月,习近平总书记又专门主持针对新型冠状病毒肺炎(以下简称新冠肺炎)疫情防控的专家学者座谈会并深刻指出,只有构建起强大的公共卫生体系,健全预警响应机制,全面提升防控和救治能力,才能切实为维护人民健康提供有力保障。

经过近 20 年的发展,我国紧急医学救援体系建设取得了长足发展,实现了从无序到有序,法治体系基本建立;从分散到集中,管理体制初步形成;从单一到协同,机制建设全面优化;从经验到规范,预案体系逐步完善;从被动到主动,基础建设得到强化;从无形到有形,能力水平明显提升[5]。现已在全国范围内建立近 40 支国家紧急医学救援队和多个国家紧急医学救援基地,已基本建立我国专业化、规范化、信息化的突发事件紧急医学救援体系。

描述突发公共事件医学救援的名称有"灾难医学救援(disaster medical rescue)""应急医学救援(emergency medical rescue)""紧急医学救援(emergency medical rescue)"。三个名称都是指突发公共事件后的医学救援,无本质差异。"灾难医学救援"主要区别于平时一般性医疗急救。"应急医学救援"主要强调"应对"的意义,突出医学救援体系的建设发展就是为了防患于未然。"紧急医学救援"则突出"紧急"的意义,即突发事件发生后须立即采取救援。"紧急"更符合灾难的突发性、处置上的急迫性。

三、新冠肺炎疫情防控与紧急医学救援体系建设发展

《中华人民共和国突发事件应对法》把突发事件划分为自然灾害、事故灾难、公共卫生事件和社会安全事件四大类[6]。突发公共事件虽然类别繁多,对人类生命健康的伤害多种多样,但归纳起来主要是两方面,即"伤"和"病"。紧急医学救援体系因此主要分为两大类,即以创伤医学为主要支撑的"伤"的紧急救援医学体系和以预防医学为主要支撑的"病"的紧急医学救援体系[7]。"病"主要是指各种微生物引发的流行性急性传染病,以病毒最为常见,危害最大。2003年以来,我国先后经历了"非典"、禽流感,特别是自 2020 年年初暴发的新冠肺炎疫情。近 20 年来,我国以"病"为主要特征的紧急医学救援体系建设发展迅速,已建立起能有效应对疫情的紧急医学救援体系。

2020 年 1 月,武汉发生新冠肺炎疫情。在党中央统一领导下,全国医务人员第一时间逆行出征,驰援武汉。坚持科学防控,精准施策,全民战疫,历经 3 个月左右的时间,取得了湖北/武汉保卫战的决定性胜利,以及全国疫情阻击战、总体战的阶段性胜利。进入常态化疫情防控探索阶段(2020 年 5 月—2021 年 7 月),我国虽陆续发生了 30 多起聚集性疫情,但均能在 2 至 3 个潜伏期内控制住疫情传播。2021 年 8 月后,全球陆续出现了德尔塔、奥密克戎变异毒株传播,美国、欧洲疫情严重反弹,如美国在 2022 年 1 月单日确诊病例高达数十万乃至百万例,意大利、英国、法国等欧洲国家单日均高达数万例。在我国,却能始终有效控制疫情,是当时世界上唯一一个能实现动态清零的国家。

2003 年"非典"疫情以来,尤其是这次持续 3 年的新冠肺炎疫情,我国已建立起能有效应对疫情的紧急医学救援体系,主要表现为:① 指挥系统平急结合,建立了常态化精准防控和局部疫情应急处置相结合的工作机制,指挥体系实现一体化;② 采取行政和业务相结合,领导、专家下沉一线,推动了各项防控措施落地落实,做到了"最先一公里""最后一公里"的紧密衔接,使指挥体系进一步扁平化;③ 处置迅捷,各项措施快速部署到位,疫情发生后,第一时间封闭管理,确保风险人群管住、管好;第一时间应检尽检,展开大规模核酸检测,找出所有可能的感染者;第一时间开展流行病学调研,快速找出感染源和所有的风险人群(密接者、次密接者);④ 实行应收尽收、应治尽治、一人一策,实现科学精准救治;⑤ 全民抗疫,群众工作和卫生工作紧密结合,筑起同心抗疫的人民战争防线。正是由于建立起严密的疫情防控医学救援体系,2020 年 5 月以来,我国已做到疫情发现一起就彻底扑灭一起,实现"动态清零",以最低社会成本、最短时间控制住疫情,使疫情对经济社会发展、人民生产生活的影响降到最小,以良好的

防控成效保障了我国经济社会持续健康稳定发展。向全世界展现出疫情防控的"中国速度"和"中国力量"。也正是由于有科学、高效的疫情防控体系保驾护航,2021年,我国经济全年始终保持稳中求进,经济增长全球领先,成为引领世界经济恢复的主要力量。

从新冠肺炎疫情的有效防控看,我国紧急医学救援之所以能行之有效,其成功的经验主要有以下几方面。① 党和政府高度重视,统一指挥、整体部署。新冠肺炎疫情在武汉发生后,习近平总书记亲自指挥、亲自部署,疫情暴发初期的43天里,中央政治局史无前例地召开了7次会议。② 中国特色社会主义制度的巨大优势,始终把人民群众的生命安全和身体健康放在第一位,具有强大的组织动员能力,同舟共济,全民抗疫,构筑起了一道联防联控、群防群控的严密防线。③ 科学防控,尊重规律,尊重科学,充分发挥专家、科研工作者和广大医务人员的作用。强化健康教育和舆论引导,调动起各方参与积极性,营造出全社会支持参与的良好氛围;充分利用物联网、人工智能、互联网等新技术提高医疗服务效率。④ 军地密切协同,形成了军民融合、军民团结的中国抗疫模式,人民有难,军人当先。疫情发生以来,军队医务工作者始终坚守在疫情防控最前沿,是我国抗疫的硬核力量。⑤ 做到信息公开,坚持公开、透明,及时公布疫情和回应社会关切,消除社会恐慌,营造良好环境。

四、亟须加强以"伤"为主要特征的紧急医学救援体系建设

实际上,突发公共事件中最常见的伤害是"伤"。第一,我国幅员辽阔,具有多样化地理与气候特征,各类重大自然灾害频发,如2021年,我国大陆地区发生5级以上地震就有20次,台风47次,全国1 363个县(市、区)遭受灾害影响[8]。2008年汶川地震造成了40多万人伤亡[9]。第二,伴随着我国快速的经济发展与城市建设,各种重大事故灾难时有发生,如2015年天津港特别重大火灾爆炸事故造成近千人伤亡,2021年我国仅燃气爆炸事故数就高达400起。第三,我国面临的社会安全事件也不容忽视。2009年新疆乌鲁木齐打砸抢烧严重暴力犯罪事件造成近两千人伤亡[10]。第四,我国面临的军事挑衅日益严峻。现代战争一旦发生,就会引起大批量人员伤亡[11]。此外,"一带一路"倡议自2015年实施来已惠及138个国家,我国正在构建全方位开放的新格局,参与国际紧急医学救援的能力也亟待提高[12]。因此,加强以"伤"为主要特征的紧急医学救援体系建设,势在必行。

高水平的紧急医学救援体系应具备一体化和扁平化的组织指挥、层次合理的救治体系、专业化和多元化的救治力量、性能良好且多样化的救治器材装备、畅通快速的转运通道以及高效有力的保障系统。面对任何突发事件,能开展高

效率的医学救援,能满足现场大规模伤员的快速搜索、群体伤员的快速精准分级与及时高效救治、危重伤员的快速转运与无缝救治等,从而达到最大程度减少人民群众生命和财产损失。基于我国疫病紧急医学救援体系建设的成功经验,高水平建立以"伤"为特征的紧急医学救援体系应从以下方面入手。

（1）建立组织有力的指挥体系:一是指挥体系一体化,实现政府主导、统一调度指挥,将全部救援力量进行有效整合,使参与救援的各部门能横向联动和纵向对接,达到突发事件处置的最大效能。二是指挥体系扁平化,充分拓展基层管理者的管理空间,提高处置过程中的信息传递效率,使决策者与现场指挥者直接对接,进一步提高突发事件的应急处置效率。

（2）构建信息化、智能化的紧急医学救援体系:基于 5G、短波通信或中短波通信的信息系统,建立"互联网+救援"一体化、全覆盖的紧急医学救援网络响应体系,实现救援现场与应急指挥中心快速准确的信息互动。充分利用物联网、移动互联网、云计算、智能终端等信息技术,实现对伤害感知、资源调度、现场救援、伤员后送、远程医疗等环节的信息化,构建智能化紧急医学救援体系,实现应急指挥决策智能化、医学救援智能化、救援装备管理智能化,达到"适时、适地、无边界"一体化救援。应急指挥决策智能化是借助网络技术,实现突发事件信息的快速采集与分析,基于应急救援资源数据库和救援预案库,实现决策指挥智能化,提高应急指挥的决策效率;医学救援智能化是通过全球定位系统,引导救援队及时、准确到达伤员所在地点进行快速救治,同时将救援过程信息不间断传输到指挥中心、相关医院急诊科室、诊疗专家团队的终端设备上,做到指挥中心、医院、相关诊疗专家与院前救护人员"零距离、双向无缝连接",实现救援全过程信息化、电子化、标准化、程序化管理;救援装备管理智能化是利用具有智能感知功能的芯片和物联网技术,实现救援装备的智能化管理,确保救援力量科学调配、满足救援需求。

（3）以"大卫生"观念,培养一专多能的专业化医学救援人才队伍:救援队伍是执行救援任务的主体和基本构成要素,是圆满完成各项医学救援任务的重要保障。人类面临的灾难多种多样,不同灾难造成的伤害是不同的。同一种灾难所造成的伤害在伤情、伤类上也是不一样的。此外,任何灾难救援都离不开疾病的防治和卫生保障工作,如疫病的预防和心理的疏导等。因此,医学救援队伍应该具有完成不同灾难救援任务、不同伤类救治的能力;要构建多专业、多层级紧急医学救援专家库体系,加强专家库日常建设与管理,让专家作用向事前延伸,不能平时不愿用、急时用不上;要加强医学救援志愿者队伍建设,医学救援志愿者是医学救援力量的有力补充,在历次重大灾害事故救援中都发挥了重要作用。

（4）建立多样化的医学救援技术与装备体系,满足多样化救援任务的需要:

救援技术与装备是完成救援任务的基础保障,是衡量救援能力的核心要素。救援技术、器材和装备应呈模块化、智能化、信息化、多性能化发展,以更好地满足不同突发事件、不同复杂环境下的救援需求。要着眼于最严峻、最复杂情况,研发适合不同环境、不同地域救援的技术、器材与装备。优秀的救援队伍与先进的救援技术和装备相结合,才能形成最强的战斗力。

（5）构建要素齐全的不同类别医疗救援预案:预案是紧急救援的基本遵循,是紧急医学救援体系建设的重要任务。根据不同类别突发事件的特点,构建要素齐全(包括管理、人员、技术、装备、储备要素)的医学救援模块化预案库,如抢险救灾类预案库、公共安全类预案库、处突反恐类预案库等,确保遇有任务能快速反应、高效处置。

（6）坚持底线思维,以练备战,实练实战,做到随时能战:训练是救援体系建设的核心要素之一,是确保救援体系最终能形成综合战斗力的必由之路。一切要以实战为最终目的,按照循序渐进的原则,分层次、分专业、分类别开展救援培训。要加强全方位、全过程、一体化的实战演练。要着眼于最严峻、最复杂的情况,聚焦极端条件下的医学救援。只有平时多流汗,战时才能少流血,平时多训练,战时才能保打赢。

（7）集中建立综合性应急物资和装备储备中心,实行统一调度,最大程度满足灾难救援的物资和装备需求。要不断完善紧急医学救援物资储备目录,建立健全应急物资储备、保管、调用和维护各项规章制度,做到"增援未到,装备先行",为第一时间展开救援创造必要的物质条件,确保灾难一旦发生,装备物资能快速反应、优化配置、高效利用。

（8）建立中国特色军民融合型紧急医学救援体系:军队拥有专业化救援队伍、先进救援技术和设备,具有指挥高效优势和空中运输能力,突发灾难时能快速反应。地方医疗卫生机构虽拥有较强的专业队伍、先进的设备,但由于救治水平参差不齐与缺乏规范化的培训等,其响应能力尚不能满足重大灾难性事故紧急医学救援的需求。军队和地方在灾害医学救援方面具有互补优势,推进我国紧急医学救援军民融合式发展,是构建国家一体化高水平紧急医学救援体系的有力举措。

（9）加强紧急医学救援科技创新与成果转移转化:加强突发事件紧急医学救援理论、方法和应用技术研究。建立紧急医学救援领域内产、学、研、用协同创新机制。积极推进紧急医学救援关键装备与技术的科研开发、成果转化、产业制造和推广应用。

（10）积极拓展国际交流与合作:学习引进国际先进的紧急医学救援理论、技术、装备与管理模式,提升我国紧急医学创新研究、救援准备和处置水平。积极开展国际考察、培训和联合演练等活动。积极参与全球重特大灾害事件紧急医学救援行动。

五、总结与展望

基于我国近年来疫病防控的成功经验,进一步加快推进以"伤"为主要特征的战创伤紧急医学救援体系建设,实现其专业化、规范化、信息化、现代化的高质量发展,使我国紧急医学救援体系能有效满足国内乃至国际各类重大突发事件医学救援的需要,真正成为常态化维护社会稳定的"第三支力量",为实现中华民族伟大复兴的中国梦提供强有力的医学支撑。

参考文献

[1] 王一镗. 中华医学百科全书:灾难医学[M]. 北京:中国协和医科大学出版社,2017.

[2] 马晓光,马岳峰,朱善宽. 中国灾难医学现状与发展策略[J]. 中华急诊医学杂志,2009,18(9):1005-1008.

[3] Pretto E A,Safar P. National medical response to mass disasters in the United States:Are we prepared? [J]. JAMA,1991,266(9):1259-1262.

[4] 王正国. 灾难医学[M]. 北京:人民卫生出版社,2013.

[5] 许树强.中国突发事件紧急医学救援现状与发展[J]. 中国急救复苏与灾害医学杂志,2018,13(5):413-415.

[6] 中华人民共和国突发事件应对法[Z]. 北京:法律出版社,2007.

[7] 付小兵. 对构建以"伤"防治为特征的国家紧急医学救援学科体系建设的再思考[J]. 中华创伤杂志,2022,38(1):4-7.

[8] 应急管理部发布 2021 年全国自然灾害基本情况[EB/OL]. (2022-01-23).

[9] 蒋建新,王正国,付小兵,等. 汶川特大地震医疗救援经验与反思[J]. 中华创伤杂志,2008,24(8):578-579.

[10] 7·5乌鲁木齐打砸抢烧严重暴力犯罪事件[EB/OL]. (2021-11-23).

[11] 蒋建新. 因战而生,向战而行——回望百年中国共产党领导下的战创伤医学发展[J]. 陆军军医大学学报,2022,44(1):3-8.

[12] 《中国质量万里行》杂志社. 一带一路发展现状 投资逆势增长 16%[EB/OL]. (2020-08-04).

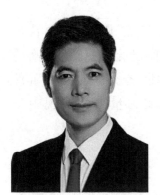

蒋建新　中国工程院院士,中国人民解放军陆军特色医学中心野战外科研究部战伤救治前沿技术研究室主任、研究员,创伤、烧伤与复合伤国家重点实验室主任,创伤与野战外科学专家。主要从事战创伤领域高爆武器伤与创伤感染救治研究,主持完成国家计划、军队重大专项等 30 余项科研项目。开启现代创伤脓毒症分子遗传学研究,建立现代致伤理论,破解冲击致伤机制与防护难题,实现创伤的能防可治;提出创伤感染病原学新理论,揭示内源性感染是危重伤并发感染的重要途径以及病原菌免疫逃逸感染机制,提出创伤脓毒症易感"创伤增敏"、分子遗传学等新机制;建立创伤感染诊治新的技术体系,实现创伤感染的预警识别与精准防治,使我国危重伤脓毒症防治水平达到国际先进水平。获国家科学技术进步奖二等奖 4 项,省部级自然科学奖和科学技术进步奖一等奖 3 项,以及何梁何利基金科学与技术进步奖、吴阶平医药创新奖、军队杰出专业技术人才奖、中国科协西部开发突出贡献奖、重庆市杰出英才奖等。入选新世纪国家百千万人才工程、首批军队高层次科技创新人才工程等。荣立集体一等功 1 次,个人二等功 1 次、三等功 3 次。

浅谈由砒霜治疗白血病所思

张 学

中国工程院

一、引言：砒霜的来源

众所周知,砒霜是一种致命的毒药,其化学成分是三氧化二砷,因其溶于水后无色无味的性质特点,经常容易被误服,在古代也常被当作毒药使用。砒霜中毒分为慢性中毒和急性中毒,中毒后的症状与急性出血性胃肠炎相似,因此适合隐蔽下毒。我国古代制备砒霜有一套成形的技术,容易获得。《天工开物》中的烧砒图详细描绘了砒霜的制作过程:用砖和石头垒一个窑,将砒石放在窑里煅烧,砒石烧完后发生氧化,冷却后,白色的霜状物在窑口上方的锅上析出。砒石作为生产砒霜的基础,古时候主要产于江西广信、河南信阳,故其又称为"信石",烧砒过程中由于冷却后倒放的铁锅上形成一层霜状物,因此得名"砒霜"。

二、古今砒霜中毒疑案

关于砒霜中毒,有两个经典但尚未明确证实的疑案。一例是关于法国著名军事家拿破仑之死。传说拿破仑死于慢性砒霜中毒,因其死前症状符合慢性砒霜中毒征象。1955 年,一位瑞典医生发现拿破仑头发的砷含量超出正常含量达10 倍之多。之后有学者提出,因拿破仑流亡圣赫勒拿岛时喜欢用绿色的壁纸,而当时绿色壁纸都是由巴黎绿这种富含砷的染料制作,由此推测拿破仑可能死于慢性砷中毒。另外一例是关于光绪皇帝之死。2008 年,北京市公安局法医鉴定中心等多个部门联合,通过多技术、多学科的分析发现光绪帝的头发、疑似胃肠内容物和衣物上的砷含量较正常水平高上千倍,由此推测其可能死于急性砷中毒。

三、砒霜的药用价值

上文将砒霜作为一种毒物进行了简单介绍,然而毒物和药物是相对而言的。在中药中,砒石是一味药,外用蚀疮去腐,内服祛痰平喘。砒霜药用最早记载于《开宝元草》,即在李时珍的《本草纲目》之前就已有人记录了它的用法。

1786 年,英国有位名叫 Thomas Fowler 的医生把三氧化二砷（As_2O_3）溶于碳酸氢钾溶液制成 Fowler 氏液,18 世纪 Fowler 氏液被用于治疗银屑病、梅毒、皮肤病、皮肤癌、淋巴癌、乳腺癌等;1878 年,波士顿市立医院报道,服用 Fowler 氏液能降低白细胞数量;1931 年,《美国医学会杂志》（JAMA）刊发论文指出,Fowler 氏液用于治疗慢性粒细胞白血病可以显著降低白细胞数,而红细胞数基本不变,网织红细胞数先升后降。

在中国,1958 年,哈尔滨医科大学附属医院内科关幾仁老师发表了关于 49 例临床白血病治疗分析的论文。其中,Fowler 氏液治疗慢性白血病 7 例,疗效观察白细胞计数有所减少,但无恢复正常者,一般临床症状未加重。另有 3 例 Fowler 氏液联合输血治疗的病例提示:疗效与单用 Fowler 氏液比较稍好,即部分临床病症有所好转。

关于砒霜的药用价值,古今皆有。本文重点以哈尔滨医科大学附属第一医院（以下简称哈医大一院）中医科联合其他科室用三氧化二砷治疗白血病为思,将砒霜作为药物的探索分为以下四个阶段:① 大胆尝试;② 及时总结;③ 逐项求证;④ 同行验证。

（一）大胆尝试

据说在 1969 年或 1971 年,大庆市林甸县民主公社把砒霜、轻粉和蟾酥混合一起做成民间验方治疗肿瘤。那么是谁最先发现有人用砒霜治疗肿瘤的呢？有人认为是黑龙江省医院药剂科荣秀成药剂师发现的,也有人认为是哈医大一院药剂科韩太云老师发现的。不管是谁,都证明当时他们已知道且很关注这件事。那个年代缺医少药,院内制剂用得多,且鼓励使用院内制剂。1972 年,黑龙江省卫生厅肿瘤防治办公室组织到民主公社治疗现场了解情况,组织带队的是哈医大一院中医科的张亭栋老师（中医科党支部书记,哈医大一院院内制备组副组长）,队员包括韩太云老师,最后通过现场了解总结出该民间验方治疗肿瘤确实有效。

据传早在 1971 年 3 月时,就有人将之前的民间验方制成了注射液。有人说这是尚志市一面坡公社制备的,还有人说是韩太远老师制备的,这便是 713 注射液的来源。713 注射液的配方:亚砷酸（H_3AsO_3）、轻粉（氯化亚汞）、注射用氯化钠、水,其中三氧化二砷是溶于碳酸氢钾溶液还是溶于氯化钠溶液中并无区别,故也称为中国版的 Fowler 氏液。

从 1972 年开始,哈医大一院多个科室开始使用 713 注射液治疗肿瘤,包括白血病、肝癌、食管癌、胃癌、结肠癌、淋巴瘤等。药瓶上标注着 713 注射液,中医科将其命名为癌灵 1 号（中医特色的叫法）。但之后大胆尝试将 713 注射液用于治疗多种肿瘤的故事均未能继续,真正继续的是用于治疗白血病。第一篇文章是在 1973 年《黑龙江医药》上发表的《"癌灵注射液"治疗 6 例白血病初步临床观察》,作者为张亭栋、张鹏飞、王守仁、韩太云,结论是临床初获疗效,与 1958 年的那篇论文结论相似。我们现在无法考证为什么他们会选用慢性粒细胞白血病作为初始治疗的探索和尝试,治疗时与内科主任关幾仁老师私下有无交流也并不清楚。但据我所知,关幾仁老师是坚决不认同三氧化二砷能治疗白血病这个观点的,因为早期将 713 注射液用于治疗慢性粒细胞白血病的效果并不明显。故我认为 1973 年这篇论文与 1958 年那篇论文的结论并无差别。

1974 年,中医科张亭栋老师(曾于沈阳中国医科大学血液科进修)和检验科徐经树主任(专长是血液性疾病)共同在《哈尔滨医科大学学报》上发表论文《癌灵 1 号注射液与辨证论治对 17 例白血病的疗效观察》,选取了 1973 年 1 月至 1974 年 4 月期间用癌灵 1 号治疗的 17 例白血病进行总结分析,其中慢性粒细胞白血病 6 例、急性粒细胞白血病 5 例、粒细胞白血病 5 例,结论是:癌灵 1 号治疗急性白血病疗效明显,可达完全缓解。文章署名为哈医大一院中医科、检验科。而后,他们在 1975 年继续发表论文《癌灵 1 号注射液与辨证论治对急性粒细胞白血病 24 例临床疗效观察》,总结了 24 例急性粒细胞白血病临床疗效观察,结果是完全缓解 3 例,部分缓解 13 例,结论是:癌灵 1 号对急性粒细胞白血病有肯定疗效。当时急性白血病患者的死亡率极高,这篇文章让我们看到了希望。1976 年,他们进一步总结治疗病例,得出白血病完全缓解的病例 5 例。在大胆尝试阶段,基于这些结果,让我们开始对白血病的治疗充满信心。而后在 1979 年,荣福祥、张亭栋共同发表了《急性粒细胞性白血病长期存活 2 例报告》,文中总结了 1973 年以来治疗的 55 例白血病并得出结论:癌灵 1 号治疗急性粒细胞白血病不仅能完全有效,还能长期存活。经过大胆尝试的一步步求证,由初获疗效到疗效明显,由完全缓解到长期存活。

(二) 及时总结

另外,1979 年,张亭栋、荣福祥还在《黑龙江医药》上发表了题为《癌灵一号注射液与辨证论治治疗急性粒细胞型白血病》的文章,总结了那段时间 55 例治疗急性粒细胞白血病的结果,结论是:癌灵 1 号治疗急性粒细胞白血病可达到完全缓解,复发病例可达再缓解,并注意到单用癌灵 1 号亦可达完全缓解(因为以前中医科不仅仅用癌灵 1 号或 713 注射液治疗白血病,还加以中医辨证,联合使用输血治疗、化疗药等),同时明确指出癌灵 1 号对早幼粒细胞白血病最敏感,疗效最好,且治疗有效成分就是三氧化二砷。三氧化二砷便是中医"君臣佐使"药物分类中的"君"药。所以我完全认同饶毅老师的观点:1979 年《癌灵一号注射液与辨证论治治疗急性粒细胞型白血病》这篇文章是里程碑,是奠定其他创新工作的基础。后来我对文章中 12 例完全缓解的病例血象及骨髓象变化仔细研读发现,大部分都是急性早幼粒细胞白血病,那为什么当时没有提出来呢? 因为这是 1973 年开始做的工作,但急性早幼粒细胞白血病(M3 型)分型却是后来才有的,在 1979 年时,FAB(其中 F 代表法国、A 代表美国、B 代表英国)白血病分型还未被广泛采用。这也反过来证明在白血病分型还未明确之前,治疗结论已经明确。另一篇文章是 1981 年发表的《癌灵一号结合辨证施治治疗急性粒细胞型白血病 73 例临床小结》,由中医科李元善和胡晓臣共同执笔,文章的指导是张亭栋老师(个人认为相当于现在的通讯作者)。文章指出,患者得到完全缓解的有 7 例,单纯用癌灵 1 号治疗的病例有 18 例,另外注意到加大癌灵 1 号药量有利于长期完全缓解,这也为 713 注射液剂量由 2 mL 调整至 10 mL 奠定了基础。1984 年,张亭栋和李元善老师继续总结相关工作并发表论文《癌灵 I 号治疗急性粒细胞白血病临床分析及实验研究》,文中总结了 81 例急性粒细胞白血病病例,明确指出以 M3 型治疗效果尤为显著。为什么提及这篇文章呢? 因为这时国内采用的白血病分型标准(FAB 分型标准)及疗效判定标准均已与国际接轨。

(三)逐项求证

那是否 M3 型的治疗效果就是最好的呢? 三氧化二砷治疗效果是最好的吗? 之后,针对这些问题开始逐项求证。在 1991 年和 1992 年,中医科孙鸿德老师作为第一作者连续发表了两篇文章,作者还有胡晓晨、张亭栋、荣福祥等,1991 年发表《癌灵 1 号结合中医辨证施治急性早幼粒细胞白血病长期存活 16 例报告》,总结了 32 例癌灵 1 号结合中医辨证治疗急性早幼粒细胞白血病(M3 型)的病例,其中长期存活 16 例,19 例完全缓解。1992 年发表《癌灵 I 号结合中医辨证治疗急性早幼粒细胞白血病 32 例》,总结的 32 例 M3 型患者中仍是 16 例长期存活,21 例完全缓解(因为经过 1 年的治疗又有 2 例患者得到完全缓解)。且因 1992 年这篇文章有英文摘要,后来瑞金医院王振义老师团队将这项工作介绍给国外时引用了这篇文章,求证出癌灵 1 号治疗急性早幼粒细胞白血病完全缓解率和总缓解率均高,长期存活者多。

逐项求证第二步:713 注射液(癌灵 1 号注射液)的治疗有效成分是不是三氧化二砷最好呢? 因 713 注射液还包含氯化亚汞,后者是否有治疗效果需要明确。有两位老师为我提供了一些 713 注射液的样本(生产时间分别为 1986 年、1991 年、1992 年、1994 年和 2019 年),并请哈医大一院药剂科的海鑫教授帮忙检测各样本,发现 1986 年的 713 注射液样本含有氯化亚汞,但 1991 年及以后的 713 注射液样本均不含氯化亚汞,提示 1991 年前的 713 注射液可能就是单纯的三氧化二砷注射液了,只是文章中没有详细记录报告。根据药剂科韩太元老师的去世时间,我们初步推测 713 注射液中的氯化亚汞成分被去除是在 1986—1988 年间。原因考虑与临床上发现三氧化二砷加上氯化亚汞存在副作用,对肾有损伤有关。且 1979 年发表的文章已明确三氧化二砷是治疗白血病的主要成分,故通过临床和药剂科的统一配合,氯化亚汞被去除,便尝试用单纯的三氧化二砷来治疗白血病。故我们认为早在 1991 年前,713 注射液便已是单一成分的三氧化二砷,并在哈医大一院中医科常规使用。

因加大药物剂量治疗效果好,癌灵 1 号注射液剂量遂由初始的 2 mL 调整至 10 mL。1996 年,胡晓晨老师作为第一作者发表文章《713 注射液治疗急性早幼粒细胞白血病的临床研究》,记录了 1995 年期间收治的 46 例急性早幼粒细胞白血病,使用的便是 10 mL 的 713 注射液(已不含氯化亚汞,仅含三氧化二砷),但当时为了保密,使用的名称为"癌灵 1 号"。文章中治疗方法记录应用的 713 注射液由砒石、轻粉(氯化亚汞)等组成,事实上药剂科从来没有用过砒石,直接用的三氧化二砷,之后又去除了氯化亚汞。1996 年 10 月时,胡晓晨、李金海、张春、姜长玲、赵晓刚等老师,在张亭栋老师的指导下发表了文章《亚砷酸注射液治疗急性早幼粒细胞白血病 244 例临床与实验研究》,记录了 244 例急性早幼粒细胞白血病的临床治疗效果,疗效分析提示治疗效果满意,当时用的"癌灵 1 号"就是单纯的三氧化二砷溶液。由最初求证出 713 注射液治疗急性早幼粒细胞白血病的效果最好,到最后求证出三氧化二砷是 713 注射液中最好的治疗有效成分,这便是逐项求证。

(四) 同行验证

之后开始同行验证。哈医大一院血液科张鹏教授从 1992 年开始使用三氧化二砷治疗急性早幼粒细胞白血病,1996 年在《中华血液学杂志》上发表论文《三氧化二砷注射液治疗 72 例急性早幼粒细胞白血病》,指出 72 例 M3 型患者治疗效果好,且文章中直接写的是三氧化二砷注射液而不是癌灵 1 号或 713 注射液。1997 年,上海瑞金医院的陈国强老师在《中华血液学杂志》上发表论文《氧化砷诱导早幼粒细胞白血病细胞凋亡及其分子机制的初步研究》,介绍了 15 例患者应用三氧化二砷的治疗效果很好,并引用了 1992 年孙鸿德及 1996 年张鹏老师的这两篇文章(全世界三氧化二砷治疗白血病方面引用最多的文章)。1998 年,美国研究者在《新英格兰医学杂志》上发表论文指出,12 例白血病常规化疗复发患者用三氧化二砷治疗的效果很好,故 2000 年 9 月美国食品药品监督管理局(FDA)将三氧化二砷批准为治疗急性早幼粒细胞白血病的一线药物。

四、结　　语

从 713 注射液到三氧化二砷注射液,提供了急性早幼粒细胞白血病治疗的中国方案;朴素的观察性临床研究,从来没有设立对照组,也没有算过 P 值,用现在的研究标准是无法通过的。这个成果是特殊年代多学科(血液科、药剂科、中医科、检验科)合作的结果,是艰苦条件下团队协同的结果,是不计名利和不畏牺牲的结果,也是广大患者无条件配合的结果。故事的主角包括中医科的张亭栋、药剂科的韩太云、检验科的徐敬肃三位前辈,还有中医科的荣福祥、孙鸿德和胡晓晨老师。在胡晓晨老师之前有上百例治疗病例,之后病例从 200 例上升至 2 000 例,是他接替张亭栋主任将三氧化二砷治疗白血病的效应扩大的。在 1995 年 6 月 26 日,他曾将病友和媒体组织起来进行宣传,建议白血病患者都到哈医大一院来治疗,因为这边治疗效果好。当然治疗中也曾发生过严重并发症,如弥散性血管内凝血(DIC)等,但现在我国的这个治疗方案,特别是与全反式维甲酸联合用药的效果得到了全世界的认同。

这个故事给予我们的启示:将临床需求上升为科学问题,把发现的临床问题凝练为科学问题,这是我们国家目前研究人员最好选择的方向。当然基于和面向临床的科研最具生命力的结论是共识,但把临床问题凝练为科学问题需要修炼到一定程度才能达成。我将哈医大一院前辈们做的观察性的临床研究分享给大家,供大家从不同角度来自行理解。

这项工作也为精准治疗提供了最好的范例,我国在急性早幼粒细胞白血病的治疗就是最早的精准治疗,早于肺癌等多种疾病的治疗。急性早幼粒细胞白血病患者中 15 和 17 号染色体相互易位,让 15 号染色体上的 PML 基因和 17 号染色体上的 RARα 基因分别断开,之后两者相互融合成新的基因,其中 PML 在上、RARα 在下,之后三氧化二砷结合 PML,全反式维甲酸结合 RARα,两者都结合后可彻底降解突变的融合蛋白,从而达到治疗目的。

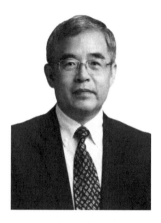

张学 中国工程院院士,哈尔滨医科大学校长,黑龙江省医学科学院院长,中国医学科学院基础医学研究所-北京协和医学院基础学院医学遗传学系主任、长聘教授。主要从事单基因病和基因组病的分子遗传学研究,在 *Science* 和 *Nature Genetics* 等期刊发表系列高水平论文。2014 年以第一完成人获国家自然科学奖二等奖,2017 年获全国创新争先奖和何梁何利基金科学与技术进步奖——医学药学奖。先后担任国家卫生健康委员会罕见病诊疗与保障专家委员会主任委员、中国医师协会医学遗传医师分会会长、中华预防医学会副会长、中国学位与研究生教育学会副会长、教育部高等学校教学指导委员会基础医学类教学指导委员会副主任委员、《中华医学遗传学杂志》主编。

中西医结合诊疗风湿病研究

刘 良

中国工程院
中药质量研究国家重点实验室

一、引 言

风湿病是临床常见的慢性病,根据美国疾病控制和预防中心 2017 年的调查,在成年人群中约 25% 患有风湿病和关节疾病,其中包括退化性关节炎和痛风等。由该病的患病率进行推算,我国目前大概有 2.5 亿的成年患者。风湿病中自身免疫性疾病的发生率很高,特别是类风湿关节炎,具有药物副作用(drug adverse effects)、经济损失(dollar lost)、痛苦(discomfort)、残疾(disability)和死亡(death)五大危害,简称"5D"危害。风湿病具有共同病理特征:存在关节及软组织的慢性炎症,发病机制和病理变化复杂,缺乏适合长程治疗的理想药物。

风湿病诊治中第一个临床难点是精准诊断及客观辨证的生物标志物不足,易导致延诊、漏诊和误诊。现有的血清诊断指标特异性或灵敏度显著不足,难以实现早期诊断和鉴别诊断,临床亚型分型能力也随之不足。就中医而言,中医证候的客观诊断生物标志物缺乏。临床上常用类风湿因子和抗 CCP 抗体诊断类风湿关节炎,其中类风湿因子的诊断灵敏度为 72.9%、特异性仅为 61.14%,而抗 CCP 抗体的诊断灵敏度仅为 63%、特异性为 80%,表明这两个血清学诊断指标要么灵敏度不够,要么特异性不强。故需要研发新的灵敏度高、特异性强且具有早期诊断意义的生物标志物。

第二个临床难点是缺乏高效、低毒的中西药物。风湿病病程长,缺乏特效药物,目前治疗药物的疗效局限、缓解率低、副作用大。国内报道的类风湿关节炎(以下简称类风关,RA)临床缓解率仅有 10% 左右,且 1/3 以上的患者因不能耐受西药的副作用而中断治疗。而生物制剂价格比较昂贵,且有增加感染和肿瘤的风险。根据文献报告统计,约 60% 的类风关患者会寻求中医药治疗,但目前中医药治疗的临床循证医学证据不足,且药物作用机理尚不明确。

课题组聚焦风湿病诊疗过程的临床难点,整合多学科的先进技术与方法,开展诊疗风湿病的开创性研究：一是诊断新技术和新方法研究；二是治疗新策略及创新药物研发。

二、诊断新技术和新方法研究

（一）创建风湿病 IgG 血清生物标志物检测新技术

IgG 是人体重要的免疫球蛋白，约占外周血免疫球蛋白总量的 75%，也是血液中含量最多的糖蛋白。人血液中的 IgG 主要以单体形式出现，每个 IgG 单体平均含有 2~3 个 N-糖基化位点，其结构上的糖链主要是 N-糖链。IgG N-糖链呈多样性，其末端糖具有显著的生物学功能，尤其是唾液酸化的糖链丰度特别低，但生物活性很强。

据现有研究报道，类风关与 IgG 糖链结构异常有关，IgG Fc 段连接的糖基结构的微小变化可以影响 Fc 段的构型，从而改变甚至逆转 IgG 的分子功能。有研究指出，无论是在儿童还是在成年类风关患者中，IgG 糖链中半乳糖的完全缺失高于对照组，甚至高达 60%。类风关患者存在明显 IgG 糖基化，特别是低半乳糖化和低唾液酸化，且 IgG 糖链结构的改变早于类风关患者出现临床症状 2~3 年。若我们能在疾病早期发现一些特异性的生物标志物，如 IgG N-糖链，即可提早 2~3 年诊断出类风湿关节炎，这将有助于解决疾病过程中关节变形等一系列临床复杂问题。结合目前肿瘤免疫学及抗体药物开发领域的热点之一——IgG 糖基化修饰研究，课题组试图创建风湿病 IgG 血清生物标志物检测的新技术。

目前国际上对蛋白质的研究非常多，但对糖类的研究比较缺乏。IgG 糖蛋白中酸性糖链具有较强生物活性，但丰度低，检测难度大，而现有检测技术条件不足，故 IgG 糖蛋白方面的研究尚未很好地开展。课题组通过反复试验，选用糖组学分析技术检测风湿病 IgG 血清生物标志物，经过十多年的努力获得了一项技术突破：自行设计了世界上第一块快速、高效、特异性在线富集低丰度 IgG N-糖链的 TiO_2-PGC（二氧化钛-PGC）芯片。该芯片为三分子芯片，是在既往常用的 PGC 技术基础上进一步发展而来的，芯片由中间一个二氧化钛分子、两边各一个 PGC 组成，便于拖住低丰度的酸性糖链。在进行洗脱时，将酸性的低丰度的糖链富集在芯片上，然后再用质谱分析技术进行检测。此技术的检测灵敏度比原来的检测技术提高了 1 000 倍以上，能检测出以前无法检测到的一些低丰度的 N-糖链，这也是目前国际上最灵敏的定量糖组学技术。实验证明，采用 TiO_2-PGC 芯片检测技术可使酸性糖链的检出率增加 3 倍以上，糖蛋白的高检出率将有助于找出有生物活性的低丰度的生物标志物。该检测技术相关论文发表之后，获得了国际学者的高度关注，荷兰质谱学会主席、国际著名糖组学专家 M.

Wuhrer 教授评价：TiO$_2$-PGC 芯片技术灵敏度高，且能深入鉴定 IgG N-糖链，尤其对分析复杂样本中的未知糖链具有重要价值。

（二）创立类风湿关节炎（RA）血清分子诊断新方法

IgG 免疫球蛋白不仅在类风湿关节炎中有变化，还在其他多种风湿免疫疾病，甚至部分肿瘤、感染性疾病中都有变化，且这种改变均与糖蛋白的变化相关联，故此技术的突破将带来一系列的技术突破。

课题组利用 TiO$_2$-PGC 芯片新技术创立了类风湿关节炎血清学与分子诊断的新方法。课题组首次发现了类风关特异性的血清生物标志物——SGm1 和 SGm2，将两者与现有的类风湿因子和抗 CCP 抗体进行综合使用，可使类风关血清学诊断准确率由之前的 70% 提高至 90%。

"类风湿因子"这一命名易使人误认为：类风湿关节炎患者的类风湿因子必须是阳性的，如果不是阳性的，则不是类风关，这常常导致误诊。类风湿因子与抗 CCP 抗体的准确率一样，均在 70% 左右，两者相加准确率也不超过 75%；另有 25% 的病例难以确诊，这是由于缺乏有效的具有诊断意义的血清学生物标志物。而新发现的血清学标志物 SGm1 和 SGm2 两者综合使用，可使诊断准确率明显提高，且对血清抗体阴性的类风关患者也具有 95% 的阳性诊断率，这便是此项研究的主要亮点，也是课题组经过十多年的努力取得的技术突破。这一研究结果最终发表在 *Nature Communications* 期刊上，且发表当天即收到 *Nature Reviews Rheumatology* 编辑部的来信认可，认为此研究是一项很重大的突破，应该发表专题新闻"血清抗体阴性类风关特异性生物标志物获确定"。临床诊断学的研究最关键是新的标志物是否有互补性，能否真正使难以诊断的那部分病例确诊。

（三）首创强直性脊柱炎（AS）血清分子诊断法

利用 TiO$_2$-PGC 芯片技术，课题组还发现了强直性脊柱炎（AR）患者的特异性血清学生物标志物：TriG1 和 TriG2。诊断强直性脊柱炎时，两者合并使用可使灵敏度和特异性都达到 80% 以上，即强直性脊柱炎的诊断准确率达到 80% 以上，且能够与银屑病、关节炎等相鉴别（TriG1 和 TriG2 在银屑病患者体内没有明显的变化）。这项研究结果已发表在 *Annals of the Rheumatic Diseases* 期刊上。

用不同的风湿病做病理性研究非常重要，因临床上风湿病研究的难点在于临床鉴别诊断困难，故我们需考虑相关指标是否兼备诊断意义，即评价生物标志物是否同时具有很高的特异性及灵敏度。

（四）发现系统性红斑狼疮（SLE）患者血清中特异性生物标志物

临床诊断系统性红斑狼疮时，与类风湿关节炎和其他一些关节性疾病难以鉴别。临床上有一些生物标志物指标，比如抗 ANA 抗体灵敏度达 96%，但特异性仅为 40%，且部分类风湿关节炎患者也可出现抗 ANA 抗体阳性，另有一些指标要么灵敏度不高，要么特异性不强，这便导致该疾病的临床鉴别诊断困难。且系统性红斑狼疮在临床诊断上的生物标志物比类风湿关节炎更紧缺，所以迫切需要寻找一种血清学分子诊断新方法。

利用 TiO_2-PGC 芯片技术，课题组首次发现了系统性红斑狼疮患者的特异性血清学生物标志物——IgG N-糖链 TruG1 和 TruG2，利用这两个指标综合诊断系统性红斑狼疮，灵敏度和特异性可都达到 83%，即系统性红斑狼疮血清学诊断准确率达到了 83%，且能与类风关、硬皮病（pSS）和干燥综合征（SSc）等疾病相鉴别。

（五）进一步研究及展望

利用这些创新技术，未来还可以开展很多研究，比如：研究 IgG 酸性 N-糖链与药物的疗效和风湿病预后的关系；研究类风湿关节炎等风湿病不同病理阶段的 IgG 酸性 N-糖链的变化规律；研究 IgG 酸性 N-糖链在疾病的转归、预后中的变化趋势；类风湿关节炎家族患者风险筛查和早期诊断研究；等等。在中医方面，可考虑研究中医的证型与 IgG 酸性 N-糖链的变化规律、研究建立中医辨证诊断的 IgG 酸性低丰度 N-糖链的谱系、研究中西医联合治疗对类风关患者 IgG 酸性 N-糖链的影响等。还可考虑以 IgG 酸性 N-糖链为靶标，研究开发新的诊断试剂盒和创新药物等。

未来课题组将进一步推广 TiO_2-PGC 芯片在 IgG 方面的应用研究。另外，IgM、IgE、IgA 方面的研究也值得进一步探讨。目前课题组对过敏性疾病相关的 IgE 抗体也进行了不少研究，希望今后可以进一步拓展研究方向，尤其是在传染性疾病的研究方向。

三、治疗的新策略和创新药物研发

（一）建立重塑肠道微生态治疗类风湿关节炎新策略

目前类风湿关节炎的病因不明、发病机制不清，研究认为该病与多种内因有关，尤其与组织相容性抗原（MHC）相关，同时也与细菌、病毒感染等外因有关。但内因和外因相互作用机制、基因和环境因素相互作用机制尚不清楚。近年来，胃肠微生态的研究为我们阐述类风湿关节炎等自身免疫性疾病发病过程中内外因相互作用的关系开拓了一个广阔的平台。

类风湿关节炎等自身免疫性疾病与胃肠微生态紊乱密切相关。课题组既往合作研究发现:类风湿关节炎患者肠道的微生态与健康人的差异显著,而经过抗关节炎的药物治疗后,肠道内某些部分变化的菌群可以恢复正常,提示重塑肠道微生态可治疗类风关,这也为该病的研究提供了新策略。这一结论成功发表在 *Nature Medicine* 期刊上,但该研究并没有解决关于发病的关键科学问题,即究竟是微生态的异常引发了关节炎,还是发生关节炎后使肠道微生态改善而起效,抑或是经过药物治疗后关节炎病情好转,使肠道微生态发生了改变。就中医研究来说,舌苔对肠道微生态治疗类风关的疗效关系也是非常有趣的研究课题。

课题组带着这些问题进行了一系列探索研究。首先,建立了大白鼠的关节炎模型。因该模型的建立需要有大鼠肠道微生态的基因集,为此课题组首创了大鼠肠道菌群的基因集,而在这之前仅有人类和小白鼠的基因集。此大鼠基因集具有超过 510 万的非冗余基因,且比小白鼠基因集更接近于人类。因类风湿关节炎的特征性改变为骨侵蚀、骨破坏,故而评价一个药物或者一种疗法对类风湿关节炎的治疗效果,最关键在于该药物或疗法是否可减轻骨质破坏、骨侵蚀。而后,课题组进一步研究了药物和肠道菌群之间的关系。选用单一的益生菌菌株——干酪乳杆菌治疗实验性的关节炎,并首次证实了干酪乳杆菌可通过纠正实验性关节炎大鼠的肠道微生态,抑制关节肿胀,降低关节炎评分,防止骨骼破坏,从而产生骨保护作用。最后,课题组进一步研究了干酪乳杆菌与肠道菌群的关系。根据肠道基因集进行对比分析。前期研究发现:实验性关节炎大鼠的肠道菌群与正常大鼠的肠道菌群相比存在 94 个菌群异常,而用干酪乳杆菌调节肠道菌群治疗后,67 个失调的肠道菌群恢复正常,占异常菌群的 2/3。未来课题组计划进一步深入研究其作用机制。

大部分中医药治疗关节炎是基于调整肠道的菌群、调整肠道微生态而发挥作用的,且中医药主要的给药途径为口服给药,故治疗关节炎的中医药与肠道菌群相关的研究潜力大、前景广阔。之后的研究可考虑通过重塑肠道微生态建立治疗类风湿关节炎的新策略。

(二) 基于中医药的临床实践创制现代的一类药物

基于中医药的临床实践创制现代的一类药物,如治疗风湿病的新药:正清风痛宁(湖南正清制药集团)。20 世纪 90 年代初,刘良教授在德国马普临床免疫与风湿病研究所工作时,便开始着力研究正清风痛宁的活性成分:青藤碱。青藤碱的化学结构与吗啡的结构相似,具有一个吗啡的骨架桥,但却无吗啡的成瘾性,且抗炎和镇痛作用非常显著。目前正清风痛宁有三种剂型——缓释片、普通片和注射液,其中正清风痛宁缓释片已经被纳入国家医保药品目录和国家基本药物目录,是我国首个中药缓释剂,也是唯一一个被纳入上述双目录的单体化合物抗风湿药。无论是中药还是西药,只要是有效的药物,就具有一定分子结构的化学物质基础,故中药处方中具体的有效成分值得深入研究。

药物研究需要原创,而我国西药靠仿制、中药靠老字号的局面需要尽早被逐步打破。众所周知,目前西药的创制、抗体药物的创制、生物制剂的创制是药物原创研究的主流,另有一类原创药物是从中药中提取而来,例如治疗疟疾的青蒿素、治疗白血病的三氧化二砷、治疗流感的达菲(由八角、茴香中提取的莽草酸半合成)以及治疗多发性硬化的芬戈莫德等。其中,由罗氏制药公司生产的芬戈莫德是从冬虫夏草中提取的一个单体化合物,而后进行结构修饰得来。目前国际上这一类原创药物中很多疗效显著的药物均源自中医药,但很多临床医生甚至科技工作者却并不知晓。

随着中医药研究队伍的不断壮大,研究的潜力也会随之变大,中医药对创新药物、对国民健康的贡献也将越来越大。类风湿关节炎是一种难治性疾病,单用一种药物的疗效往往是不如意的,课题组遂采用两种方法来研究正清风痛宁的治疗效果。一种是单药治疗,同时选用最常用的类风湿关节炎治疗药物——氨甲蝶呤行对照研究,研究发现正清风痛宁与氨甲蝶呤的疗效相当,且正清风痛宁肝功能损害的副作用明显小于氨甲蝶呤。另一种是双联治疗,据欧盟抗风湿病联盟的推荐:类风湿关节炎确诊后首选服用氨甲蝶呤,如果服用半年后效果不佳需联合用药,可选用来氟米特或者生物制剂行双联疗法。我们选用正清风痛宁替代来氟米特与氨甲蝶呤进行双联药物治疗,研究发现正清风痛宁+氨甲蝶呤组与来氟米特+氨甲蝶呤组疗效相当,且前者副作用更小。这两项研究结果都已经在 SCI 期刊上发表,其中正清风痛宁在双联治疗上的疗效引起了一些国际学者的关注。

众所周知,前列腺素 E2 与类风湿关节炎的炎症、骨破坏密切相关。前列腺素 E2 来自花生四烯酸的代谢途径,花生四烯酸代谢时可抑制环氧化酶-2(COX-2),从而进一步抑制前列腺素 E2 和前列环素,而前列环素可舒张血管,其抑制会产生相应的心血管副作用。课题组早期研究提示,正清风痛宁能够显著地抑制前列腺素 E2,但并未抑制 COX-2,但其具体作用靶点不详。十多年前,有学者研究发现花生四烯酸代谢下游存在前列腺素 E2 的终极合成酶,选择性地抑制这个酶,可干扰前列腺素 E2 的合成,但却不影响前列环素的合成。基于此发现,课题组进一步研究发现青藤碱能够显著地抑制前列腺素 E2 的终极合成酶,从而进一步抑制前列腺素 E2,达到治疗类风湿关节炎的目的。

　　虽然前列腺素 E2 的终极合成酶是国际上抗炎药物的热门研究靶点,但是目前还没有相关药物面世。市面上的非甾体消炎药大多都是同时抑制 COX-2 和前列环素,另有部分药物可选择性抑制前列腺素 E2 终极合成酶。课题组既往实验发现青藤碱(正清风痛宁)对两种环氧化酶 COX-1 和 COX-2 无任何抑制作用,但可显著抑制前列腺素 E2 终极合成酶,进一步研究提示前列腺素 E2 终极合成酶-1 也被显著抑制。之后,课题组将采用大量的分子生物学方法对选择性抑制前列腺素 E2 终极合成酶-1 的作用机制行进一步研究。

　　课题组在中西医结合诊疗风湿病方面的工作总结如下:一是建立风湿病 IgG N-糖链诊断技术和新方法;二是建立调节肠道菌群治疗风湿病的新策略;三是研发正清风痛宁系列产品治疗关节炎,并在全国广泛应用。

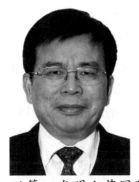

刘良　中国工程院院士,美国国家发明家科学院院士,澳门科技大学荣誉校长、中药质量研究国家重点实验室主任、世界卫生组织(WHO)传统医学项目顾问、国际标准化组织(ISO)中医药 TC249 技术委员会第一工作组主席、世界中医药学会联合会中医药免疫专业委员会会长等。先后担任广州中医药大学副校长,香港浸会大学中医药学院奠基院长,澳门科技大学副校长、校长。中医内科学风湿免疫领域的国际知名学者,发表 SCI 论文逾 250 篇,以第一发明人获国际专利授权 30 项。获国家级和省部级奖励及荣誉 14 项,包括国家科学技术进步奖二等奖 2 项、教育部自然科学奖一等奖 2 项,其他省部级一等奖 3 项,以及首届全国创新争先奖、国家"有突出贡献中青年专家"、澳门特区政府 2018 年度荣誉奖状等。刘院士为推动中医药诊疗达到世界先进水平和中医药国际化做出了突出贡献。

京津冀一体化紧急医学救援研究

侯世科

天津大学应急医学研究院

一、引　言

目前,强震、洪灾、爆炸、交通事故等重大突发事件时有发生,严重威胁经济发展。京津冀地区灾害易发多发,且人口密集、经济体量大,加之区域内灾害救助系统不完善,导致各种灾害造成的损失巨大。京津冀地区地理位置的特殊性和自然灾害发生的地区差异性,使其在应对自然灾害、开展救援时面临众多挑战。

2014 年 3 月,我国政府工作报告中提出"京津冀一体化"建设战略部署。京津冀地区高耗能、高污染产业集中,生态环境差、减灾能力不足,面对重大灾害,力求在最短的时间内挽救生命、控制险情和减少损失,需要各区域协同救援、跨行政区域调集力量和装备。京津冀地区的救援也越来越需要三地之间的协同配合,共同参与。

京津冀一体化紧急医学救援研究的意义如下:科学有效的医学救援能够挽救生命,减轻伤残,对国家安全、社会稳定有着极其重要的意义;一体化紧急医学救援有助于京津冀城市群的统筹协调,保障京津冀三地百姓的生活质量,提高京津冀三地政府的管理能力和公信力;一体化紧急医学救援也是区域一体化下各区域协同治理、应对各种灾害的必由之路。

二、研　究　方　法

（一）文献循证法

借助文献检索工具检索国内外有关文献,进一步确认既往研究已有成果,通过文献发现存在的科学问题。综合国内外对于紧急医学救援体系的定义和基本理论,依据国际、国内和地区经济社会发展形势变化,结合社会、文化等方面出现的新情况和新动向,预测未来紧急医学救援体系建设的发展方向与策略。

（二）实地调研与访谈法

对参与过京津冀地区紧急医学救援工作的专家、应急管理人员、一线救援队员进行访谈和调研。通过德尔菲法与相关专家探讨现有京津冀三地紧急医学救援体系和机制中存在的问题，以及可能的解决方案和策略。各地区相关信息总结如下：

（1）北京市卫生应急工作开展情况：北京市有关部门、相关企业，卫生应急指挥参与度较高，目前北京市有6类24支242人市级卫生应急队伍，且装备越来越完善，应急工作开展情况较为复杂。

（2）天津市卫生应急工作开展情况：已建立两个质控中心（卫生应急管理质控中心和心理危机干预质控中心），每年开展工作。卫生应急管理质控中心的主要职责为组织开展全市日常与终末卫生应急质控考核，并协助、参与以下工作：制定质控考核方案；承接国家委托项目；指挥决策系统测试；应急专项预案修订；案例处置评估工作。目前卫生应急管理质控中心通过定期考核、动态管理长效机制，加强卫生应急规范化、标准化、精细化管理，强化基层能力建设与管理水平；通过处置后的及时总结与复盘，增进经验交流，强化突发事件卫生应急处置结果评估机制；通过行政管理、院前急救、疾控、监督、医疗及科研等专业全覆盖，对卫生应急工作提供的专业支持等工作已取得显著成效。心理危机干预质控中心挂靠于天津市安定医院开展工作，主要职责：心理危机干预相关工作标准、考核措施、培训演练计划的制定及实施；组织开展心理危机干预质控与能力考评工作。

（3）河北省卫生应急工作开展情况：一手抓疫情防控一手抓冬奥筹办，河北省积极做好冬奥项目复工准备，例如"三场一村"（跳台滑雪场、越野滑雪场、冬季两项场和张家口奥运村）封闭管理。切实做好施工维护、防疫管理及日常办公等工作，并出台一系列政策法规文件，划拨专项资金组建多支卫生队伍，确保奥运会中各类突发事件得到妥善处理。

（三）案例分析法

调取京津冀地区已发生的4个紧急医学救援典型案例，描述和解释这些案例以及重要事件的原因、经过、后果和采取的应对措施及其经验教训等。案例可从国家相关部门和相关省市行政学院案例库按照既定要求直接调取，也可从武警部队及军队相关数据库调取。

三、研 究 结 果

（一）紧急医学救援的特点

紧急医学救援对象十分复杂，疾病谱在各个阶段具有不同规律，要求医学救援力量综合性强。各类突发事件往往相互交叉和关联，医学救援任务"急、难、险、重"，救援现场工作生活条件极其简陋，对医学救援力量自适应能力要求高。伤病员短时间批量产生，应急救援时效性强。突发事件造成的医学救治主体的产生场景复杂，决策者决策具有复杂性和不确定性。

（二）理论依据

以危机管理理论、政府协同治理理论和信息博弈理论作为理论依据，指导京津冀一体化紧急医学救援。

（三）发展转变

通过近几年的京津冀一体化建设，紧急医学救援方面已取得一定成效：从无序到有序，法治体系基本建立；从分散到集中，管理体制初步形成；从单一到协同，机制建设全面优化；从经验到规范，预案体系逐步完善；从被动到主动，基础建设得到强化；从无形到有形，能力水平明显提升；从国内到国际，形象影响大幅提升。

（四）政策发展历程

2014 年 6 月，三地签署《京津冀突发事件卫生应急合作协议》；2016 年 11 月，三地联合发布了《京津冀协同应对事故灾难工作纲要》；2016 年下半年，国家卫生和计划生育委员会出台了《突发急性传染病防治"十三五"规划（2016—2020 年）》《突发事件紧急医学救援"十三五"规划（2016—2020 年）》（简称"两个规划"）和《关于加强卫生应急工作规范化建设的指导意见》（简称"指导意见"）；2018 年 8 月，三地联合印发了《关于进一步深化京津冀卫生应急协同发展的通知》；2020 年 4 月，三地签署了《京津冀突发事件卫生应急合作协议》《京津冀毗邻县（市、区）卫生应急合作协议》。直到现在，相关文件仍在不断推进。

（五）应急演练情况

围绕"紧急救援、突发中毒处置、核辐射处置、心理危机干预院前急救"，京津冀三地开展演练。2011 年，京津冀三地举办首次联合急救演练。从 2015 年起,每年开展联合卫生应急演练。之后因疫情原因,暂停演练。

四、案 例 分 析

（一）"8·12"天津港特别重大火灾爆炸事故救援

2015 年 8 月 12 日,位于天津市滨海新区天津港的瑞海国际物流有限公司危险品仓库发生特别重大火灾爆炸事故,事故中爆炸总能量约为 450 吨 TNT 当量,造成 165 人遇难、8 人失踪、798 人受伤,国家卫生和计划生育委员会调派首批 36 名专家赴天津指导和协助开展伤员救治。累计从全国 46 所医院选派 20 余批次、近 20 个学科、包括 3 名院士在内的 112 名国家级医学专家。将伤员集中到 15 所三级综合医院和三甲专科医院给予最好的治疗,天津市 9 000 余名医护人员昼夜奋战,12 小时内完成住院伤员手术 414 台次。在紧急救治的同时,卫生防疫、心理干预等工作也同步进行。

天津港特别重大火灾爆炸事故的主要教训:事故企业严重违法违规经营;有关地方政府安全意识不强;有关职能部门有法不依、执法不严,有人员贪赃枉法;港口管理体制不顺、安全管理不到位;危险化学品安全监管体制不顺、机制不完善;危险化学品安全管理法律、法规、标准不健全;危险化学品事故应急处置能力不足。

经验总结:坚持"生命至上"理念,安排最好的医院、最好的医生,给予伤员最好的治疗,最大程度地减少死亡和伤残;坚持底线思维,着眼最严峻、最复杂局面,瞄准特重大突发事件处置需求,聚焦极端条件下抢险救援和生命救护;坚持平急结合,坚持全方位、全过程的卫生应急管理,加强常态与非常态结合,强化日常管理、培训演练、运维保障和常态使用,采取符合国情和发展阶段的适宜技术。探索形成了"六同步""四集中"的紧急医学救援中国模式,把握"两点一线"(现场、转运、医院)第一时间应对,第一现场救援。坚持"六同步"处置:医疗救治、卫生防疫、疾病防控、心理援助、健康宣教、物资保障的同部署、同安排。落实"四集中"救治:集中资源、集中专家、集中伤员、集中救治急危重症伤员。

（二）"7·21"北京特大暴雨救援

2012 年 7 月 21 日,北京遭遇 61 年来最强暴雨。北京全市参加该次强降雨应对人数为 16 万余人,解放军、武警以及各个体系的相关部门均出动救援。

此次特大暴雨救援的主要教训:城市应对灾害的能力较低;城市管理缺陷,安全保障不足;社会公众的防灾意识淡薄;危机信息传递缺乏及时有效性;当地政府应对危机事件的能力不足;群众缺乏应对突发事件的经验和知识。

经验总结:提高应对公共危机事件的意识;推行正确的舆论引导氛围;完善城市突发事件应对机制;协调政府与非政府组织的合作关系;构筑公共危机事件的网络治理模式;加强公共危机应对研究。

(三)"7·28"唐山地震救援

1976年7月28日,唐山发生里氏7.8级地震。震灾发生后,军委按照中央指示迅速组织救援力量,从各总部、沈阳、济南、昆明和北京军区,海空军以及铁道、工程、装甲和基建工程等兵种,抽调11个师另4个团、8个营,车辆6 500余台,总计14万人赶赴灾区展开救援。全军派出283支医疗队、6支防疫队、3所野战医院、5个野战医疗所,共8 000多名医务人员参与救援行动。另外,军队还开设救护站、医疗站,紧急筹措药品和救护器材,开设简易手术室收治和抢救伤病员。卫生防疫部门在灾区大力开展防病防疫工作,掩埋遗体7万余具,及时喷洒防疫药物,有效防止了疫病流行。我军各部队共救出被埋压群众6万余人,救治伤病员245万人次,完成各类手术4.1万例,转运后送伤病员7万余人。

唐山地震救援的主要教训:救援需要与可能的矛盾十分突出,组织指挥困难;大批伤病员被埋压,现场寻找、发现救援伤病员困难;伤病员伤情复杂,污染严重,医疗救护困难。

经验总结:必须及时建立抗震救灾指挥体系;必须科学、合理地运用救援力量;必须重视流行病、传染病的防治。

(四)"5·23"河北张石高速重大交通事故救援

2017年5月23日,河北张石高速公路发生一起重大交通事故。该事故是因一辆危险化学品运输车辆发生爆炸,引燃前后5辆运煤车造成。事故导致15人死亡、3人重伤,波及9部车,其中6部受损,另外爆炸还引起高速桥下方浮图峪的窑北沟村43户民房受损,16名村民轻微受伤。河北省政府成立"5·23"事故处理前方指挥部,下设7个工作组展开工作。

此重大交通事故救援的主要教训:道路警戒措施不当;救援车辆停车位置不当;安全防护措施不力;救援联动机制不健全。

经验总结:科学决策、措施得当是对此类事件进行有效救援的前提;科学运用现有救援装备,实现人与装备的有机结合是有效救援的基础;救援人员英勇顽强、具备专业的救援知识是成功救援的保障。

五、京津冀地区紧急救援存在的问题梳理

（一）体制尚未健全

（1）京津冀三地之间紧急医学救援区域限制未打破，机构间的互动与协调机制不完善；缺乏具体的合作框架和统一规则，实现区域共同应对突发事件医学救援并没有实质进展；没有建立具有制度约束的紧急医学救援合作的组织结构，用于实施统一指挥调度；在形式上多以交流为主，形式意义大于实际意义。

（2）缺乏有效的运行机制。

（3）指挥机构众多，多重领导导致沟通协调不顺畅。重大突发事件涉及的参与医学救援的部门和单位众多，组织机构的层级过于臃肿，上传下达较为受限。京津冀三个地区医疗单位和地方医疗队的协作不畅，各救援单位比较独立而分散，没有统一的组织指挥，很容易导致任务重叠、责任不明等现象的发生（此类现象在"8·12"天津港特别重大火灾爆炸事故中也有发生）。

（4）京津冀政府机构间协同救援意识薄弱。

（二）三地统一组织指挥的信息化程度偏低，缺乏信息共享平台

（1）信息化医学救援装备研发与普及程度不够，缺乏有效的运行机制，常用基本的电话、对讲机及各种终端医疗设备和通信辅助设备的数据信息很难实现共享。互联网+医疗的终端设备应用较为缺乏，智能化的医疗器械与诊断系统投入使用的较少。

（2）医学救援互联互通的信息平台支撑不够，京津冀三地的急救中心和救援单位未建立统一的突发事件应急指挥系统，不能实现救援信息的实时统计和信息共享。河北省部分区县急救中心仍采用原始的固定电话受理和指挥调派方式，与省市级急救中心未实行统一指挥，造成信息不通、指挥不畅、分流不科学。

（3）远程医疗会诊欠缺。远程医疗会诊在京津冀地方医院已经较为普及，但在紧急医学救援行动中却使用得较少。

（三）医学救援人力配置不够完善

（1）国家级救援队分布不均衡。京津冀地区现有的国家级紧急医学救援队伍大部分集中在北京，队伍类别上天津和河北的国家级救援队较为单一。

（2）队伍技术水平不统一。队伍之间医疗技术水平参差不齐，缺乏伤员标准化救治流程，因管理制度的缺失导致队员流动性较大，各级各类队伍人力资源配置严重失衡。

（3）医学救援队的能力水平与需遂行的任务匹配不够精准。以"8·12"天津港特别重大火灾爆炸事故为例,在以天津泰达医院和天津市第四中心医院为重点救治医院的背景下,救援医疗队中重症和烧伤相关专业医师仅占支援医师总数的 21%,与实际需求存在明显差距。受援医院需在短时间内花费时间、精力组织多项培训,导致上岗时间延迟,无法实现"召之即来、来之即用"。

（4）医学救援单位全能型救援人才欠缺,不同专业的救援队员储备不合理。以"8·12"天津港特别重大火灾爆炸事故为例,天津泰达医院烧伤科和重症科的医护人员非常紧缺,其他专业的医护人员却处于闲置状态,无法快速弥补救援任务中的人员缺口。

（5）医护人员沟通不畅,配合默契程度有待加强。临时的医学救援分队,彼此不太熟悉,沟通交流存在一定隔阂。技术能力、工作经验、协调应变能力等方面也各有差异。如何在较短时间内使来自不同医院和科室的医护人员在同一环境平台下有效协作开展救援工作,高效完成医学救援任务,是当前救援行动中的重心。

（四）紧急医学救援学科建设不足

当前紧急医学救援学科面临着系列发展机遇。重特大事故时有发生,且呈现发生类型复杂化、波及范围扩大化、影响时间持久化等特点。在天津港特别重大火灾爆炸事故发生后,迫切需要在京津冀地区加强灾后创伤修复方面的相关研究。

（五）相关科研与培训不足

针对京津冀地区一体化紧急医学救援的相关研究仍然开展不足,缺少科研经费与相关实验室。在京津冀地区缺乏一个全面的应急救援培训基地。

六、策略和建议

（一）完善京津冀协同应灾与救援管理制度

（1）完善京津冀协同应灾与救援的法律法规,制定《京津冀协同救援管理条例》等相关法规,落实地方责任制,创设符合不同城市的安全应灾制度规范和操作流程。

（2）制定科学的应急和救援预案。京津冀应从灾害预警的研究、制作、发布、传输等多环节出发,制定以风险分析为基础、具备应急准备基础的应急预案。

（3）加强京津冀三地的应灾救援合作交流。2012 年北京"7·21"特大暴雨山洪灾害及 2016 年河北"7·19"特大暴雨洪涝灾害说明京津冀的灾害问题并不是孤立的。京津冀应该开展"让城市更安全"的建设项目,定期举行以"救灾减灾"为主题的应灾活动,设立京津冀地区灾害风险平台,分享减灾经验和实践。京津冀三地政府应该成立相应组织进行自然灾害隐患排查项目。

（4）完善跨区域紧急医学救援力量管理体制、机制,政府主导、统一指挥,三地一体、迅速响应,资源优化、管理扁平化。

（5）建立京津冀应灾与救援合作管理委员会。委员会由三地应急管理部门的领导、专家组成,作为跨区域、多主体、扁平化的合作平台,协调各方工作。

（二）转变京津冀协同应灾与救援的治理理念

（1）提升京津冀三地政府防范应灾意识,在日常工作中不断加强和融入危机意识,传播应灾救援知识。京津冀三地政府应该联合关注"5·12"全国防灾减灾日。牢固树立京津冀一体化发展的思想意识,打破行政藩篱。

（2）提升政府纵向协同应灾与救援和横向协同应灾与救援的能力。纵向来看,可以通过纵向府际协议明确政府各部门间的权责分配,将预警、执行、援助等各项进程明确规划,进行京津冀层级间分工、合作与协调,避免资源浪费和滥用。横向来看,京津冀三地政府应签订双边、三边或多边协议,实现三个地区间的信息共享和资源共享,保证京津冀三地政府间协调合作,充分利用北京与天津的盈余资源,补齐河北在应对自然灾害时的短板。

（3）加强公众危机意识,鼓励全民参与,京津冀三地政府应该共同出资进行灾害救助知识的宣传和讲座活动,发动京津冀全民抗灾。京津冀三地政府应在各单位内部进行灾害应对知识的统一学习,确保其救灾的专业性。在救灾过程中,政府不仅要坚持政治动员,也要进行社会动员,利用民间力量的优势来减少灾害带来的损失。

（三）建设京津冀应灾与救援的合作管理平台

（1）结合现代信息技术,构建京津冀应灾预警共享平台,建立以大数据、互联网、物联网为依托,集信息、服务、科普宣传为一体的自然灾害预警机制。加强京津冀应对自然灾害的预警工作。坚持"属地负责、预防为主"的基本原则,由京津冀三地政府出资,整合京津冀三地科技信息技术人才,成立预警系统和设备研发小组,搭建京津冀信息共享平台。

（2）实现资源共享,组建京津冀资源调控平台。京津冀作为一个区域体,在协同发展的过程中势必要共同进步。组建京津冀资源调控中心,有助于根据灾区的情况第一时间进行准确的资源调配和财政拨款,合理进行人力资源分配,统筹共享救援物资,实现救援财政及时到账。

（3）设立京津冀灾后恢复平台,利用灾后恢复平台建立咨询系统,通过灾后恢复平台设立一个灾后重建公示系统,更新重建规划。积极吸引企业进行当地资源修复工作,呼吁京津冀及其他省份的大型企业共同抗灾,提升企业的社会责任感。

（四）优化京津冀医学救援队伍建设

（1）加强京津冀医学救援人才储备库建设。京津冀三地卫生行政部门可建立医学救援人才储备库,省级卫生部门建立一级医学救援人才储备库,市级卫生行政部门建立二级医学救援人才储备库。各医院负责人对其人员实行动态管理,定期更新并组织训练。各级卫生部门可对其进行监督管理,并每年定期从人才储备库中抽调人员针对不同的灾难情况进行专业培训和演练。

（2）合理配置救援队医学救援人力资源,应选择适宜的年龄结构、男女比例、专业结构比例、医学学科比例,以及学历和职称结构,以确保医学救援队伍内部的执行效率。医学学科的配置方案应根据灾害事件的伤情规律,除急诊内外科、创伤外科、普通外科、神经外科、麻醉科外,还应该加强五官科、心脏内科、妇产科、儿科、传染科、辅诊科室等专业人员的配置。

（3）调整专业技术人员队伍的专业来源。美国、法国等发达国家的医学救援人员的专业结构不仅包括临床医学,还包括卫生管理学、法律学、经济学、政策学、社会学、统计学、心理学等。我国救援队尤其是京津冀地区救援队队员的专业知识以医学知识为主,缺乏人文知识等跨学科知识,要改变传统的用人理念,以便更好地适应未来应急医学救援事业的需要。

（4）加强三地间紧急医学救援队伍的配合。应加强三地队伍间的合作,以降低队伍自身要素资源对环境的过度依赖性。利用当地医疗机构和药材机构的地域优势,利用三地医院的药材供应机构和国家药品储备基地储备、供应药材。在救援时加强与灾区属地救灾物资管理部门的联系。

（5）进一步加强救援队的培训和演练。① 有效推进联合培训演练模式,加强应急医学救援队伍常态化、规范化培训与演练工作,积极推动京津冀三地紧急医学救援队的联合培训和演练,引进先进理论、技术、装备与管理模式。② 发展多样化的培训演练方式,为精简紧急医学救援队伍的组成,加大对救援人员的有效利用,需要组织开展多岗位专业人员培训,加大复合型救援人员的培养力度。③ 着重加强人才队伍训练力度,京津冀各级政府部门应加大对紧急医学救援人才队伍的筛选和培训力度,加快建设优秀的紧急医学救援队伍和专家队伍人才梯队,组织业务骨干走出去,在三地之间或者到其他地区学习技术、经验和方法。

（五）回归灾难医学救援的本质加强基础研究

要加强灾难医学救援理论研究，并开展多学科在京津冀一体化灾难救援中的应用研究。

（六）加强京津冀地区紧急医学救援领域的科学研究和培训

（1）加强相关科研领域的投入，设立专项的科研经费，建造相关研究的实验室。

（2）在京津冀地区建设一个全方位的应急救援培训演练基地，并积极开展更高水平的培训演练；加强对重点企业、行业的相关应急知识与能力的培训。

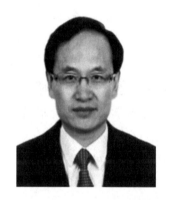

侯世科　天津大学应急医学研究院/天津大学温州安全（应急）研究院院长，教授，博士生导师。全国优秀科技工作者、天津市首批杰出人才、全军拔尖人才、国务院政府特殊津贴专家。国家卫健委卫生应急专家组成员、中华医学会灾难医学分会第三届委员会主任委员、中国应急管理学会紧急医学救援分会主任委员、中华预防医学会卫生应急分会副主任委员、天津市科普大使等。中国国际救援队原首席医疗官。主持国家科技支撑计划、国家卫生健康委员会重大专项、国家"十三五"重点课题等国家级课题6项，全军、武警部队及天津市等课题20余项。获国家科学技术进步奖二等奖2项、天津市科学技术进步奖一等奖2项、全军教学成果奖一等奖1项、武警部队科学技术进步奖一等奖2项，以及中国科学技术协会"求是奖"，全国优秀共产党员、全国抗震救灾先进个人、中国武警十大忠诚卫士，两次荣立一等功。入选新世纪国家百千万人才工程。

覆盖我国南海的战创伤医学救援体系的设计与构建

吕传柱

四川省医学科学院

一、战创伤医学救援体系的设计

海南省是我国极其特殊的岛屿性地区,其中海南岛是我国第二大宝岛,其陆地面积仅次于台湾岛,但海南省管辖海域面积约为 200 万平方千米,因此加上蓝色国土,海南省为我国面积最大的省。由于其地理位置特点,海南岛与外界的交通仅靠空中和海上交通,如果遇到重大的地震、海啸、台风等,空中、海上的交通受阻,气象条件不允许,也没有陆地驰援,因此海南岛岛内自救极具特殊性。如何建立 3×24 小时的自救能力对海南岛来说具有极大的挑战性。习近平总书记 2013 年就对关心海洋、认识海洋、经略海洋提出高要求;2018 年习近平总书记"4·13"讲话明确提出要求在南海建立海上紧急救援基地和救援体系;习近平总书记在山东视察时讲到,"中国要变成真正的强国,一定是海洋的强国",习近平总书记一直有这样一个信念、一个梦想。

付小兵院士意识到了海南独特的地理环境和气候条件,同时敏锐地发现了战略需求。十多年前,付小兵院士顶住各方面压力,把唯一的创伤工作站落户在海南医学院第一附属医院。付小兵院士在海南医学院第一附属医院查房和召开技术研讨会议并进行一系列指导工作。经过长期的调研和大量的现场考察以及技术分析,2018 年 4 月 13 日,习近平总书记在庆祝海南建省办经济特区 30 周年大会上宣布,党中央决定支持海南全岛建设自由贸易试验区。之后不久,付小兵院士率领张连阳、黄跃生等 42 位教授对三沙周边海域进行了考察,共同向党中央和国务院提出了《关于构建覆盖海南本岛及南中国海区域性的重大灾难事故与严重战创伤紧急医学救援体系的建议》[①],详细提出了六大子体系建设的宏伟规划,成为覆盖海南及南海战创伤救援体系的纲领性文件和最原始的顶层设计。

---

① 文件名中"南中国海"应为"南海"。——编辑注

建议上报不到两个月,习近平总书记在 2018 年 10 月 10 日主持召开中央财经委员会第三次会议中提出建立若干个区域应急救援中心的伟大设想,院士的联名建议为中央的决策发挥了重要的作用。

在付小兵院士的领导下进行顶层设计。设计的基本原则是基于网格化和同心圆理论。网格化是指把海南岛和海南岛所属的区域分成若干个网格,设立东、南、西、北基地医院,近岸基地医院,以海南医学院为核心的总部医院,实行复苏性的抢救和损伤以及控制性手术。基地中心医院负责确定性手术和急危重症的救治。同时利用各个医院的急诊科建立监测和预警联动哨点,通过急诊急救大平台发挥其重大意义。这是网格化布局和同心圆反应的总体设计思想。

"同心圆理论"的运行机制是"洗澡池钻孔效应",将灾难发生地点设定为钻孔作为灾难核心,设定 5 分钟反应圈、10 分钟反应圈、30 分钟反应圈等若干梯度急救反应圈,与东南西北各救援基地取得联系,形成基地和前方投送力量相结合的救援体系。

"网格化理论":一是网格救援"点"单位,基地中心医院作为决定力量,近岸基地医院作为优先力量,医疗船作为骨干力量,船上、飞机上载有的救援队作为有生突击力量,组成网格化的各点单位;二是网格救援快速"线",由直升机带来的空中突击力量远程投送和转运伤员,急救快艇作为海上突击力量,形成陆-海、海-海的对接;三是救护车作为两栖力量,从陆路到海路切换系统已经获得国家发明专利授权。由此,形成了"点-线-面"三位一体,从基地医院到近岸基地医院到医疗船到现场转运的 1234 运行机制,覆盖海陆空,以医疗船为骨干力量、空中远距离投送和转运为突击力量、陆上为决定力量的完整救援体系。彻底形成了布局设计、机制设计。时间轴和时间窗是要共同遵守的原则。"白金 10 分钟,黄金 1 小时"是设计的灵魂,"时间就是生命,灾情就是生命"是总体运行机制,而非口号。

二、战创伤医学救援体系的构建

以综合性医院为主建立了强大的国家紧急救援队,同时建立国家海上紧急医学救援基地,在江东院区建立了共 2 000 张病床,6 小时能够开放 500 张病床,共 100 张重症床可以在 6 小时之内腾空。

海南省具备自主民用 32 号医疗船、传染病处置中心、中毒救治中心、核辐射处理中心、培训中心、调度体系、直升机平台、物资仓储特殊平台。装备方面,经过疫情,海南省建立了全国最大、功能最齐全的模块化医院,帐篷医院占地 110万平方米,拥有 100 张病床,包括 90 张普通病床和 10 张重症床,将以帐篷医院、汽车流动医院以及医疗船形成三位一体。此外,投资 6 000 万元,建成了规模最大、设备最先进、功能最齐全的帐篷方舱和车载方舱,拥有100张病床,10张重症床,3间正压手术室,4间负压病房,15台救援车辆,含手术车、ICU车、移动P3实验室、移动CT车、单兵作战设备,可兼顾"战时"救援与"平时"的科研、教学。

海南海事局建立海上常态化搜救体系,机制运行中参与抢救海上小型灾难,已经在实践中转化应用。在付小兵院士的指导下,我们拥有了"三沙2号"民用医疗船,其是我国目前拥有的最大的民用医疗船。付小兵院士和我们的研究团队自始至终参与了其3号甲板和4号甲板的设计与生产,可作为移动医疗舱,该项技术已经获得国家发明专利授权。2020年我们在南海某区域举行了中华人民共和国成立以来最大规模的海上紧急医学救援演练,2021年举行了陆上联合应急演练。海南拥有分布广泛的热带雨林,我们在保亭县五指山同时进行了自然灾害热带雨林应急演练。我们在海岛水上、陆上、山上所有演练均已完成。随着这三场演练和日常实践过程,我们有理由相信,在付小兵院士设计的七大战略要地救援中心体系中,覆盖海南和南海的战场及重大灾难事故的紧急医学体系已经率先形成了完整的闭环,体系已经初步建成,并开始高速运转。

在建设过程中,已获得的成绩得到了中央有关部门和领导的充分肯定。孙春兰副总理在2020年11月27日《人民日报》上发表的讲话中提到,应强化国家紧急医学和应急医疗队伍建设,提升公共医院传染病的救治能力。这是对我们前期工作的重大肯定。同时"十三五"规划和"十四五"规划都提到了建设紧急医学救援体系。国家发展和改革委员会、国家卫生健康委员会有关部门联合发布了《关于做好国家紧急医学救援基地项目遴选工作的通知》。相信在不久的将来,区域化紧急医学救援体系建设将在全国生根发芽,取得灿烂的成果,为14亿中国人民保驾护航。

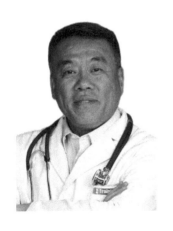 **吕传柱**　主任医师、二级教授、博士生导师、国务院政府特殊津贴专家,四川省医学科学院·四川省人民医院急诊科学术带头人/学术主任,第八届教育部科技委生命医学学部委员、科技伦理专门委员会副主任委员,急救与创伤研究教育部重点实验室主任,中国医学科学院海岛急救创新单元主任,海南省创伤与灾难救援研究重点实验室主任,海南生物材料与医疗器械工程研究中心(急诊与创伤)主任,海南省急危重症临床医

学研究中心主任、创伤医学院士工作站主任,中华医学会急诊医学分会第十届委员会主任委员,世界华人医师协会急诊医师协会副会长,中国医师协会急诊医师分会副会长,中国毒理学会中毒与救治专业委员会副主任委员,中华医学会创伤学分会第九届委员会委员、中国创伤救治联盟常务委员,国家创伤医学中心第一届专家委员会委员,中国老年医学学会急诊医学分会第一届委员会顾问,中国医师协会毕业后医学教育专家委员会委员,海南省医药健康类专业教学指导委员会主任委员。

长三角经济带应急医学救援体系建设方案设想

吕国忠

国家应急医学研究中心
江南大学附属医院烧创伤诊疗中心

一、应急医学的重要性

我国幅员辽阔、人口众多,自然灾害、事故灾害频发。应急医学是实现综合防灾减灾救灾,实行灾害及其衍生、次生公共事件综合救援的关键资源和重要手段,是我国应急状态的需要。

应急医学也是我国应急管理的需要。应急管理统筹应急力量建设和物资储备,并在救灾时统一调度、组织灾害救助体系建设,组织指导安全生产类、自然灾害类应急救援,承担国家应对特别重大灾害指挥和协调工作。应急医学是灾难救助体系及应急救援的重要组成部分,真正践行"生命至上,人民至上"的宗旨!

而建立应急医学救援正是应急医学现状的需要。目前我国在应急医学方面还存在着很多不足和不完善。一是总部基地缺失,统筹能力不足,备勤队伍薄弱,响应能力不足;二是整个应急救援或者应急医学救援的网络布局尚未健全,整个系统力量不足,专业力量分散,协作能力不足;三是应急医学救援的技术管理比较低效,公关能力不强;四是装备开发迟缓,创新能力不够,教育资源匮乏,培训能力不够。这些因素严重影响应急医学救援的进行和发展。这既是整个国家应急医学的现状,也是长三角地区应急医学存在的问题。

二、长三角经济带应急医学救援体系建设方案

众所周知,长三角地区是我国比较发达的经济发展带,由江苏省、浙江省、安徽省和上海市组成,有着独特的优势与劣势。此三省一市是相邻的四个经济发达地区,医疗资源丰富,物资器材充足,且四地间交通网络四通八达,十分便利,但因人口密度大,能源配置多,城市间依存发展,易造成一些灾难的延伸,事故影响范围较广泛,影响程度大,如"8·2"昆山工厂爆炸事故、"3·21"响水化工企

业爆炸事故等都是比较严重的责任安全事故。因长三角地区位于长江下游,兼有安全事故与军事事故。该地区的应急医学救援不仅要预防创伤事故爆发,还应增加军事体系的参与,体系负载能力需较强,故应建设多中心的应急医学救援体系,救援范围覆盖面广。

长三角经济带应急医学救援体系建设应由卫健委医疗卫生、应急管理的两个部门来共同协调和完善。应急医学救援的总原则:急救社会化、结构网络化、抢救现场化、知识普及化。具体则是需建立一个应急医学救援网络,该网络应包含三个方面:一是救治基地应具备区域性的救治中心,每个省要有 2~3 个省级救治中心,整个长三角地区要有 40~50 个地方级救治中心。一旦发现灾情或事故,中心可以进行转运汇报。各救治中心还需建立一支网络专家队伍,人员包含基层救治专家、省市级骨干专家、相关专业首席专家,且每次灾难救援行动需配备一名医疗救援官,用于统一指挥调度网络专家队伍。二是建立一个设备物资网络,包括能源物资运输,物资储备、应用和转运,特殊突发事件现场信息快速获取产品。三是建立一个长三角地区应急救援培训教育和演练体系。2020 年 6 月6 日,长三角地区三省一市卫健委主任共同签署了"长三角区域公共卫生合作协议",并决定在湖州建立公共卫生突发事件应急培训演练基地。该基地预计投资10 亿元,占地面积为 230 亩(约 15.3 万平方米),基地建成后将承担救援队伍医学常识培训、医学救援队伍应急救援知识培训、指挥培训以及各种灾难事件救援常识普及等任务。该基地的应用将有助于提升整个救援体系的救援能力。

应急医学救援体系建设中还需规范应急救治体系专业流程和操作标准,包括各类灾难伤员的现场救治(伤员转送、病情报告、院内标准治疗等)。既往几次重大救援均存在此方面的不足,导致死亡率较高,救治效果不佳。

灾难现场有很多医学问题,比如救援解困之前如何维持生命活动、狭小空间内大出血的处理、呼吸道梗阻的处理等。若没有医学救援人员及时、专业的处理,可能造成不幸,不专业的救援处置也可能造成二次损伤。应急管理的核心是现场应急处置,从救援现场转运到基地救治的过程中须零死角、无缝隙地对接,形成管理闭环。而现场应急处置目前是我国医学救援比较薄弱的环节。现场救治要根据伤员情况进行评估分类后再行转运,且转运过程中需要和后方基地医院取得联系,明确转移过程中的流程。转移后,救治基地需建立整体化诊疗标准、各种伤情的诊疗方案,继而开展合理救治,才能真正提高事故灾害的救治成功率,避免不必要的伤亡。

应急医学救援队伍建设是应急医学管理的有力支撑。应急医学救援队队员必须具备医学教育背景、体能技能与各种灾害处理知识经验。医学救援时,医学专家要与救援队同队出队,第一时间到现场救治伤员,这样才能真正提高灾难伤员救治率。2021 年我院的应急演练及 2021 年雅安冶金事故救援均表明：拥有医学救援力量的救援队对现场人员的救治成功率高于没有医学救援队的救援队伍。通过长三角经济带应急医学救援体系建设，我们将获得长三角地区应急救治成果和建设方案成果，真正践行应急医学或应急管理的宗旨。

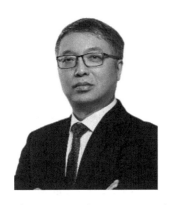

吕国忠　医学博士，主任医师，教授，博士研究生导师。国家应急医学研究中心主任，江南大学附属医院烧创伤诊疗中心主任，江苏省烧伤诊疗中心、救治中心主任，国务院政府特殊津贴专家。中华医学会烧伤外科分会主任委员，中国生物材料学会创伤修复分会候任主委，教育部创面修复工程技术中心主任，中国老年医学会烧创伤分会副会长，江苏省医学会烧伤整形分会主委，江苏省中西医结合学会烧伤专业委员会（分会）主任委员等。从事烧伤整形外科工作 30 多年，具有较高的学术水平和精湛的技术操作能力，抢救了烧伤面积大于 50% 的危重患者 5 000 余例，近五年成功组织抢救 20 余批次突发性危重烧伤患者（≥5 人次），救治水平达国内领先（LD50>TBSA 98.4%，Ⅲ度烧伤>88%）。擅长诊治各种危急重症烧伤、烧伤后瘢痕挛缩、功能畸形整复、各类急慢性伤口、复杂难愈性创面、伤口早期微创美容及早期抗瘢治疗等。

针对城市大规模伤亡事件的深圳建设应对策略

潘晓华

深圳大学第二附属医院

一、引　言

创伤已经成为威胁我国人民生命健康的突出问题,每年造成直接医疗费用支出近 600 亿元,每年因创伤死亡的人数近 60 万。深圳作为大型移民城市,人口密度非常高,每平方千米近 1 万人,车辆保有率也是全国第一。2011—2015 年,120 急救中心共接诊近 8 万例创伤患者。深圳 11 个区中,以宝安区患者最多,龙岗区次之。除宝安区外基本为交通伤,交通伤是主要致伤原因。深圳的定位为"双区"驱动示范性城市,有大型机场、七大口岸、十横十三纵高快速路网、盐田港、蛇口港、惠莞深城际铁路等,在经济高速发展中也潜藏了很多危机。深圳人口将近 2 000 万,医疗资源相对不足,即使医疗卫生支出达 1 000 亿元,但仍然远远未达到国家基本标准。相反,随着城市的高速发展,出现了一系列大规模损伤事件,如:1993 年爆炸事件,造成两位公安局副局长当场身亡、一位公安局副局长重伤;2015 年光明塔事件,造成 70 多人死亡。重大安全事件对城市的发展造成深远影响。即便加强了安全生产、安全意识培训,意外仍在不断发生。2015 年深圳机场离港平台车祸事件当场造成 9 人死亡,令人心痛,也使我们不断反思。

二、建立健全粤港澳大湾区应急医疗救治体系

在大规模伤亡事件(mass casualty incident,MCI)现场优化减伤和救援,使转送更加快捷,创伤中心接诊以及后期处理更加有效,降低死亡率和伤残率等方面非常重要。2022 年我们一直主导建立健全粤港澳大湾区应急医疗救治体系,针对粤港澳大湾区的应急医疗救治体系成立了院士智囊团,筹建深圳市空海救援医院,不断优化深圳市 120 急救中心的流程设计,建立了区域性创伤中心,针对新医院组建了紧急医学救援队。

（一）推动 120 急救体系建设

优化 120 急救资源配置，加强培训。在重点人口密集场所布局，针对急救医学、创伤医学、航空航海医学的现实需求，建立了全国首家空海救援医院——深圳宝安空海救援医院。我们希望 76 家网络医院、94 个急救站的体系构建能够应对各种突发意外事件，尤其是大规模伤亡事件。

（二）多方联动、专项整治，提高安全意识

发动消防、安检、交警、社区进行联动，开展基础人员配置，常设机制训练，希望遇到紧急事件时能够快速组建成队伍，有效地参与到救治过程中，满足救治的特殊需求。

（三）推动建立区域性创伤中心

我院在急诊科增设创伤病区，为迎合创伤中心需求，将创伤病区设置为单独的科室，使外科医生具备更多创伤一体化救治和管理经验。我们将按照国家创伤中心的相关标准要求积极推进创伤中心建设，使创伤中心、创伤外科的建设更规范。我们探讨了适合区域的共建方案，指挥中心设固定值班人员，并设计创伤的专岗，其将成为创伤救治中心的主导力量，24 小时值班，同时注意专岗职责带动后续内容的科室。

（四）提高创伤中心的综合救治能力

我们在智慧救援方面做了积极的努力，希望通过智慧救援形成多学科联动，启动快速应急机制，在装备流程方面实现最大优化。区域医院一旦有大规模伤员突然出现，会迅速将地下车库或者门诊大厅改造形成应急病区，针对危险化学品大规模损伤中毒情况会设置院前消杀喷淋系统，同时开发远程管理系统进行多方会诊管理。

（五）开展 MCI 模拟培训及工种自救能力培训

打造创伤救援防治一体化系统，使伤员获得相对比较合理、快捷、安全的救治。我们形成了《现代城市大规模创伤救治白皮书》，在院士指导下开展设计，同时也定期开展演练。

（六）开展创伤急救领域的基础/临床研究

针对创伤救援进行网络系统升级，实现信息的及时反馈与处理。构建创伤患者数据库,使所有患者的数据能够得到精准体现。现场管理方面,开发远程单兵作战体系,整合视频、音频、无线发送、储存等功能,检查人员可以快速进行现场患者的病情分析和处理,可以把相应信息传到后台进行评分,同时也传送给远程会诊的专家,请专家及时给出会诊意见。另外,针对多发伤患者,进行全流程管理并对病例进行回归分析,进行 TOS 评分。

(七)积极培养创伤急救专科人才

创伤急救方面亟需人才,我们不断派人员前往北京、广州进修学习,获得人才认证。

(八)加强创伤急救方面的交流合作及学习

加强和国家级学术领袖的交流,邀请付小兵院士、陈薇院士、郑静晨院士等来我院多次座谈,带领查房,进行学科部署和设计。

(九)深圳医学科学院严重创伤与重大灾难事故应急救援医学研究所建设

深圳市政府十分重视紧急医学救援,专门出台文件,成立深圳医学科学院严重创伤与重大灾难事故应急救援医学研究所。

(十)三个主要研究方向

围绕动员体系和指挥体系建设、救援技术研究、救援装备研究进行相应部署,投入更多财力、人力。

三、结 语

深圳作为"双区"驱动城市,完成 MCI 救援和预防义不容辞。我们希望在院士的带领下,更多地救治患者,使患者尽快康复,加强各方面的合作交流,不断提升能力。

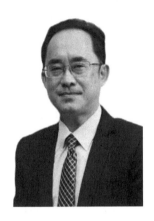

潘晓华　主任医师、教授、骨科博士生导师,深圳市高层次人才(地方级领军人才),深圳市五一劳动奖章获得者。现任深圳大学第二附属医院(深圳市宝安区人民医院)副院长及骨科中心主任,广东省院士工作站、广东省工程技术研究中心主任。兼任中华医学会骨科学分会足踝外科学组委员和创伤学分会委员,中国医师协会创伤外科医师分会委员,中国医促会创伤医学分会副主委,广东省医学会骨质疏松专委会常委和足踝外科学组副组长,深圳市医学会骨质疏松专委会主委,《中华创伤骨科杂志》《中华创伤杂志》编委等。擅长各型骨折包括严重性创伤、骨质疏松性骨折、足踝运动损伤的手术治疗,运用综合疗法治疗骨肿瘤、骨质疏松、骨性关节炎、痛风性关节炎、类风湿关节炎等骨骼肌肉系统遗传病和先天性疾病等。主持及参与国家、省、市课题科研项目 20 余项。相关研究成果获深圳市自然科学奖、中国生物材料学会科学技术奖。发表论文 70 余篇。

重庆紧急医学救援实践与探索

马 渝

重庆市急救医疗中心

一、引 言

近年来,国家高度重视紧急医学救援体系的建设,尤其是在当今世界百年未有之大变局之际,紧急医学救援工作迎来新的发展机遇,同时也面临着新的严峻挑战。习近平总书记在全国卫生与健康大会上明确提出,要加快推进健康中国建设,努力全方位、全周期保障人民健康。《"健康中国 2030"规划纲要》中明确指出:到 2030 年,建立起覆盖全国、较为完善的紧急医学救援网络,突发事件卫生应急处置能力和紧急医学救援能力达到发达国家水平。紧急医学救援体系建设对保障人民群众生命健康和社会经济发展有着重要的战略意义!

重庆地处我国西南部,作为西南地区的重要城市,重庆地理环境复杂,人口众多,自然灾害事故、矿难事故、群体性交通事故时有发生。推动重庆紧急医学救援体系建设,能够更有效地提升西南地区的应急救援能力,满足重特大突发事件应对需求,保障经济社会持续稳定发展。

二、发 展 历 程

重庆市紧急医学救援体系以"国家-市-区县"三级为序列,以"自然灾害和事故灾难紧急医学救援、突发急性传染病防控、突发中毒事件救援、心理救援、辐射事故救援"五类为类别,不断提升"水陆空"三位一体紧急医学救援能力。其中,重庆市急救医疗中心长期履行紧急医学救援职能,并通过国家创伤区域医疗中心及国家紧急医学救援基地建设,不断实践和进取。

(一)重庆市紧急医学救援体系建设历程

2006 年,重庆市组建 5 类 7 支卫生应急队伍,包括:救灾防病、重点传染病、重大食物中毒及饮用水污染事件、职业中毒及辐射事故、反恐怖医学救援。2010 年,重庆市组建了医疗急救快速反应队和化学中毒医疗救援队,并于同年成立重庆市综合应急救援总队。医疗急救快速反应队和化学中毒医疗救援队被纳入市医疗应急救护队,成为 12 支应急救援保障分队之一。2013 年,重庆正式建成两支国家级队伍:一是国家(重庆)紧急医学救援队,二是国家(重庆)突发中毒事件处置队。2016—2020 年,重庆市又建成 3 支市级队伍,分别是卫生应急心理救援队、水上紧急救援队,以及 2020 年成立的突发急性传染病防控队伍。

(二)应急队伍建设

重庆市的应急队伍建设由国家级、市级、区县级标准化卫生应急队伍(含背囊化卫生应急快速小分队)组成。各区县建设紧急医学救援、中毒处置、突发传染病防控三类各一支标准化卫生应急队伍(均含背囊化卫生应急快速小分队)。在建设区县级标准化卫生应急队伍的基础上,全市分片区按需要建设各专业的市级标准化队伍。此外,全市二级及以上医疗机构、各级各类疾控中心还建立了背囊化卫生应急快速小分队。目前,重庆的两支国家级卫生应急队伍共有 300多人,覆盖内科、外科、妇科、儿科等一系列学科,能达到二级综合医院水平,日诊量达到 300 人,每日可完成 20 台手术。队伍装备有大量大型特殊装备、帐篷、移动实验室。近几年在政府支持下,应急队伍的能力建设和设施优化有很大改进,除新增了移动 P2 实验室、移动 CT 车外,还增加了便携式、箱组化、模块化专业救援和保障装备,提高了队伍救援能力。

(三)水上紧急医学救援体系建设

在国家卫生健康委员会(以下简称卫健委)的支持和指导下,根据重庆地区水上救援的需求,建立了覆盖整个长江流域和三峡库区的水上紧急医学救援综合基地与水上紧急医学救援队,初步建成重庆水上紧急医学救援体系,除满足重庆市内水上医学救援和卫生防疫需求外,还可辐射长江下游多个省市,提供水上卫生应急支援。目前已建成两支水上救援队伍,分别依托于重庆大学附属三峡医院和巫山县人民医院,各装备了一艘救援艇,救援艇配有通信指挥系统、消杀防疫系统和个人携行装备。

(四)航空紧急医学救援体系建设

航空医疗救援方面,2018 年 3 月,由重庆市急救医疗中心牵头组建了重庆市航空医疗救援联盟,开展了全区域、跨省域的航空医疗救援工作,建设了航空紧急医学救援网络(地勘了全市 58 家医院起降点,涵盖重庆市全区域;地勘选出了207 个高速公路直升机救援起降点,覆盖重庆市大多数高速公路网络),打通了全市空中紧急医学救援绿色通道,完成了 29 起航空医疗救援。目前,正在与重庆市应急管理局进行合作,将引入的 139 医疗构型直升机从应急救援延伸到医学救援,将航空医疗救援纳入常规救援工作。

(五)军民融合紧急医学救援工作开展

重庆的紧急医学救援在军民融合上有很多特色,中国人民解放军陆军军医大学附属医院在重庆的医学救援力量中非常突出,给地方救援提供了有力支撑。一是全面加入院前急救创伤救治体系,中国人民解放军陆军军医大学各附属医院加入重庆市 120 急救网络平台,中国人民解放军陆军特色医学中心成为重庆市首批创伤中心之一。二是共同参与卫生应急队伍培训,卫生应急培训演练引入军队卫勤师资,支持地方队伍演练。三是共同参与紧急医学救援任务,在市内外大型灾难事故中配合重庆市卫健委执行救援任务。四是联合开发应急救援装备,联合中国人民解放军陆军军医大学共同研制了携带方便、快速到达救援现场的背囊化应急装备。

三、实践与创新

(一)重庆市应急救援梯次化响应体系建设

近年来,在重庆市卫健委的直接指导下,重庆完成了梯次化响应力量体系建设,包括 7 个层级的梯次化响应来实现紧急医学救援,不断提高救援效率。第一梯次是"0 分钟"现场急救,依靠公众、目击者的自救互救。为了提高公众自救互救的能力,在重庆市卫健委的组织下,几家医院共同完成了公众卫生应急技能项目,做到 4 个统一(统一的教材、统一的师资、统一的考核标准和统一的培训激励标准),并共同开展人员培训。第二梯次是"3 分钟"院前急救。院前急救队伍发挥很大作用,是灾难救援里行动最迅速的医疗专业机构。从急救中心到各个分中心以及各个区县承担院前急救工作的医疗机构,共同发挥了院前急救作用。第三梯次是"30 分钟"快速反应小分队,是介于 120 院前急救力量和卫生应急队伍之间不可或缺的一支力量。相比于 120,其携带的设施设备更加丰富,救援能力、灵活性、自我保障能力均更强。第四梯次是"1 小时"市级专家队伍响应,以三人一辆救护车为一组常态化备勤,由市级医疗机构、附属医院共同完成专家队伍的组建。第五梯次是"2 小时"区县应急队伍响应,是救援体系里的中坚力量,可以处理一般或较高级别的突发事件,对于灾情特别严重的突发事件,区县队伍可以先到达现场,控制事态发展。第六梯次是"3 小时"市级卫生应急队伍响应。第七梯次是"4 小时"国家级卫生应急队伍响应,主要有两支,有相应的设施设备以及帐篷,医院建制比较成熟,由相应的医疗机构共同组建。

（二）急救中心紧急医学救援实践

在紧急医学救援实践中，重庆市急救医疗中心作为承担120指挥调度、急诊急救和综合医疗功能的三甲医院，在全市紧急医学救援体系建设中发挥了重要的作用。重庆市急救医疗中心是国家级紧急医学救援队主要组建单位，负责组建先遣队，在两支国家级队伍中承担了17个管理和医疗岗位、16个后勤保障岗位的工作。与此同时，医院也成立了卫生应急专家队伍和医院紧急医学救援队伍，列装有移动手术车、卫星通信指挥车、全地形越野救护车、水陆两栖车等先进设备，配有43台大众牌救护车。重庆市急救医疗中心履行重庆市政府公共卫生救援职能30余年，具有120指挥调度执行日常急救任务的丰富经验，是我国最早建立的与国际接轨的基于紧急医疗服务（emergency medical service，EMS）的两大急救中心之一。

（三）医院紧急医学救援创新

近年来，重庆市急救医疗中心以120智慧调度云平台系统为依托，创新紧急医学救援工作，构建了智慧急救模式，提升了创伤救治能力和水平。

一是牵头打造了重庆市120急救平台，在传统的120报警基础上开展120智慧调度云平台的建设，构建了重庆智慧急救模式，提升救援能力和水平。2021年6月，重庆市智慧急救指挥调度中心正式启动，除语音/视频接警、呼叫定位、远程视频指导等综合服务功能外，还能对全市120核心数据进行实时动态监测与预警管控，为重庆市院前急救信息化建设提供了很大的保障。二是自主创新的视频120自救互救系统开发在社会上引起了强烈反响，App小程序现已融入常规120呼叫，2022年1月20日正式上线，得到卫健委的大力支持。三是开展院前院内信息交互系统建设与应用，实现院前院内信息的无缝衔接，提高抢救效率和管理效率。四是通过高质量建设国家创伤区域医疗中心，为区域紧急医学救援建设和发展提供良好的平台支撑。五是推动成渝紧急医学救援一体化建设，通过成渝优势互补，共同提升卫生应急处置能力。

四、规划与展望

在接下来的规划中，我们将从以下方面着手，推动重庆市紧急医学救援体系的建设。一是完善紧急医学救援网络建设，完善"水陆空"协同救援体系，按区域规划构建"水陆空"立体救治网络体系，形成水陆空协同救治服务模式；并深化"警医联动"的协同救援体系，加大救护救援车辆优先通行保障力度，畅通救援绿色通道。二是完善紧急医学救援数字化平台建设，院前信息化平台为紧急医学救援信息化平台打好基础,但不能替代紧急医学救援平台,所以我们还需要付出更大的努力,要走更远的路去完善紧急医学救援信息化平台,实现资源共享、协同作战的目标。三是不断完善紧急医学救援能力建设,完善卫生应急队伍专业结构、标准化建设,加强梯次化响应卫生应急队伍建设,打造满足创伤医学区域医疗中心和国家紧急医学救援基地要求的救治关键技术及能力建设体系。四是推动紧急医学救援创新研究,以省部级急危重症临床医学研究中心和重点实验室为依托,打造以紧急医学救援救治关键技术问题为导向的区域紧急医学救援研究转化平台,引领和指导紧急医学救援创新研究做出更多成绩。五是进一步促进紧急医学救援培训和教育,提升公众和专业人员的应急知识与技能。

五、结　语

　　紧急医学救援体系是医疗救治体系的重要组成部分,也是推进健康中国建设和落实国家公共安全战略的重要内容。院前急救医疗服务能力建设是紧急医学救援能力建设的基础,其功能的进一步拓展和完善也将为区域立体化紧急医学救援体系的建设提供有力支撑。跨区域的紧急医学救援协同体系建设是一个全面的系统性建设工程,需要多地区、多部门的共同参与和协同。

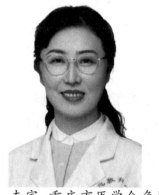

马渝　主任医师,博士生导师,国务院政府特殊津贴专家。国家卫生应急队伍建设管理指导专家、重庆英才计划首批创新领军人才,重庆市学术技术带头人,急诊医学重庆市重点实验室主任,重庆市急危重症临床医学研究中心主任,重庆大学生物流变科学与技术教育部重点实验室副主任。中华医学会急诊医学分会常委,中国医师协会重症医师分会委员、急诊医师分会常委,中国医院协会急救中心(站)分会副主委,国家卫生应急指导专家,重庆市医学会急诊医学分会主任委员、重庆市医师协会重症医学医师分会会长。担任《中华急诊医学杂志》、*Chinese Journal of Traumatology*、《实用休克杂志(中英文)》等期刊编委。承担省部级及以上科研项目 12 项。发表论文 60 余篇。

粤港澳大湾区紧急医学救援体系建设

程　飚

中国人民解放军南部战区总医院

一、粤港澳大湾区建设背景

众所周知,世界上有美国的纽约湾区、旧金山湾区和日本东京湾区三个世界级的湾区,湾区的经济高度发达,形成了庞大的城市群。在这个基础上,我国提出了以粤港澳形成一个新的世界级湾区,建设成为充满活力的世界级城市群、具有全球影响力的国际科技创新中心。粤港澳大湾区由香港、澳门两个特别行政区和广州、深圳、珠海等9个珠三角地级市组成。目前大湾区的国内生产总值(GDP)已突破10万亿元,占全国经济总量的12%,常住人口约7 800万,到2035年预计可达1.5亿人,故粤港澳大湾区是目前开放程度最高、经济活力最强的一个区域,而且其机场占地面积和吞吐量未来可能会在4个世界级湾区中居于首位。

二、粤港澳大湾区核救援体系建设

对于粤港澳大湾区的救援体系建设,我们做了一些初步的探讨。在国际湾区的救援体系中,形成了以院前急救、急诊、生命绿色通道和创伤中心等为一体的救援体系,也有专门的国家灾害医疗救助体系。湾区的建设存在分工,且相互协同。与国际湾区相比,粤港澳大湾区救援体系目前还略显滞后,整体完善程度与国际上的救援体系和分级管理还存在很大的差距,特别是在省、市、县三级灾害救援体系建设上。虽然我国近几年创伤中心体系建设开展了很多培训,取得了很多成果,获得了很大进步,也得到了大范围的推广,但是其中对于核辐射的应急医学救援还存在一些需要我们重视的欠缺之处。目前,粤港澳大湾区的救援体系以广东为主,广东省第二人民医院为全国首个省级应急医院,在其基础上组建了中国国际应急医疗队,此外还有由广东省疾病预防控制中心组建的国家突发急性传染病防控队、中山大学与广东省职业病防治院联合组建的国家核辐射突发事件应急队伍、香港和澳门两个特别行政区建立的应急医疗队。总体而言,目前广东省和两个特别行政区的救援力量对于一般的救援没有问题,但对于核泄漏等事故突发的应对能力仍有欠缺。对标国际一流紧急医学救援管理体系建设,需要大湾区"9+2"城市群形成一个新型的核救援体系,这也是未来核救援的关注重点。

一个地区的经济与它的能源来源有非常重要的关系,一个地区的用电量也是整个地区经济水平的晴雨表。我国南部尤其是大湾区的电量需求非常大,因能源需求,迫切需要开发核电。当然,现有新的清洁能源,如风电、光伏等,均可作为能源的补充,但目前煤炭、石油、天然气、核能仍是电能的主要来源。对于核能的开发全球存在争议,因为美国三哩岛核电站、苏联切尔诺贝利核电站以及日本福岛核电站发生的核泄漏事件已引起了公众的特别关注,有的人甚至认为核能是一种肮脏的能源,故自1993年后美国便没有建造新的核电站。欧洲反核的声音最大,近几十年欧洲关闭了大量的新型核电站,其中德国于2022年年底前关闭境内所有核电站。因为能源是支持经济增长的重要物质基础,没有核电,就需要其他的能源来代替,所以德国大力发展光伏等新型能源发电,且俄罗斯、乌克兰目前的能源供给减少对德国也造成了较大的影响。

世界各国对核电的态度存在差异:有些国家尽量不用核电,主要以意大利等欧洲国家为主;还有一些国家即将取消核电,以德国为首;发展中国家则需要继续使用核电来保证能源的供给。目前全世界有400多座核电站在运行,我国就占了很大的比例。核电站的寿命只有40年,但核废料的处理需要花费很大的精力,且核废料的衰减速度非常慢,需要几十万年才能完全衰变至无害。我国的核电站以长三角和珠三角为主沿海建设,用以完成这两个经济发达地区的能源供给。1994年投入运行的大亚湾核电站供给了以广东、香港为主的地区,每年输送到香港的电量占其总用电量的1/4。岭澳核电站目前已建成的一期、二期与尚在建设中的三期距离深圳、广州、惠州等城市都非常近,如果严格按照30 km间距要求来看,核电站距离城市都偏近,一旦发生核泄漏,则危害非常严重。广州目前有10座核电站,一旦发生核泄漏,无论是对粤港澳大湾区还是对长三角地区产生的影响都将是巨大的。

在核事故发生后,医学救援是核事故救援中的重要一环。目前世界十大核事故均出现了不同程度的核危害。距离海洋附近建造的核电站,可能会受到水中生物影响,比如水母突然大量繁殖而后堵塞排气孔,造成核电站出现泄漏。苏格兰曾出现一个类似的核事故,因处理及时没有发展到更严重的地步。一旦突发核泄漏事件,往往危害人数多、波及面广,会造成社会公众的心理恐慌,甚至造成社会经济秩序混乱。苏联、日本都有相关的一些教训。由于日本能源来源很少,是一个非常缺乏能源的国家,即使日本多发地震和海啸,但它不得不建造很多核电站,进而导致了福岛核事故。虽然日本有很强的核救援体系,但在核事故发生时也给医疗系统造成了混乱。日本学者从福岛核事故中总结出,核事故救援人员应该具备应急辐射救援的知识,否则医疗系统就会出现大量的混乱,造成救治的危险。因为核事故的救援不同于普通的紧急救援,它可能涉及个人防护、辐射、洗消等方面,其专业技术要求远远高于普通紧急救援。世界卫生组织有一个核事故救援响应网络——辐射应急医学准备与救援网络,我国也加入了此网络,但目前对于公众的教育以及应急应变的预案能力还比较弱。

美国有相对成熟的核救援体系,其中军队是处置核事故的主要力量。在各个国家核事件和化学事件的处理中,军队都是一个主要的角色。苏联的切尔诺贝利核事故,共有 52 万人进行事故救援,最终有 20 万人陆续因为核辐射死亡,尤其是现场救援的 1 万多名军人,其中 273 人在几天内死亡,另有 1 500 人因为后续核辐射身体受到了极大的伤害而去世,幸存的很多人也被一些核辐射疾病困扰一生。这提示我们核事故的危害极大。法国是另外一个大力发展核电的国家,也有自己的核救援管理体系。参考这些国家的核救援体系建设情况,从 1985 年开始,我国陆续成立了各种核救援体系,做了相应的准备工作。但如何让其运行得更好,甚至在实际的救援中发挥最大的效能,值得我们更多地关注。因医疗水平的参差不齐和其他的一些影响,在大湾区的两个特别行政区与广东省政府的联合救治方面值得我们提前做好工作。

在我国三级救助体系中,国家、当地组织以及省和地区之间的沟通显得非常关键。一旦发生大型的核辐射事件,地方医疗因缺乏足够的设施、设备,难以把紧张和混乱的状态控制好,故进行核事故救援时,地方政府可能需要部队的介入才能完成,所以军民融合、平战结合、军地协同是我国核辐射应急救援的一个形式,特别是应该把军队和武警作为核辐射救援的重要力量。据笔者所知,目前广东省中山大学已成立了类似的军民融合的救援组织,但具体的救援经验还比较缺乏。广东省目前是我国核电站建造最多的省份,2007 年有调查显示,全省有 273 家医院可以开展核事故应急救援,但要做好更深层次或更大范围的应急准备,则需要进行专业的培训,同时需要准备应急药物等应急物资。从全球地区救援的经验和教训来看,一旦出现核事故,人力、物力和进入事故中心区救治的人选都有非常大的需求,日本福岛核事故救援时选取的就是老人,因为老人们后顾之忧相对少一点,但此事故救治过程中还是存在一些混乱,所以在选取救治人员上还需要兼顾特殊情况。另外,国际、国内反恐形势依然严峻,核恐怖威胁和对核电站的保护也是非常关键的。总之,在战略层面上,需要针对核辐射突发事件制定大湾区的核辐射事故应急预案;在策略层面上,需要在组织架构、功能实现、运行程度和支撑系统上分别对操作层面的每一项进行深入探讨,创建真正的卫勤保障体系、专家库,具备紧急动员能力、快速反应能力和整体协调能力。

三、粤港澳大湾区核辐射救援目前存在的问题

对于大湾区核辐射救援目前存在的问题,归纳如下:① 体系建设仍有欠缺,整合未完全到位;② 人才短缺;③ 培训和演习演练不到位,缺乏初、中、高级分层次的培训;④ 缺乏统一的评估体系,尤其是军队与地方联动机制不健全;⑤ 经费准备和设备相对落后。我们目前需要关注的是人才培养和公共信息管理,后者用于保证信息发布的统一。另外,在核救援体系上,除一般的救治外,救治特殊情况应有特殊要求。在救援装备方面,对于信息化、微型化、智能化的检测装备的研发在将来有很强的需求性;而在洗消方面,要有便携式、大群体、各种环境下的移动洗消设备的研发。

总之,以高科技为支撑,建设特色鲜明的高水平粤港澳大湾区应急医学救援体系,特别是核损伤和放射性损伤的应急救治基地,是大湾区快速发展的保障,也是提升我国整体创伤救治和应急救援能力的要求,对于维护国家安全和社会稳定具有非常重要的作用。

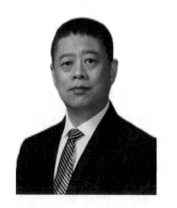

程飚　全军激光整形中心主任,中国人民解放军南部战区总医院(原广州军区广州总医院)烧伤整形外科主任,全军创伤救治与组织再生重点实验室副主任,博士研究生导师。中国康复医学会再生医学与康复专业委员会主任委员,中国医师协会创伤医师分会副会长,中华医学会组织修复与再生分会常务委员,国家卫生健康委员会继续教育培训指定创面修复的培训导师。《中华烧伤杂志》《中国修复重建外科杂志》等杂志编委。长期从事组织修复与再生研究工作,主要领域涉及生长因子、干细胞。主持国家自然科学基金面上项目 7 项,国家级和省部级课题 20 余项。主编专著 6 部,参编《付小兵再生医学》《整形外科——微创美容分册》《再生医学——原理与实践》等专著 30 余部。发表 SCI 及核心论文 100 余篇。获授权国家发明专利 2 项、实用新型专利 4 项。作为主要完成人获国家科学技术进步奖二等奖 1 项,军队、省部级科学技术进步奖二等奖 2 项,2014 年被评为"首届军队高层次科技创新人才工程拔尖人才"。王正国创伤医学奖突出贡献奖获得者。2019 年获得"中华人民共和国成立 70 周年纪念章"。享受军队优秀专业技术人才岗位津贴。

专题报告

提升高原战创伤紧急医学救援能力的关键路径

赵玉峰　张连阳

中国人民解放军陆军军医大学大坪医院战创伤医学中心
创伤、烧伤与复合伤国家重点实验室

一、引　　言

高原(plateau)是指海拔 2 500 m 以上地区。高原环境会对人体产生显著影响,与平原战创伤伤员救治不同,高原环境叠加了伤员耐受性差、现场救治能力弱、后送转运时间长等因素,导致更高的伤残率、伤死率。本文梳理了高原环境对战创伤及其救治的影响,探讨了提升高原战创伤紧急医学救援能力的策略。

二、高原环境对战创伤及其救治的影响

(一)高原自然环境"三低一高"影响

高原自然环境低氧、低压、低温、高海拔,显著加重战伤伤情并影响救治[1]。① 低氧。海拔每升高 100 m,氧分压下降 1.2 mmHg①,空气中含氧量下降0.16%。缺氧导致工作效能降低和非战斗减员;高原病常见,大脑反应敏感,认知损失;呼吸加快、加深;心率加快。缺氧导致战伤伤情加重,出血量达 300~500 mL 就会发生休克;一旦休克,多器官功能障碍综合征(multiple organ dysfunction syndrome,MODS)发生得更早、更多。伤员对液体承受能力小,输液量大或速度快,易发生肺水肿和脑水肿[2]。缺氧等使高原战创伤者皮肤、骨折愈合时间延长。② 低压。海拔每升高 100 m,气压下降 0.667 kPa。海拔 4 000~4 800 m,水沸点仅 80~85 ℃,无法达到高压灭菌的压力及温度要求。③ 低温。寒冷且昼夜温差大,海拔每升高 1 000 m,气温下降 6.5 ℃,高原昼夜温差可达 15~30 ℃。低温会加重受伤组织坏死与功能障碍,加重休克。低温环境严重影响医疗设备功能,影

---

① 1 mmHg≈133.322 Pa。

响输液、输血等常规治疗的开展。④ 高海拔。除上述"三低"外,高海拔还伴随着干燥多风和紫外线强烈,海拔 2 500 m 空气中的水蒸气含量只有海平面的 1/3,常见 50 km/h(12 级)阵风,增加氧耗和水分丧失,皮肤皲裂、鼻衄等常见。海拔每升高 100 m,辐射强度增加 1%,紫外线强度增加 3%~4%。海拔3 600 m,紫外线强度及其对皮肤的穿透力为海平面的 3 倍。

(二)高原环境地形割裂影响

高原环境显著影响伤员救治和后送。① 山高谷深。高差达 1 500~3 000 m,坡度在 40°~70°,高海拔地区(5 000 m 以上)运输主要依赖骡子、世居高原人员人力搬运等方法。② 道路通过性差。冻土、冰雪路面,长大下坡,山路崎岖,通道狭窄。③ 易发生二次损伤。高原空间范围广阔,伤员搜救困难,搬运途中二次损伤风险大。④ 后送平台机动能力低。高原空气稀薄,氧含量低,汽车发动机动力平均下降 20%~25%。在海拔 3 965 m 以上高度,直升机难以获得足够升力,载荷量下降。

三、提升高原战创伤紧急医学救援能力的策略

高原环境战创伤紧急医学救援应遵循时效救治原则,着力提升后送和外出血控制能力,尤其是缩短受伤到外科止血手术的时间,提高基层手术能力、输血能力和重症救治能力,规范高原战创伤急救和后送途中救治关键技术,打造高品质救治链。

(一)最大限度缩短后送时间

高原战创伤时效救治的关键是最大限度缩短伤员后送时间。战伤等大出血伤员中 77%死于伤后 30 分钟内。为最大限度缩短后送时间,从而为在时间窗内实施外科止血等救命性手术奠定基础,应提升检伤分类技术能力,改进、研发适合高原条件的转运平台(救护车和救护直升机)。

(二)最快速度控制外出血

失血性休克和致死性出血是战创伤死亡的主要原因,高原战创伤伤员对失血的耐受下降,休克发生得更早、更重,更凸显了以最快速度控制外出血的重要性。应针对高原高寒环境战创伤特点,制定高原战创伤急救训练内容,在普遍装备止血带的基础上,提高其应用水平,研发适合冬季的止血带、躯体交界部位止血新装置和新技术,并提升止血敷料和止血药物应用能力。

（三）靠前实施外科救命性手术

时效救治是战创伤救治的基本原则,大出血伤员在有效救治时间内施行救治虽可延长存活期但时间有限,只有得到确定性治疗后,伤员的生命才可能得到挽救。手术控制致命性出血是成功挽救伤员的基石。由于高原战创伤具有伤情重、休克重、脏器并发症发生早、伤员后送时间长的特点,部分重伤员如不及时完成止血、控制腹腔污染和复苏等救治措施将面临死亡。因此,应建设因地制宜的机动外科手术力量,必要时建立高原方舱医院[3]。机动外科手术队应具备损害控制手术能力,手术装备、重症救治设备、影像及检验设备应实现模块化[4]。应制定高原机动手术队建设规范、救治伤类和手术能力规范、重症救护和围手术期管理规范等。

（四）靠前完善输血能力和综合复苏能力

大出血伤员救治中,血液制品输注的重要性等同于外科止血措施,尤其在高原战创伤救治中[5]。高原战创伤伤员血液制品输注包括输注红细胞血浆、血小板,以防治凝血功能障碍,打断低体温、凝血功能障碍和酸中毒构成的"致命三联征"恶性循环,主要包括:① 允许性低血压,对于清醒的可触及桡动脉搏动的伤员,不需要输液,可直接转运;② 最小化晶体液复苏策略,目的是防止进行性低体温和血液稀释;③ 立即使用等比成分血制品,包括浓缩红细胞、血浆和血小板等。应加大血液采集,提升储运能力,构建军地协同的高原血液制品保障系统;建立高原现场新鲜全血采集与输注、冻干血浆储备及应用等机制;完善大量输血方案。高原战创伤伤员救治应采取控制液体输注量,尽早足量输血,及时持续氧疗,积极保护肺、脑等脏器功能[2]。

（五）持续提升途中救治能力

高原多靠人背马驮和担架后送伤员,平均时速达不到 1 km。各种灾难、事故或军事冲突等发生环境复杂多变,伤员多点同时发生,时间、空间具有明显不确定性,伤员流动必然是多向且易紊乱的,难以有效地实施逐级后送,使后送的医疗救治难以保证持续性与有效性。由于机动救护车、直升机等后送平台可搭载更多的救治药材、器械等,应进一步提升各种后送平台的途中救治能力;强化后送途中血液制品输注、体温管理和紧急外科处置等能力;组建高原空运医疗队,开展模拟、实战化训练。

（六）建立实战化的高原战创伤救治研训基地

应建立以高原寒区地区综合演习为基础的研训平台,有针对性地开展救治训练、科研，了解多种高原寒区作战模式下的战创伤类型、伤势以及病理进程；培训应模拟缺氧、低压、低温、山地、救护车和直升机后送等场景，包括案例推演和创伤中心见习等。

（七）建立高原医疗机构人员培训体系

平时基层医疗机构医护人员由于救治伤病单一，培训不系统、不规范，存在救治能力欠缺现象。平时大型医院专科分科较细，这对提高医疗质量无疑是正确的，但是战时却不利于批量伤员救治。救治实践表明，应对突发事件时，医务人员一专多能对提高救治水平、缩短救治时间有重要意义。通过对理论与技能的认证，有利于保持培训效果，维护基层医疗机构医护人员的救治和手术能力。

（八）建立高原战创伤救治和后送数据库

"伤员流"是伤员群体自受伤现场向后方流动的宏观现象，突发事件可能导致大量伤员成批发生，伤员流动是由于分级救治的要求，通过伤员后送造成的。其流动状态是紧急医学救援组织的调控依据，也反映了医疗后送工作的效应。搭建信息平台，及时实时动态掌握伤员流、伤员临床信息，以便调动、投入紧急医学救援力量，安排合适后送力量；这也是持续改进救治链建设、最终改善伤员预后的基础。应尽快建设高原战创伤伤员救治和后送数据库，从旅级救护所开始，强制性完整录入每名救治和后送的伤员信息。

（九）成立高原战创伤救治专家组并制定高原战创伤救治技术规范

高原环境战创伤伤情危重而复杂，影响因素众多，为恰当应对可能出现的各种复杂局面，提高响应速度和资源配置效率，应成立高原战创伤救治专家组，承担突发事件时紧急医学救援技术的持续改进，负责监察与指导危重伤员救治；基于高原环境，评估、优化现有救治技术，制定适合高原环境的战创伤救治循环、呼吸评估与维护规范，紧急手术规范，血液净化治疗规范，伤口感染防治规范，影像评估规范等。

参考文献

［1］　张连阳，蒋建新. 高原战伤救治实用手册［M］. 北京：人民卫生出版社，2020：15-28.
［2］　殷作明，林秀来，李素芝，等. 高原重度创伤失血性休克并发症的特点及预防［J］. 中华创伤杂志，2013，29（7）：580-583.
［3］　俎志勇，王志敏，仓宝成，等. 野战方舱医院在高原地区开展手术的卫勤保障探讨［J］. 中华灾害救援医学，2016，4（10）：573-575.

［4］　黄荣苏,殷作明,李珣,等.高原地区开展前沿外科手术队经验总结及必要性分析［J］. 西南国防医药,2019,29(1):76-78.

［5］　张连阳,李阳.严重创伤出血救治中的生命支持［J］.中华创伤骨科杂志,2021,23(5): 369-372.

野战外科学对灾害紧急医学救援体系的启示与借鉴

梁华平

中国人民解放军陆军军医大学战伤感染与特需药品研究室

创伤、烧伤与复合伤国家重点实验室

一、野战外科学与灾害医学的共同点

（一）野战外科学的定义

野战外科学是研究野战条件下,对大批伤员实施分级救治,特别是早期治疗的理论、技术和组织方法的一门学科,是平时创伤外科在战时特定条件下的应用。在战时,野战外科常面临着医疗条件差的战时环境和一次要处理大批伤员的实际情况,因此需要采取分级(echelon)救治和伤员后送。就是把一个伤员的全部治疗过程,从时间、距离上分开,从前到后配置的许多医疗机构分工实施,共同完成。伤员最初由靠近前方的救治机构进行救命性手术(损伤控制外科),然后后送,在后送途中和各阶梯中进行相应的治疗,从而完成治疗的全过程[1]。

（二）灾害医学的定义

灾害医学是研究为受灾伤员提供医疗服务的科学,它是介于灾害学和医学之间的边缘科学。其基本内容是研究各种灾害对人体损伤的规律,制定合理的卫生保障方案,动员必要的卫生力量,组成分布合理的救援网络,使医疗资源的有效应用达到最大化。同时,还要预防控制灾后疾病的发生和流行,保护好灾民的健康[1]。

（三）野战外科学与灾害医学的共同点

无论是战时,还是灾害发生时,均面临短时间内突发群死群伤事件,大批非立即死亡或非阵亡的伤病员需要现场急救和紧急救治,但环境的恶劣性、时间的紧迫性、伤病情的复杂性以及医疗资源的短缺性对及时高效的医疗救援均构成严峻挑战。鉴于战时环境下伤病员救治体系与平时条件下灾害医学救援体系的兼容性和互通性[2],野战外科学与灾害医学均面临如下共同问题:构建紧急医学救援体系理论、优化组织指挥管理、实施分级救治与阶梯后送。

二、从战伤分级救治体系到灾害医学救援模式

（一）战伤分级救治体系的起源

在第一次世界大战期间的 1916 年,俄罗斯军事医学科学院教授弗拉基米尔·安德烈耶维奇·奥别里(1872—1932)第一个论证了在战场上分级治疗伤员的必要性,提出了至今仍沿用的“分级(echelon)救治”原则:在战争环境条件下,伤员的治疗与后送是一个分阶段的连续过程,伤员的治疗必须采取阶梯式的方法;明确了在各医疗后送阶段所需外科救助的量,以及后送伤员的方法和手段。在第一次世界大战中,欧洲各参战国开始有意识地按照“分级救治”的方法组织实施伤员医疗后送工作。在第二次世界大战中,“分级救治”的组织思想和方法更加成熟,应用更加广泛[2]。

（二）战伤分级救治体系的发展趋势

现俄军战伤救治一般开设五级阶梯——初步医疗救护、非医生救护、初步医生救护、优良医疗救护、专科救护,分别在连、营、团(旅)、师、军及后方医院实施。俄军在第二次车臣武装冲突中,由于受作战地理环境等因素的影响,其医疗后送保障有下述特点:医疗机构的医务人员尽量靠近部队战斗序列,实际上完全排除医疗后送保障体系中的非医生救护,压缩了初救措施,在营联合救护所,团救护所,团(旅)卫生连,部署靠近部队战斗序列的独立卫生营均实施初步医生救护。这样就缩减了院前救护多阶梯性,使初步医生救护接近伤员,伤员伤后15~20 分钟即受到医生救护,也为伤员直升机后送做好充分准备。从团一级广泛利用直升机后送(50% ~70%的伤员),尽量缩短各种救护的时间。实践表明,俄军在第二次车臣武装冲突中实施初步医生救护与专科救护二级救治方案,使伤员的死亡率和并发症发生率为最低[3]。

美军战时医疗后送的组织分为五级。第一级为紧急救命,包括自救互救和卫生员、医生救护;第二级为初级救治,以救命为主,包括有限的外科处置;第三级为部分专科治疗;第四级为确定性治疗;第五级为康复治疗。但在第二次伊拉克战争中,美军凭借其具备夺取制空权、制电磁权方面的绝对优势,在卫勤部署、医疗后送体系设置上充分发挥医疗信息系统和空中运输能力,减少中间救治环节,重点加强一线救治和后方救治两个重点环节卫勤力量,伤员经紧急救治后通

过医疗后送至战略后方实施最终救治。其后送链为：每个"战地机动外科队"（由5人组成，其中包括外科医生2名、麻醉师1名、急救护士1名、呼吸技师1名），携带全套急救手术设备，在战区内快速机动，战争中紧随作战部队靠前配置，在第一时间内为伤员实施各种救命手术。伤员经紧急处置后空运至战区空军基地，快速转送到战区外或美国本土医疗机构完成其最终治疗，全程实施监护与救治。这实际上是采用了二级救治阶梯。实践证明，该模式使伤员能在最短时间内完成包扎、止血等急救处置后，以最快速度后送至战略后方医院得到最终治疗，大大提高了伤员救治质量，降低了伤员的伤死率、伤残率。

我军在抗美援朝作战期间，逐步建立了军以前建制性救治和军以后区域性救治相结合的医疗后送体制；在1962年中印边境和1979年中越边境的自卫反击作战中进一步完善，形成了"三区七级"的医疗后送体制，这种体制是建立在既往战争卫勤保障经验的基础上，结合我军当时编制、卫生后送能力和野战卫生装备水平而确立的。2006年我军《战伤救治规则》中明确提出了战（现）场急救、紧急救治、早期治疗、专科治疗、康复治疗的五级救治体系。

事实上，医疗后送体制不是一成不变的，应根据不同的作战类型和作战样式、作战的地理环境条件，因地制宜，灵活设置。其总的发展趋势是向着优化医疗后送流程、加快后送速度、提高救治和康复质量的方向发展。

（三）灾害医学救援分级救治阶梯

对于大灾来说，大体可分为三级救治阶梯，第一级为现场抢救，相当于战时连抢救组；第二级为早期救治，相当于战时营团救护所；第三级为专科治疗，相当于战区基地医院或后方医院[4]。各级救治范围如下：

第一级：现场抢救。抢救小组（医务人员为主）进入灾区现场后，搜寻和发现伤员，指导自救互救。首先要确保伤员呼吸道通畅，同时进行包扎、止血、初步固定并填写"伤票"，然后将伤员搬运出危险区，就近分点集中；再后送至灾区医疗站和灾区医院。

第二级：早期救治。在灾区医疗站或灾区医院对现场送来的伤员进行早期处理，检伤分类。对上呼吸道阻塞的伤员行环甲膜切开术或气管造口术，对张力性气胸伤员做胸腔穿刺排气；补充与纠正包扎、固定等急救措施；将临时止血带换成制式止血带，并注明时间；口服止痛片，注意保暖、防冻、防暑、防治休克，有条件时行静脉输液；口服或注射广谱抗菌药物以防治感染；对生命危险的伤员施行紧急手术处理。对于有条件的医疗单位，做以下救治：对颅脑血肿和有脑疝形成征象的伤员，扩大出、入口的骨孔，排出积血减压；对各种原因引起的筋膜综合征，行深筋膜彻底切开术；对尿潴留的伤员，做留置导尿或耻骨上膀胱穿刺术；对有再植可能的断肢,用无菌敷料包裹,随伤员尽快后送,可能时降温保存断肢,以备再植;对烧伤创面清洁处理后包扎,因化学物质泄漏发生磷烧伤时,要对创面进行充分清洗,去除磷颗粒,并用1%碳酸氢钠湿敷创面。填写好简单病历或伤情卡,然后送到稍远处的医院或中转医疗所。

第三级:专科治疗。由指定的设在安全地区的地方和军队医院(即后方医院)进行较完善的专科治疗,继续全面抗休克和全身性抗感染;预防创伤后肾衰、急性呼吸窘迫综合征(ARDS)、多器官功能障碍综合征(MODS)等并发症,对已发生的内脏并发症进行综合治疗,酌情开展辅助通气,心、肺、脑复苏等,直至伤员治愈。有些伤员治愈后留下残疾,尚需进一步康复治疗。

对于小灾或中等规模灾害,或具备充足的快速后送运输工具的情况下,可采用现场抢救、专科治疗的二级救治阶梯(即越过早期救治阶梯)。

三、军事化救援力量与应急指挥机制

毋庸置疑,大灾面前,强有力的应急指挥机制是成功组织实施高效抢险救援行动的重要保证,外军在这方面的建设与发展经验值得借鉴。以美国为例,其近年来越来越高度重视军事化救援力量的建设与发展。其《联合作战纲要》中明确规定,抢险救灾行动在美国总统或国防部长的指令下在美国本土地区、美国在海外的领地或海外地区进行计划和实施。其中,国内行动的军事支援由美国北方总部、南方总部或太平洋总部负责,具体责任划分取决于事件的发生地点等。正因为有着明确的职能划分,美军才能够确保在24小时内迅速启动危机反应机制。而俄罗斯的经验是,在大的自然灾害中,灾后数天内医疗救援的现场指挥和组织工作完全由军方来领导。许多国家的军队医院相继设立了长期战备医疗机构——特种医疗部队,以便发生灾情时能快速进入灾区[5]。

由于我国军、警、民在灾害卫勤演练、卫勤保障准备以及卫勤组织能力上存在差异,因此在大灾面前,临时成立的灾害协同指挥存在诸多问题。自2008年汶川地震以后,通过对"我国重大自然灾害医学救援模式和关键技术研究"进行联合攻关,重点研究重大自然灾害医学救援模式、现场急救技术和装备、特殊伤类救治关键技术、灾区人员心理损伤特点和干预措施、灾区生态防疫关键技术等问题[6-7],逐渐探索出适合我国国情的灾害卫勤协同模式。

在未来灾害医学救援中,各国均将以降低死亡率、伤残率和提高治愈率为目标,以提高第一时间救治效果为重点,以加强现场抢救、改进急救技术与装备、优化组织结构、加快后送速度为手段,进一步提高灾害医学救援的效果。

参考文献

[1]　王正国. 灾难和事故的创伤救治[M]. 北京:人民卫生出版社,2005:2.

［2］ 梁华平,王正国. 战伤分级救治体系对灾害医学救援的启示［J］. 中国急救复苏与灾害医学杂志,2008,3(1):34-36.

［3］ 梁华平,王正国. 俄军卫勤保障的分级救治体系及医疗后送装备［J］. 人民军医,2004,47(专刊):57-59.

［4］ 王正国,梁华平. 分级救治在地震伤员应急救援中的应用［J］. 中华卫生应急,2012,1(1):1-2.

［5］ Christensen R E,Ottosen C I,Sonne A,et al. Search and rescue helicopters for emergency medical service assistance:A retrospective study［J］. Air Medical Journal,2021,40(4):269-273.

［6］ 梁华平,王正国. 汶川地震伤员的分级救治阶梯与卫勤自我保障［J］. 中国急救复苏与灾害医学杂志,2009,4(3):129-130.

［7］ Zhang L L,Liu X,Li Y P,et al. Emergency medical rescue efforts after a major earthquake:Lessons from the 2008 Wenchuan earthquake［J］. Lancet,2012,379(9818):853-861.

重庆区域紧急医学救援体系的建设与思考

费　军　宋巧玲

中国人民解放军陆军特色医学中心

一、引　言

2008 年汶川地震、2015 年天津港特别重大火灾爆炸事故等重大灾难与责任事故发生后,紧急医学救援的重要性和必要性不言而喻。在党中央、国务院的重视下,以付小兵院士为首的团队做了大量的研究设计与部署。付小兵院士在《对构建以"伤"防治为特征的国家紧急医学救援学科体系建设的再思考》一文中提出了国家紧急医学救援学科体系建设的基本要素——一体化的指挥系统、网络化的基地体系、多样化的技术体系、系列化的装备体系、创新性的研发体系和全民化的培训体系[1],为紧急医学救援体系建设指明了方向。现结合重庆区域紧急医学救援特点,提出一些意见。

二、重庆区域紧急医学救援现状

（一）重庆区域紧急医学救援体系建设

重庆市地理环境十分复杂,人口密度相对较高,一旦发生突发事件,极易造成大规模的人员伤亡,医学救援任务十分繁重,区域性的紧急医学救援基地建设十分必要。中国人民解放军陆军军医大学率先成立了军队性质的国家紧急医学救援队,重庆市卫生健康委员会建立突发公共卫生事件应急专家库,成立专业组的重庆市突发事件卫生应急专家咨询委员会,38 个区县卫生局建立了卫生应急专家咨询委员会。全市建成了市和区县两级 61 支 2 860 人的卫生应急专业队伍[2]。

（二）120 急救体系建设

目前,我国尚未形成统一的、全国性的 120 急救管理系统,而是每个城市根据自身的特点建设。重庆市 120 系统由重庆市急救中心管理,24 小时服务,3 分钟内响应出发。目前 120 急救体系建设日趋完善,院前院内一体化流程更规范,急救设备设施逐步更新,5G 信息化程度越来越高,急救队伍培训与管理越来越规范。

（三）存在的不足

（1）现场救治、直升机救援、伤员长途转运等机动救援能力不足。短期内接收大批量危急重症患者的医疗机构数量不足,有综合救治能力的三甲医院多分布在主城区域,区县危重症救治能力有待进一步提高。

（2）应急专业队伍缺乏系统培训与演练。缺乏专业、系统的应急培训演练机制,后勤保障、队伍装备、紧急救援现场处置相关技术的科技支撑体系有待完善。

（3）信息化方面仍有待改进。5G 通信技术、无人机救援、人工智能等方面应用不足。

三、重庆区域紧急医学救援中心建设建议

（一）建立区域协同急救与应急救治网络体系

建立全市统一可扩展的急救与应急大数据平台,集成 5G、大数据、人工智能等先进技术,以 120 急救中心为总协调,各区县急救分站、急救网络节点联动,建立全市统一可扩展的急救与应急云平台,此平台将至少包括患者受伤（或发病）信息、院前急救信息,院内的治疗信息,检查检验数据和病历资料以及无人机场景监测等信息。大数据平台将支持创伤中心、胸痛中心、卒中中心、高危孕产妇中心、新生儿中心等十二大专科中心的运作。

（二）建设区域急救与应急指挥中心

区域急救与应急指挥中心具备以下功能:一是指挥功能,通过桌面终端网络、电话系统向有关机构和人员发布命令;二是信息采集、展示功能,利用视频接收设备展示突发公共卫生信息系统提供的各种决策支持信息以及来自现场的视频、音频信息;三是视频会诊功能,实现多方通话的音视频会议功能;四是通信功能,利用专线、互联网、卫星网络、电话设备、移动通信设备等,使指挥中心与相关单位建立数据通信网络。

指挥中心大屏幕上可以显示地理信息、患者生命体征数据、救护车内外监控视频等,可根据需要随意改变显示模式、放大缩小,使急救信息一览无余。

救护车或现场医护人员所采取的抢救措施动态视频或静态图像实时上传,方便后台中心医院相关专家的实时指导与会诊。在会诊时,专家还可通过系统

全面查看患者的病情情况、影像数据、心电数据、化验检查报告情况。

为每台移动 CT/DR 车和急救车配备远程会诊终端软件,通过 5G 或卫星网络,实现移动 CT/DR 车摄像头视频采集、患者生命体征等信息实时传输,多路数据同时传输,实现"上车即入院",急救干预措施前置,重构院前、院内的急救新流程。

(三)建设无人机指挥管理平台

由于交通、天气、环境等因素影响,传统的急救工具难以保障第一时间到达现场,此时加入无人机救援有利于提高院前急救与应急效率及能力。无人机提供搜救、定位,受伤患者生命体征采集,视频等信息传输,让受伤患者在最短时间内得到救援和医疗救治保障。无人机指挥管理平台融合了无人机实时音视频通信系统、地理信息系统(GIS)、数据监测系统、无人机控制系统、呼入分布式平台的综合系统,可以自动化、智能化、专题化快速获取地面和环境等的空间信息,完成信息采集、数据处理和应用分析及物资配送[3],极大地提高伤员救治效率与生存率,有效缩短救援搜寻时间,提高抢险救灾时效,大大减少受伤患者生命损失。

(四)搭建基于 5G+卫星快速组建应急通信网络

基于 5G+卫星通信技术建立平战结合的急救与紧急医学救援通信保障体系,不仅应对日益增长的急救医疗需要,而且满足灾时应急救治需求。基于 5G·VPN+卫星通信业务为急救与应急过程中数据传输提供安全、经济的企业专网互联服务。平时利用 5G·VPN 即可实现跨区域的广域互联,享有私有网络一样的安全性、可靠性和可管理性。在出现突发事件时,保证 QoS(quality of service)信道质量和优先接入。而卫星通信则是灾害应急必备通信手段。

(五)智能急救一键呼叫

在移动 CT/DR 车上部署安装呼救系统,随车医护人员按需即可"一键"呼叫中心医院专科中心急救团队全部成员(急诊科、绿通病房、CT 影像室、导管室、神经内科、骨科、外科、心内科等)并一键发送呼叫信息,支持手机端、平板电脑、计算机端同时接收。同时,呼叫信息及接收信息的成员均可根据医院的实际需要进行编辑,解放医护人员双手,方便快捷。

(六)组建前沿外科手术医疗队

在紧急医学救援中,要把握"时效性救治",在创伤救治的"黄金 1 小时"内给予恰当的医疗干预,可大大提高创伤救治成功率。因此,组建前沿外科手术医疗队(forward surgical team, FST)非常重要。FST一般由20名训练有素的人员进行多功能组合而成,包括3名普通外科医生和1名骨外科医生(选择其中1名担任队长)、3名护士(急诊护士、重症监护室护士、手术室护士各1名)、2名麻醉护士、1名卫勤管理人员,以及4名手术助手、6名战斗救生员。FST的救治范围主要是损伤控制性手术或者救命手术,即以外科干预的方式控制大出血和伤员生命体征的稳定,使其达到后送指征,从而降低伤员的死亡率[4]。

四、总结和展望

　　紧急医学救援作为城市应急救援能力的重要组成部分,其组建、运行等方面也面临诸多考验,需要创新性技术手段解决问题。目前,5G、卫星、大数据、人工智能等信息化技术及先进的移动特种救护车(移动ICU、车载CT/DR/DSA)的快速发展,有利于其在紧急医学救援建设中发挥重要作用。

参考文献

[1]　付小兵.对构建以"伤"防治为特征的国家紧急医学救援学科体系建设的再思考[J].中华创伤杂志,2022,38(1):4-7.

[2]　杨荣刚,幸奠国.重庆市突发事件卫生应急体系建设进展与规划思路[J].重庆行政(公共论坛),2012(4):52-54.

[3]　卢加发,韩伟.无人机在城市突发事件紧急医学救援中的应用进展[J].中华灾害救援医学,2021,9(1):761-763.

[4]　夏德萌,周潘宇,许硕贵.美军前沿外科手术队的创立发展及启示[J].海军医学杂志,2018,39(4):302-304.

严重骨盆骨折早期救治关键外科技术的推广与应用

黄光斌　都定元　胡　平　杨　俊

重庆大学附属中心医院
重庆市急救医疗中心

一、引　言

随着创伤救治体系建设,严重创伤救治技术需要得到积极推广应用,以提高各级创伤中心的救治能力。严重骨盆骨折一直是创伤救治的重点和难点之一,死亡率高达70%[1],主要原因是大量失血和严重合并损伤,近30年来随着麻醉、外科手术技术、重症支持技术的发展及应用,病死率有所下降,但也徘徊在 30%~50%[2]。所以,如何进一步有效选择、使用这些外科手段,提高止血效果,尽早稳定骨盆,降低病死率,仍然是严重骨盆骨折早期救治的重点。为随后的骨盆髋臼复位固定创造条件,降低伤残率,获得满意的最终效果。

二、髂内动脉结扎

该技术最早用于盆腔肿瘤和妇产科手术中止血,实践证明其安全有效。特别在妇产科领域,文献报道育龄女性在实施髂内动脉结扎后并不影响生育[3]。自20世纪80年代开始,重庆市急救医疗中心将这一技术应用于难以敞开伤道处理的盆底、臀部穿透性损伤止血和严重骨盆骨折止血。临床应用表明,该技术止血有效,没有严重缺血并发症发生[4]。

骨盆骨折出血来源复杂,包括动脉出血、静脉出血、静脉丛和骨折断端出血[5]。动脉来源出血以臀上动脉概率最高,动脉性出血压力大,很难依靠后腹膜压力自限,尤其在骨盆骨折伴盆底开放性损伤时,出血是致死性的,通过主干结扎可以达到止血目的。骨盆损伤时,往往静脉性出血占大多数,当结扎盆腔供血的主干髂内动脉时,可以减少回流血流量,降低静脉压力,在凝血功能正常和后腹膜完整时达到出血自限。

髂内动脉结扎的安全性是很多临床医师关心的问题。从解剖学角度看,髂内动脉结扎并不会导致完全缺血,而是血流量降低,即"静脉化"。髂内动脉有较多侧支循环,至少3组(腰动脉—髂腰动脉、骶正中动脉—骶外侧动脉、直肠上动脉—直肠中动脉)是明确的,这些侧支在术后很快开放,最早在术后2~3天的CT血管造影(CTA)图像上就可以观察到。结合笔者的临床体会及文献报道,没有发现髂内动脉结扎后有肌肉坏死、排便排尿和性功能障碍等缺血并发症发生[6-7]。相关临床文献报道,髂内动脉结扎对男性性功能的影响为暂时性的[8],动物实验也发现类似现象[9]。

髂内动脉结扎目前没有统一的手术指征,笔者单位主要应用在严重骨盆骨折、血流动力学不稳定、抗休克治疗效果不佳,同时合并有腹内脏器损伤需要剖腹手术的患者。具体操作中注意从骶岬部开始触摸判断髂内动脉起始部,结扎前后检查足背动脉,防止误扎髂外动脉,同时勿伤及输尿管和伴行静脉,术后严密缝合被剪开的后腹膜。

三、髂内动脉造影栓塞

血管介入技术作为一种微创手段,发展很快,是创伤止血的重要措施[10]。在严重骨盆骨折中应用造影栓塞止血有两种选择。一是选择性动脉分支栓塞,造影发现确切的髂内动脉分支出血时即可用明胶颗粒栓塞。优点是止血效果确切,但这种选择性动脉栓塞后由于缺乏侧支循环,报道有一定缺血并发症发生,而且选择栓塞范围局限,不能显著减少动脉供血量,对于可能同时存在的静脉性出血无效[4]。二是髂内动脉主干栓塞,栓塞部位在髂内动脉主干,栓塞材料采用钢圈+明胶颗粒,其止血机制和止血效果相当于髂内动脉结扎。对于血流动力学不稳定的严重骨盆骨折,如果没有确切的剖腹指征,而且介入条件具备,笔者倾向于选择造影栓塞。事实上,严重骨盆骨折有较高的概率合并有腹内脏器损伤,在进行骨盆止血后可以对肝、脾、肾等脏器进行造影检查,如发现出血则逐一栓塞止血。这对于老年体弱、既往基础情况差的患者比剖腹止血应该更有优势。对于骨盆骨折特殊人群,如老年患者,因心肺储备功能降低,代偿能力差,一旦出现失血性休克导致心搏骤停,复苏难度很大,因此主张更积极的造影栓塞。

四、骨 盆 填 塞

骨盆填塞术主要是通过腹腔内或腹膜外纱垫直接压迫来自骨盆骨折所致的出血静脉和静脉丛,对危重患者的抢救止血效果确切并越来越受到重视[11-12]。关于填塞的指征,杨永良等[13]提出:急诊4~6小时内输入晶体液3 000 mL、输血3 000 mL,大量输血后生命体征仍不稳定者;数字减影血管造影栓塞后不能止血者以及顽固性出血者;会阴部、腰背部、臀部、大腿大面积皮下血肿,提示后腹膜破损者;非动脉性出血来源者;经过骨盆容积控制后血流动力学仍不稳定者。笔者在实践中对于髂内动脉栓塞或结扎后效果不佳的患者,加行骨盆填塞,或者对于严重骨盆骨折濒死患者直接联合采用髂内动脉阻断和骨盆填塞。该技术简单有效,与髂内动脉结扎一样很适合在基层医院推广。但其缺点是需要再次手术取填塞物,取出填塞后有再出血风险,也有一定感染风险[14]。

五、骨盆外固定

骨盆骨折断端出血,在不可避免的搬动中活动的骨折端不仅使出血难以自限,还可能刺破邻近的血管、脏器,导致大出血和感染风险增加;骨盆骨折尤其是前后向暴力导致的开放型骨折,盆腔容积增加使大量的血液积聚在后腹膜腔引起休克死亡[15]。因此,适时的固定可以起到稳定骨折端、缩小骨盆容积、减少出血和毗邻脏器损伤的作用。在救治早期,外固定是微创、简单、符合损害控制原则的手段。对于控制出血而言,一般认为外固定支架适合用在 APC 型骨折,但从稳定骨盆、控制损伤的角度看,其他几型骨折亦可使用外固定支架,对于 CM型骨折,结合牵引也能达到一定的复位及稳定效果[16]。

六、血管探查止血

严重骨盆骨折,直接寻找出血点进行结扎止血难度大,往往并不可行。但在某些特殊情况下,血管探查止血却很有必要。比如耻骨上支骨折导致的"死亡冠"血管损伤,如果伴有盆底开放,会反复出血,可通过 Stoppa 间隙探查血管,结扎止血。该部位骨折还可能导致股动静脉破裂或断裂,也需要探查处理。

七、其他止血技术

腹主动脉球囊阻断技术采用经股动脉插管,将阻断球囊置入髂总动脉分叉以上腹主动脉内,起到暂时性阻断注入盆腔血流的作用[17]。该技术在急诊创伤领域适于在急诊室施行,控制严重骨盆骨折大出血,为随后进行的确定性止血手术创造条件[18-21]。该技术需要一定介入影像条件,对合并有脑伤的严重骨盆骨折,阻断骨盆血流后可以适当放宽限制性液体复苏的血压要求,收缩压控制在90 mmHg 以上,保证必需的脑灌注压同时又不至于发生致死性的骨盆大出血。其他诸如骨盆带、床单、抗休克裤等手段,在严重创伤患者的现场急救、转运过程中,需要根据骨盆骨折类型、具体医疗条件灵活应用。

八、神经探查减压

严重骨盆骨折有较高的机会导致神经损伤,早期的探查处理可能对预后有积极影响。例如骨盆耻骨上支的骨折移位可能导致股神经挫伤甚至断裂,由于往往伴有大血管的损伤,容易在早期发现一并探查处理。对于骨盆后方结构损伤如骶髂关节脱位、骶骨骨折导致的神经丛损伤,则比较棘手。早期处理神经功能恢复效果可能并不理想且增加并发症[22]。而且由于结构位置深、初始损伤严重、纤维性粘连明显而后期处理效果也不满意。尽管如此,但笔者体会是,如果有骶骨骨折导致明显骶管狭窄,同时有骶神经压迫症状存在,仍建议尽可能早期手术解除压迫,以利神经功能恢复。

九、毗邻脏器的处理

严重骨盆骨折容易合并盆腔毗邻脏器损伤,早期处理应遵循损伤控制的原则。对于膀胱破裂,采取修补留置气囊尿管或者造瘘;对于尿道断裂,如果同时存在盆底开放,可以一期修复并留置尿管作支撑,否则可以早期行简单尿道会师术,后期做确定性重建;阴道及盆底结构直接清创缝合或填塞;对于结直肠损伤,术中要仔细判断局部组织条件,如果伤后时间短,局部组织新鲜,经清创后可以直接修补缝合,否则就要做远端封闭近端造瘘[6]。

十、骨折早期整复

骨盆骨折早期稳定,可有效降低病死率,对于开放性骨盆骨折,还可以减少后期感染。如能早期复位固定,则可在提高生存率的同时降低伤残率,缩短住院时间。外固定支架是常用的方法,对于耻骨联合分离者,可以通过侧方施加力量复位骨盆环,通过触摸耻骨联合的位置判断复位情况后再固定外架螺母。对于髂骨的明显分离移位,也可以在 X 线透视下通过钻入髂嵴的固定针初步复位固定。通过外固定支架早期复位固定可使部分患者避免内固定或降低内固定手术难度。对于骶髂关节或部分髋臼的损伤,传统方法是等待患者病情平稳、伤后7~14 天行切开复位内固定。但多发伤患者往往超过这个时间才有机会手术,明显增加手术难度和手术创伤,甚至部分患者丧失手术时机而遗留永久伤残。随着微创技术的发展,适于早期闭合复位固定的设备和材料陆续开发应用,使得部分患者可以在伤情稳定后 48 小时接受手术,创伤小,效果满意[23]。

总之,严重骨盆骨折早期处理的重点是止血、稳定骨盆、识别神经及毗邻脏器损伤,按损伤控制原则进行早期处理,并为后期骨盆髋臼整复创造条件,部分患者可以接受早期的骨盆整复及微创固定手术,进一步达到降低病死率和伤残率的目的。随着我国创伤救治体系的建设完善,严重骨盆骨折的早期救治技术不仅在省级创伤中心得到应用,也逐渐被推广到市级、区县级创伤中心,从而提高各级的严重创伤救治能力。

参考文献

［1］ Dente C J,Feliciano D V,Rozycki G S,et al. The outcome of open pelvic fractures in the modern era［J］. The American Journal of Surgery,2005,190(6):830-835.

［2］ Vaidya R,Scott A N,Tonnos F,et al. Patients with pelvic fractures from blunt trauma. What is the cause of mortality and when? ［J］.The American Journal of Surgery,2016,211(3): 495-500.

［3］ Domingo S,Perales-Puchalt A,Soler I,et al. Clinical outcome,fertility and uterine artery Doppler scans in women with obstetric bilateral internal iliac artery ligation or embolisation ［J］. Journal of Obstetrics and Gynaecology,2013,33(7):701-704.

［4］ 高劲谋,胡平,田显扬,等.髂内动脉断血术在创伤急救中的应用［J］.中华急诊医学杂志,2005,14(8):676-678.

［5］ Stahel P F,Hammerberg E M. History of pelvic fracture management:A review［J］. World Journal of Emergancy Surgery,2016,11:18.

［6］ 胡平,高劲谋,韦功滨,等.骨盆骨折合并腹部脏器损伤142例临床分析［J］.创伤外科杂志,2004,6(5):337-339.

［7］ Dubose J,Inaba K,Barmparas G,et al. Bilateral internal iliac artery ligation as a damage control approach in massive retroperitoneal bleeding after pelvic fracture［J］. Journal of Trauma,2010,69(6):1507-1514.

［8］ 张国辉,胡礼泉.髂内动脉结扎加膀胱颈荷包缝合在前列腺切除术中的止血作用［J］.临床泌尿外科杂志,1997,12(3):156-157.

［9］ Hu C,Wang F,Dong Y,et al. A novel method to establish a rat ED model using internal iliac artery ligation combined with hyperlipidemia［J］. PLoS One,2014,9(7):102583.

［10］ Tran T L N,Brasel K J,Karmy-Jones R,et al. Western trauma association critical decisions in trauma:Management of pelvic fracture with hemodynamic instability-2016 updates［J］. Journal of Trauma and Acute Care Surgery,2016,81(6):1171-1174.

［11］ Burlew C C,Moore E E,Stahel P F,et al. Preperitoneal pelvic packing reduces mortality in patients with life-threatening hemorrhage due to unstable pelvic fractures［J］. Journal of Trauma and Acute Care Surgery,2017,82(2):233-242.

［12］ Burlew C C. Preperitoneal pelvic packing for exsanguinating pelvic fractures［J］. International Orthopaedics,2017,41(9):1825-1829.

［13］ 杨永良,周东生,王鲁博,等.纱布填塞术治疗骨盆骨折大出血［J］.中华创伤杂志,2015,31(6):521-525.

［14］ Papakostidis C,Giannoudis P V. Pelvic ring injuries with haemodynamic instability:Efficacy of pelvic packing,a systematic review［J］. Injury,2009,40(z4):S53-S61.

［15］ 张建新,徐展望,贾连顺,等.骨盆外固定支架治疗骨盆骨折［J］.中国矫形外科杂志,2005,13(2):105-108.

［16］ 张奎,高劲谋,黄世龙.髂内动脉结扎治疗合并腹腔脏器损伤的骨盆骨折大出血［J］.中华创伤骨科杂志,2002,4(4):272-273.

［17］ 中华医学会急诊医学分会,中华医学会创伤学分会,中国医师协会急诊医师分会,等.血流动力学不稳定骨盆骨折急诊处理专家共识［J］.中华创伤杂志,2015,31(12):1057-1062.

［18］ Sadek S,Lockey D J,Lendrum R A,et al. Resuscitative endovascular balloon occlusion of the aorta（REBOA）in the pre-hospital setting:An additional resuscitation option for un-controlled catastrophic haemorrhage［J］. Resuscitation,2016,107:135-138.

［19］ 高国勇,镇万新,窦永充,等.腹主动脉球囊阻断技术在骶骨肿瘤切除中的临床评价［J］.中国矫形外科杂志,2007,15(7):498-500.

［20］ 张晓庆,刘健慧,朱颖霞,等.低位腹主动脉球囊阻断技术在复杂骨盆和盆腔部位手术中的应用［J］.临床麻醉学杂志,2008,24(1):17-19.

［21］ 李连欣,周东生,王鲁博,等.腹主动脉球囊阻断术治疗骨盆骨折大出血［J］.中华骨科杂志,2011,31(5):487-490.

［22］ Schmal H,Froberg L,Larsen M S,et al. Evaluation of strategies for the treatment of type B and C pelvic fractures［J］. The Bone & Joint Journal,2018,100(7):973-983.

［23］ 陈华,唐佩福.骨盆髋臼骨折微创治疗［M］.郑州:河南科学技术出版社,2016:11-12.

未来战伤大出血对止血装置及材料的需求及研究方向

李　阳

中国人民解放军陆军军医大学大坪医院战创伤医学中心
创伤、烧伤与复合伤国家重点实验室

一、引　言

新的战争模式带来的是突发性、隐蔽性、破坏性及残酷性增加,由此带来的战伤伤型分布也发生了极大的改变。具体体现为复合伤增加,多发伤、多处伤增加,大血管伤增多,伤残率和死亡率都大大增高[1]。新的战争模式和战伤伤情特点给战救器材的研发带来新的挑战和机遇。失血性休克和致死性出血是战伤伤亡的主要原因,占手术室内死亡的80%以上、战伤24小时内死亡的70%,美军在伊拉克战争和阿富汗战争中可预防性死亡伤员中有91%死于失血[2-3]。腹股沟、腋窝等肢体交界部位出血时无法使用止血带,传统纱布填塞压迫对严重出血的止血效果有限,且易发生再次出血[4]。新型止血装置及止血敷料的研发需求迫切。影响战伤大出血早期救治的因素主要包括救治理念、技术和装备。近年来,随着"损害控制性手术""大量输血""损害控制性复苏"等理念的更新,战伤大出血的救治取得了令人瞩目的成就[5],然而无可否认的是先进止血装备和材料在更靠近前线的救治过程中将发挥更大的作用。因此,战伤止血装备及材料的研发需求十分迫切。

二、导致大出血的主要战创伤类型

(一)躯干部位损伤大出血

(1)特点:穿透或闭合伤,脏器或血管损伤引起躯干体腔内出血,出血迅速,可引起休克,无法使用压迫止血方式止血[6]。

(2)可能适用剂型:膨胀海绵、颗粒,止血粉(含注射器状)。

（二）交界部位大出血

（1）特点：大血管走行区，常累及大血管（股动静脉、锁骨下动静脉等），无法使用常规止血带压迫止血，需使用专门的交界部位止血装置压迫止血[3]。
（2）可能适用剂型：纱布绷带、止血粉（含注射器状）（配合交界区止血装置）。

（三）肢体大出血

（1）特点：出血较容易控制，可采用包扎或止血带控制止血[7-8]。
（2）可能适用剂型：纱布绷带、网片（止血带使用时间有限，一定时间后需采用止血敷料继续控制出血）。

（四）体表皮肤大面积撕脱伤出血

（1）特点：常发生于血供丰富的皮肤区域，如头皮撕脱伤，伤区面积大，出血量多。需使用大量敷料包扎止血[9]。
（2）可能适用剂型：网片、纱布绷带、止血粉（含注射器状）。

三、我军急救止血器材和敷料

（一）止血装置

我军以往曾使用过卡式止血带和橡皮管止血带。卡式止血带卡口质量差，强度不够，达不到有效止血目的。橡皮管止血带易老化，止血压力往往不足，且易致肢体静脉回流障碍，出血加剧。目前我军列装的是类似美军的旋压式止血带，其操作简易，止血效果确切，经历了数次战场救援的检验，挽救了无数战士的生命，根据最新的战术战伤救治（tactical combat casualty care，TCCC）指南，为了保存更多的肢体，止血带被要求上在距离出血部位最近的完整肢体部位[10-13]。

（二）止血敷料

止血敷料是一个巨大产业，目前国内很多公司已经有了部分产品，但是大部分主要针对一般创伤/手术伤口，而不是针对大的血管或创面止血[14-15]。比如传统棉制品材料、简单的脱脂棉/纱布，经过灭菌后即可使用，可加压止血，其历史最长、用量最大、价格低廉、使用方便，但没有凝血因子，只对创面起物理保护作用，且容易粘连创面。生物医用高分子材料采用从自然界现有动植物体中提取的天然活性高分子，如从甲壳类、昆虫类动物体中提取的甲壳质壳聚糖纤维，从海藻植物中提取的海藻酸盐，将蚕丝再生制得的丝素纤维与丝素膜等。这些纤维有很高的生物功能和生物适应性,在保护伤口、止血、加速创面愈合方面有强大的优势,无毒、无刺激性,并具有良好的组织相容性。合成高分子材料,如聚酰胺、聚氧树脂、聚乙烯、硅橡胶、硅凝胶等,通过选用不同成分聚合物和添加剂,改变表面活性状态制得,再通过加工工艺制得各种敷料同时载入凝血因子发挥止血作用。然而,其对大血管出血的止血效果仍不理想。人工纤维蛋白敷料是一种高度不溶的蛋白质多聚体,是在凝血过程中由纤维蛋白原转化而成的。纤维蛋白原转变为纤维蛋白是整个凝血过程最基本的变化。人们利用这个原理合成人工的纤维蛋白,制成纤维蛋白止血敷料,能较好地起到止血的作用。目前通常将纤维蛋白做成纤维蛋白胶(又称纤维蛋白黏合剂,FS)。目前,国内外已有很多产品,但主要用于外科手术后伤口的止血[16]。矿物质敷料是一种从天然矿物或人工合成物质中提取的分子筛物质,如沸石、石墨、无机生物活性玻璃材料等。其具有优良的吸附性和引流性,无毒、无害、无过敏反应,能迅速止血,中和渗出液,并有抗炎、抑菌、抗菌的作用。液体类敷料常用的材料是氰基丙烯酸酯类、聚甲基丙烯酸烷氧基酯类、纳米壳聚糖颗粒喷雾敷料等,其具有防水、透气、成膜、不易污染等特点,使用时不受伤口面积、部位、形状限制,可采用喷、涂、刷等方法使用,使用比较方便。但其缺点也是显而易见的,其对大血管出血的止血效果差,易被冲掉。金属类敷料主要有银敷料、锌敷料和铝敷料等。其采用金属与纤维混织;用含有金属离子的溶液处理纤维;行真空蒸镀法或把金属混合在黏合剂中。金属材料与伤口湿润环境接触时,可不断释放金属离子,形成一种有利于伤口愈合的生理环境,不黏创面,这类敷料更多用于抗感染和促伤口愈合,而不是用于止血。

四、目前国外的止血装置和材料

(一) 止血装置

交界部位止血装置能快速、有效地阻止交界部位如腹股沟、骨盆、臀部、肩、颈部的出血,使用安全,能够在战术环境下有效使用,轻便易携带,使用方便,转运中不松弛,松解简单等。已经形成产品的包括战备钳(combat ready clamp,CRoC)、交界部位紧急救治装置(junctional emergency treatment tool,JETT)和SAM 交界部位止血带(SAM junctional tourniquet,SAM-JT)3 种装置。在伤口使用局部止血材料的基础上应用止血装置,可尽可能地减少血液丢失,但使用时间不宜超过 4 小时,一旦患者被转运到具有手术止血能力的机构,要尽快撤除这些止血装置[17]。

腹主动脉交界部位止血带(abdominal aortic junctional tourniquet,AAJT)是一

种带充气球囊的腹部约束带,使用时放置在腹部脐平面,通过约束腹部和充气加压压迫脐平面以下的腹主动脉血流,从而为患者赢得后送的机会和时间。在一项以猪为动物模型的实验中,该装置可以有效阻断腹主动脉血流长达 60 分钟[18]。该装置使用简单方便,单人操作可在 1 分钟内完成。最近一项研究还发现,该装置可完全阻断肾动脉平面以下腹主动脉血流,除了控制交界部位出血外,在此种情况下髂内动脉及其分支也被阻断了,故还能控制骨盆骨折的出血,因此该装置对骨盆骨折出血的控制也有一定效果。目前该装置的指导使用时间为不超过 1 小时,孕妇和已知的腹主动脉瘤为绝对禁忌证,腹部穿透伤为相对禁忌证。

复苏性主动脉球囊阻断术(resusitative endovascular balloon occlusion of the aorta,REBOA)最早于 20 世纪 50 年代的朝鲜战争中使用[19]。近年来随着介入技术突飞猛进的发展,在严重躯干战伤的救治中,该技术又展现出全新的活力。主动脉球囊可临时阻断腹部和盆部的血供,为抢救性复苏赢得时间[20]。REBOA 一般通过一侧股动脉插入带气囊导管,将气囊送入主动脉并充气阻断,特别适合于躯干出血的控制。目前这一技术已被推广用于院内急诊或紧急手术前/手术中创伤性严重失血性休克的救治,有潜在的应用前景[21-23]。

(二) 止血敷料

近年来,各国普遍重视对战伤止血剂的研制。目前外军常用的止血剂主要有沸石类、壳聚糖类和纤维蛋白类,但这些止血剂能否更有效地减少失血量、提高生存率,说法并不一致。目前国外成熟的止血敷料主要有以下几种。

1. Liquid FS

液态纤维蛋白黏合剂(Liquid FS),是一种包含氢氧化物的干冻生物制剂,使用时需要解冻,时间大约 1 分钟,它不能控制大面积的静脉出血和高压力的动脉出血,因为大量的出血将稀释冲掉药品。

2. DFSD

固态纤维蛋白黏合敷料(dry fribrin sealant dressing,DFSD),是为了弥补 Liquid FS 的不足而设计的,更加柔软且具有弹性,能贴附在任何形状的伤口上,使其在 2~3 分钟内形成纤维蛋白凝块,达到止血目的。其在减少失血量、提高存活率方面更具优越性。

3. HemCon 止血绷带

HemCon 止血绷带的主要成分是壳聚糖(chitosan),是针对战场急救设计的止血敷料,在极其恶劣的环境中亦可使用。其可根据创口大小裁剪为适宜大小,以塑料膜为背衬层,容易撕去,可在伤口处形成结实的黏附性血块,数分钟内可止住大出血。然而它对大血管特别是大动脉出血的止血效果不太确切。

4. CELOX

CELOX 是美国一家医疗产品开发公司用虾壳提取物制成的一种颗粒状混合物。实验证明其可止住猪的股动脉出血。然而由于该产品易被冲掉,限制了其在战场上的装备和应用。

5. QuikClot

QuikClot 是从沸石或沸石类似的天然或人工硅酸盐中提取的一种分子筛物质,具有强力吸收作用,可选择性吸收多种气体和液体,也可吸收血液中的水分。其止血机制非常简单,它就像一块超级海绵,能短时间内吸收伤口流出血液中的水分,不吸收红细胞、血小板和其他凝血因子,使凝血因子浓缩并立即发挥止血作用。其在伊拉克战场上得到广泛应用,当时被认为彻底改变了 130 多年来外伤止血效果不佳的局面。但因 HemCon 的出现,加上此产品发热效应灼伤人体组织,其逐渐被淘汰。

6. 艾微停

艾微停的成分为 100% 牛源胶原纤维,即凝血因子 I 纤维蛋白原被激活后的产物,从牛皮中提取,可参与人体外源性凝血途径。原为美国 Medcham 公司生产销售,在美国有 30 余年的使用历史。粉剂和网剂 84 天完全吸收,海绵剂 90 天完全吸收。

7. Costasis 喷雾剂

Costasis 喷雾剂是一种内含牛结缔组织胶原蛋白和凝血酶的敷料,内含 4 种重要的凝血因子(胶原、凝血酶、患者自身的血小板和纤维蛋白原),喷于创面后形成一层胶膜,不仅可以促进凝血,还能被组织吸收,且无须包扎。

8. Biohemostat 止血敷料

Biohemostat 是一种控制高压出血的敷料,成本低廉、柔软、有良好的弹性和亲水性,预期能取代止血带治疗枪弹伤和穿刺伤。Biohemostat 贴附在伤口表面,其专有聚合物可在 3 分钟内吸收超过它自身质量 1 000 倍的分泌物,由于敷料的快速膨胀扩张,在出血部位造成反压力迅速止血。

9. 止血凝胶

美国陆军研究实验室正在研制一种新型伤口护理凝胶,用于战场快速止血。这种新型伤口护理凝胶采用类硅配方,是一种透明、黏稠的胶状物,具有渗透、密封和促进血液凝结的作用。这种伤口护理凝胶性质稳定,不会引起人体不良反应且易于清除。使用时,将其像挤牙膏一样挤入伤口部位,即迅速扩散促进血液凝结。与以往向伤口内填充纱布等止血方法相比,该方法可避免因处理伤口延误后送时间。目前,美国陆军研究实验室已向美国食品药品监督管理局提交申请,该凝胶在哺乳动物身上的测试刚刚展开,其有效性和安全性还有待验证。

五、未来研究方向

从目前战伤大出血的止血效果来看,没有一种完美的止血方式或材料。问题的关键聚焦于止血敷料的止血能效、成本以及安全性。在止血敷料能效方面,战创伤大出血需要在数分钟内初步控制出血,这对止血材料的要求非常高。止血敷料达到止血效果的作用机制主要有吸收水分浓缩血液、激活凝血途径和形成血凝块对局部产生压迫效果。吸水性和黏附力考验的是敷料的材料学性能,激活凝血途径考验的是敷料的分子特性。成本是止血材料能否广泛应用于军队的另一重要条件,军队对止血材料的需求巨大,如考虑列装,则需以较低的成本获得。安全性目前也是止血材料最困扰设计者的问题,由于止血材料直接与人体组织相接触,残留材料是否能够吸收、是否会引起人体排异反应等问题在一种材料正式用于人体前往往需要极长的时间来验证。目前尚无能够满足所有需求的"完美"止血材料。在未来可能突破的关键问题中,还是成本的控制最为容易,这就对原材料的提取和加工提出了更高的要求。此外,某些特殊部位的出血,采用止血敷料与局部压迫止血装置的结合可能也是一种可行的解决方案,二者可相互补充彼此存在的不足。在有效性验证方面,模式动物的选择以与人体最为接近的"猪"为较经济的选择,可以采用火器伤模型模拟各个部位不同类型的战伤出血来验证止血材料的止血能效。综上所述,目前仍没有完美的方案可供选择,材料学的进步和对止血理念的更新将不断提升战伤大出血的救治水平。

参考文献

[1] 李阳,张连阳.直面挑战——躯干战伤出血的紧急控制[J].解放军医学杂志,2017,42(1):1-5.

[2] TCCC updates:Tactical combat casualty care guidelines for medical personnel:3 June 2015 [J]. Journal of Special Operations Medicine,2015,15(3):129-147.

[3] Eastridge B J,Mabry R L,Seguin P,et al. Death on the battlefield (2001-2011):Implications for the future of combat casualty care[J]. Journal of Trauma and Acute Care Surgery, 2012,73(6 Suppl 5):S431-S437.

[4] Kotwal R S,Butler F K,Gross K,et al. Management of junctional hemorrhage in tactical combat casualty care:TCCC Guidelines? Proposed change 13-03[J]. Journal of Special Operations Medicine,2013,13(4):85-93.

[5] Butler F K,Holcomb J B,Schreiber M A,et al. Fluid resuscitation for hemorrhagic shock in tactical combat casualty care:TCCC Guidelines change 14-01-2 June 2014[J]. Journal of Special Operations Medicine,2014,14(3):13-38.

[6] Morrison J J,Rasmussen T E. Noncompressible torso hemorrhage:A review with contemporary definitions and management strategies[J]. Surgical Clinics of North America,2012,92 (4):843-858.

[7] Kragh J F,Littrel M L,Jones J A,et al. Battle casualty survival with emergency tourniquet use to stop limb bleeding[J]. Journal of Emergency Medicine,2011,41(6):590-597.

[8] Shackelford S A,Butler F K,Kragh J F,et al. Optimizing the use of limb tourniquets in tactical combat casualty care:TCCC Guidelines change 14-02[J]. Journal of Special Operations Medicine,2015,15(1):17-31.

[9] Bennett B L,Littlejohn L F,Kheirabadi B S,et al. Management of external hemorrhage in tactical combat casualty care:Chitosan-based hemostatic gauze dressings-TCCC Guidelines-Change 13-05[J]. Journal of Special Operations Medicine,2014,14(3):40-57.

[10] TCCC updates[J]. Journal of Special Operations Medicine,2016,16(3):99-119.

[11] Butler F K. TCCC updates:Translating military advances in exdternal hemorrhage control to law enforcement[J]. Journal of Special Operations Medicine,2015,15(4):167-174.

[12] Kragh J F,Walters T J,Baer D G,et al. Practical use of emergency tourniquets to stop bleeding in major limb trauma[J]. Journal of Trauma,2008,64(2):S38-S49.

[13] Kragh J F,Walters T J,Baer D G,et al. Survival with emergency tourniquet use to stop bleeding in major limb trauma[J]. Annals of Surgery,2009,249(1):1-7.

[14] Kauvar D S,Wade C E. The epidemiology and modern management of traumatic hemorrhage:US and international perspectives[J]. Critical Care,2005,9(Suppl 5):S1-S9.

[15] 李丽娟,刁天喜,王敏. 美军战场局部止血材料研究进展[J]. 人民军医,2015,58(9): 1026-1027.

[16] Stannard A,Morrison J J,Scott D J,et al. The epidemiology of noncompressible torso hemorrhage in the wars in Iraq and Afghanistan[J]. Journal of Trauma and Acute Care Surgery, 2013,74(3):830-834.

[17] Rappold J F,Bochicchio G V. Surgical adjuncts to noncompressible torso hemorrhage as tools for patient blood management[J]. Transfusion,2016,56(Suppl 2):S203-S207.

[18] Kheirabadi B S,Terrazas I B,Miranda N,et al. Physiological consequences of abdominal aortic and junctional tourniquet (AAJT) application to control hemorrhage in a swine model[J]. Shock,2016,46(3 Suppl 1):160-166.

[19] Moore L J,Brenner M,Kozar R A,et al. Implementation of resuscitative endovascular balloon occlusion of the aorta as an alternative to resuscitative thoracotomy for noncompressible truncal hemorrhage[J]. Journal of Trauma and Acute Care Surgery,2015,79(4):523-532.

[20] Morrison J J,Ross J D,Houston R,et al. Use of resuscitative endovascular balloon occlusion of the aorta in a highly lethal model of noncompressible torso hemorrhage[J]. Shock, 2014,41(2):130-137.

[21] Safar P, Tisherman S A, Behringer W, et al. Suspended animation for delayed resuscitation from prolonged cardiac arrest that is unresuscitable by standard cardiopulmonary-cerebral resuscitation[J]. Critical Care Medicine, 2000, 28(11 Suppl): N214-N218.

[22] Stannard A, Eliason J L, Rasmussen T E. Resuscitative endovascular balloon occlusion of the aorta (REBOA) as an adjunct for hemorrhagic shock[J]. Journal of Trauma, 2011, 71 (6): 1869-1872.

[23] Taylor D M, Coleman M, Parker P J. The evaluation of an abdominal aortic tourniquet for the control of pelvic and lower limb hemorrhage[J]. Military Medicine, 2013, 178(11): 1196-1201.

陆地肢体触雷爆炸损伤特点及救治策略

甘翼搏[1] 张森[1] 赖西南[2] 王 钟[3] 刘 鹏[1]

[1]中国人民解放军陆军特色医学中心,创伤、烧伤与复合伤
国家重点实验室
[2]中国人民解放军陆军特色医学中心野战外科研究所
[3]重庆医科大学第三附属医院

一、引 言

地雷是一种被放置于地面或地下并以自行或人工方式引爆杀伤的爆炸性武器,布放方便且隐蔽。在人类战争史上研究和应用的地雷种类达数百种,投入应用达亿计,分布范围广泛。现代反步兵地雷以行军步兵作为损伤对象,体积小,可快速形成规模效应,弹药装药量不大,肢体触雷后爆炸当量小,多致人员伤残。即便在近现代和平时期,地球上大约每 20 分钟就有一例地雷爆炸伤患者产生,而且其中大多是平民[1],这带来了严重的人道主义灾难,也对地雷伤的救治提出了新的挑战。肢体触雷后会形成典型的伤肢局部和远处伤情,如何有效地提高肢体触雷爆炸伤的救治效率,是现代卫勤保障研究的重要课题。本文介绍了基于国内外相关的临床和动物实验研究结果,概括了地雷伤的特点及救治建议,探讨了地雷防护等问题。

二、陆地肢体触雷爆炸致伤局部和远处损伤特点

(一) 陆地肢体触雷爆炸后伤肢局部特点

地雷有着独特的致伤机制。反步兵地雷触发后,伤者多见原发爆炸伤,邻近人员则以Ⅱ型、Ⅲ型等损伤为主,在触雷伤肢可形成典型的区域性解剖学特点[2]:离散区、撕裂区、挫伤区、震荡区(表 1)。离散区,解剖结构不能辨认、毁损;撕裂区,组织撕裂样改变;这两个区域因爆炸冲击将环境物大量带入人体组织,形成高度污染,并成为继发感染的主要来源。而挫伤区和震荡区则是爆炸冲击波进一步在人体组织中传导造成的原发性损伤。实际上,各区的界限并不是

十分清楚。相似地,2001 年,俄罗斯军事科学院鲁赫利亚达等将触雷残肢进一步简化分为三区[3],即组织脱离粉碎区、组织挫伤区和组织震荡区。从爆炸导致的创伤组织继发动态变化的角度,他们还提出了几个病理分区:原发性创伤坏死区、早期继发性坏死区、晚期继发性坏死区、坏死周围区或"功能"病变区。早期继发性坏死区的形态特点主要是组织结构严重破坏,肌组织全面坏死,肌组织中大面积出血,肌纤维变性水肿粗大,还出现了片状区域性的蜡样坏死。近端方向延伸,邻近肌纤维数量有规律减少,同样出现了血管破裂和非贯穿性伤,部分肌纤维坏死,并在肌组织中有血管栓塞,灶性出血,伴随着末梢神经轴突反应性变化。晚期继发性坏死区的形态与早期坏死区大体相同,只是出现的时间有所延后,在坏死周围区或"功能"病变区出现血管张力障碍,血管充血不均衡,神经周围和神经内水肿,一些肌细胞淡染,肌纤维波纹状改变。这些研究结果在临床救治相关伤员时对判断软组织切除程度和预后分类有很大的实用意义,也对后续相关研究有重要的启发作用。

表 1　肢体触雷爆炸伤分区及特点

水平面	分区名称	基本特点
I	离散区	完全的解剖结构缺失、毁损
II	撕裂区	组织撕裂、分离
III	挫伤区	组织挫伤、出血
IV	震荡区	邻近组织的震荡,表现为组织的水肿、循环和神经营养紊乱

国内研究人员通过动物实验模型[4]将触雷残肢的解剖学区域重新进行了更加简明的划分(表 2)。所有触雷残肢可分为三个区域:组织游离区、挫伤血肿区和震荡水肿区。组织游离区的主要特征是高度污染的肢体组织呈现分裂、粉碎,胫骨骨折端及相应段骨质多因缺乏有效的软组织覆盖而暴露出来,此区肌肉早期广泛坏死,肌活力低,残存组织继发晚期坏死多。挫伤血肿区有明显的组织挫伤和肌间隙血肿形成,但早期它的坏死范围不大,随时间的推移,坏死范围逐渐增大,肌肉活力逐渐下降。震荡水肿区以组织水肿为突出表现,肌纤维波浪状改变为特征改变,组织淡染,仍可见组织间少量的点状局灶性出血沿血管鞘不规则分布,但显微病理没有发现非常明显的坏死,推测此区主要以震荡效应为主,也可能有残余挫伤效应。以上各区界限不是十分清楚,甚至邻近分区出现部分交叉现象。但这样分区为临床救治提供了有益的参考。

表 2　新肢体触雷爆炸伤分区及特点

水平面	分区名称	基本特点
Ⅰ	组织游离区	高度污染,组织毁损,骨折端外露,广泛的肌肉组织坏死
Ⅱ	挫伤血肿区	组织挫伤、肌间隙血肿形成
Ⅲ	震荡水肿区	少量点状局灶性出血,组织水肿为主,无明显的组织坏死

（二）陆地肢体触雷爆炸后伴发远处损伤特点

触雷人员除了严重的肢体局部损伤,可能伴发全身损伤。最常见胸部及腹部空腔脏器损伤(发生率约为 80%),参照胸部原发性爆炸伤严重程度评估标准(表 3)、根据动物实验模型研究结果,伤者大多表现轻微,对肺功能影响小,临床早期发现和评估较难。心脏挫伤发生率约为 15%,病理表现为心内膜下或心瓣膜处点片状出血、心肌灶性出血。心电图表现为 T 波倒置、ST-T 段抬高,伤者出现心律失常、心源性哮喘等症状。心律失常主要为自律性异常(约为 74%),还可表现为兴奋性异常(约为 19.4%)、收缩性异常(约为 36%)。腹部原发性损伤也表现为空腔脏器黏膜下出血为主,可能会破坏胃肠黏膜屏障作用,引起胃肠道细菌及毒素异位。

表 3　胸部原发性爆炸伤严重程度评估标准

损伤分度	病理表现	
	肺	心脏
无	无损伤	无损伤
轻微	散在瘀点或小瘀斑,累及器官的 10%	心内膜下或心外膜下出血(一层损伤)
轻度	广泛的瘀点到散在肺实质肝样变,累及范围<10%	心内膜下或心外膜下出血,累及肌层(两层损伤)
中度	孤立的实质挫伤到融合的肝样变出血,累及范围<30%	心脏全层损伤
重度	孤立的实质挫伤及融合的肝样变,累及区域≥30%	心脏破裂或穿刺性损伤

（三）后期并发症发生率高

由于触雷爆炸伤伤口污染较重，容易并发严重感染、肌肉坏死，这也是多次手术的重要原因[5]。荷兰人 Rode Kruis[6] 对国际红十字医院中 3 264 例触雷爆炸伤患者救治经验进行总结后指出，触雷爆炸伤截肢患者面临更高的死亡率和更多的住院天数，而且相对于非截肢患者，截肢患者需要更大的输血量及更多的手术次数。由于触雷爆炸伤治疗周期长，且多带来永久性伤残，必然对伤者的身心健康造成严重伤害。重视和预防并发症，对于后期有效救治和患者康复具有重要作用。

三、陆地肢体触雷爆炸伤救治策略

（一）规范的现场急救技术

止血、呼吸道管理和抗休克是战场急救的三大关键技术。近年研制出各类新式止血剂和止血带，在达到快速、有效的止血效果的同时，便于战时携带应用。由于陆地肢体触雷爆炸损伤的原发性心肺损伤小，除破片等次级损伤引起呼吸循环障碍外，大多不需要气管插管。抗休克应在评估失血量的基础上，结合眼睑苍白、昏迷指数等体征，尽快建立补液通道，如骨髓腔穿刺输液技术等，提高了战时早期输液的效率。若因严重休克导致循环功能衰竭等危重情况，则需要尽快建立有效的呼吸循环通道，以提供机体必要的血氧代谢，避免伤者器官衰竭等难以挽救的状态。近年提出了延迟复苏和限制性输液的新概念，即对活动性出血的休克伤员，不主张快速大量地给予液体，在止血前仅给予少量液体，以维持机体的基本需要，彻底止血后再充分复苏，这是对传统复苏理念的修正和突破。

（二）触雷伤肢的救治

触雷伤肢是全身损伤最突出部位。首先，在有效的现场止血急救基础上，尽可能地去除碎石、树枝等异物，甚至肉眼可见的破碎骨组织，使用无菌敷料覆盖保护创面。在战地外科小组救助下，可在组织游离区按"3C"标准[7]行有限清创，去除坏死组织。挫伤血肿区，早期应最大限度保留，避免过度清创带来后期肢体严重短缩，后期需要截肢治疗时使用后前位皮瓣包裹残端。其次，在使用止血带过程中，必须考虑冲击波对伤肢的原发性损伤导致的组织水肿，选择合适的止血带压力和尽量缩短使用的时间。

伤肢因环境污染可能继发感染，应强调早期清创，减少和减缓环境细菌侵入。由于地域不同，环境和气候差异，细菌谱可能存在差异，可早期多点、多次组织细菌培养及药敏检测,指导后期抗生素使用。若肢体毁损严重程度评分(MESS评分)大于等于7分,可行早期开放性截肢。应用负压引流等较新的设备和技术可以提高触雷肢体感染的救治效率,这在后期的多次清创中可反复使用,创造较好的软组织条件后再行伤口闭合。如果组织多次清创等造成软组织覆盖欠佳,可以通过皮瓣转移、肌瓣填塞等方式,减少残肢的短缩,进而争取更大的伤肢功能。

在动物实验模型中解剖后发现神经损伤截面较高,这是后期治疗和康复时需要考虑的相关因素,如残肢的末端感觉异常、长期性疼痛等。同时,高速摄影可见肢体在冲击波带动下的瞬时运动可能造成膝部韧带损伤,这需要在后期确定性救治中仔细检查。

四、肢体触雷爆炸的防护

(1)通过雷区时需要穿戴防雷战靴,必要时乘坐专门设计的防雷载具,减少触雷爆炸损伤风险。发现可疑路边简易爆炸装置后需要在有效防护措施下识别和排除,或通过遥控操纵排爆机器人解除威胁。

(2)反步兵地雷爆炸对触雷者以爆炸冲击波致伤(原发性损伤)为主,而对邻近人员多为投射物致伤(Ⅱ级损伤)。动物实验模型下,爆炸后肢体的急速运动除了可见的骨骼肌肉损伤,还可能造成关节部位的韧带损伤,这就需要单兵防护装备设计时重视关节部位的防护。防装甲车辆注意背部等接触部位的固定和缓冲防护,减少加速度损伤、抛掷撞击损伤等。

(3)遭受地雷致伤后,应充分利用随身携带单兵救护装备自救,如止血、固定、创面或组织缺损的无菌覆盖保护等,为后期救治赢得时间。同时还应评估周围环境,尽快脱离危险环境,如燃烧车辆、密闭烟雾环境等,减少"二次伤害"风险。

五、结　　语

目前对于地雷伤的研究较少。但通过对肢体触雷伤情特点和救治策略的总结可以看出,地雷伤的救治是对卫勤保障效能的综合性检验,面临一系列较大难题,需要加强相关的基础性研究和技术应用开发研究,形成救治技术体系,并作为卫勤教育培训的重要部分,才能有效提高地雷伤的救治效率。

参考文献

[1]　Bilukha O O,Brennan M,Anderson M. The lasting legacy of war:Epidemiology of injuries from landmines and unexploded ordnance in Afghanistan,2002–2006[J]. Prehospital and

Disaster Medicine,2008,23(6):493-499.

[2] Nechaev E A,Gritsanov A I,Fomin N F,et al. Mine-blas trauma[C]//The 7th International Symposium of Weapons Traumatology and Wound Ballistics. St. Petersburg,1994:15-16.

[3] 鲁赫利亚达, 明努林, 福明,等. 海军爆炸伤[M]. 俄罗斯军事医学院,2001:25-29.

[4] 张森,韩庚奋,叶广函,等. 地雷爆炸伤动物实验模型的建立[J]. 解放军医学杂志, 2014,39(1):61-64.

[5] Khan M T,Husain F N,Ahmed A. Hindfoot injuries due to landmine blast accidents[J]. Injury,2002,33(2):167-171.

[6] Korver A J. Medical consequences of land mines:Red Cross experiences[J] Nederlands Tijdschrift Voor Geneeskunde,1994,138(13):659-661.

[7] Waldo W J,Harlaftis N N,Symbas P N. Systemic air embolism:Does it occur after experimental penetrating lung injury? [J]. The Journal of Thoracic and Cardiovascular Surgery, 1976,71(1):96-101.

重庆市航空医疗救援工作的探索与实践

许 毅 马 渝 张 颖 黄志刚 蔡平军

重庆市急救医疗中心(重庆大学附属中心医院)

一、引 言

航空医疗救援(air ambulance)是紧急医疗服务(emergency medical services, EMS)的一部分,借助直升机、固定翼飞机等航空器,在突发事件期间执行各种医疗、管理、转运等任务[1],具有响应及时、覆盖救援范围广、机动灵活等特点[2]。航空医疗救援主要分为直升机航空医疗救援和固定翼飞机航空医疗救援。目前国内外航空医疗救援以直升机为主,固定翼飞机和其他飞行器为辅[3]。本文所指航空医疗救援主要为直升机航空医疗救援。

二、基 本 情 况

20世纪70年代初,专业的航空医疗救援开始快速发展[4]。西方发达国家的航空医疗救援体系建制完善,基础配套设施到位,救援响应时间一般在60分钟以内[5]。我国航空医疗救援起步较晚且尚处于探索阶段,但发展很快,势头良好。党和政府高度关注航空救援工作:《国家航空应急救援体系建设"十二五"规划》要求,到2015年,基本建立我国航空救援体系和航空紧急医学救援运行机制;《突发事件紧急医学救援"十三五"规划(2016—2020年)》提出,到2020年年末,"有效推进陆海空立体化协同救援,初步构建全国紧急医学救援网络"。

重庆市自2017年由重庆市急救医疗中心牵头开展航空医疗救援工作。2017年6月,重庆市急救医疗中心与通航公司合作开展常态化的航空医疗救援工作;2017年9月,完成重庆主城9区和29个区县共计54家医院及重庆市高速公路直升机起降点地勘工作,为建立全市航空医疗救援网络打下基础;2018年3月,重庆市急救医疗中心牵头成立了重庆市航空医疗救援联盟,加速推进全市航空医疗救援体系的建立。截至目前,重庆市已开展航空应急救护演习、重大灾情空中查勘、重大赛事保障、重大节假日巡查及备勤180余次,实施航空医疗救援28起,其中跨省救护3起、高速公路救护4起、道路事故救护3起、院间转运6

起、区县乡镇救护 12 起。

三、发 展 现 状

在各有关部门的大力支持和精心指导下,重庆市航空医疗救援工作快速推进,并在航空医疗救援协同机制、网络体系、队伍建设等方面取得了一系列进展,进一步满足了人民群众对优质医疗服务的需求。

(一) 航空医疗救援协同机制初步建立

一是建立相关主管部门、通航企业与医疗机构之间跨部门、跨行业的沟通协调机制。开辟了"空中救护绿色通道",实现全市域"半小时内起飞、1 小时内到达"的目标;确立了航空医疗救援优先地位,民航、空军飞行多次为空中救护让行。二是统筹院前救护调度,加强水陆空救护融合,院前与院内救护无缝衔接。发挥重庆市急救医疗中心 120 指挥中心作用,统筹全市空中、地面、水上医学救护,实现了水陆空三位一体医学救护的融合;发挥重庆市急救医疗中心院前急救"依托型"模式优势,实现直升机到达楼顶停机坪后 1~2 分钟内患者即可进入手术室、ICU 进行手术或抢救的速度,实现了院前与院内救护无缝衔接。

(二) 航空医疗救援网络体系初步成型

一是完成重庆市全辖 38 个区县级医院直升机起降点地勘工作,16 家医院修建了停机坪,建立了覆盖重庆所有区县的航空医疗转运网络及转运机制。二是对重庆市 3 000 多千米的高速公路进行地面勘察工作,确定了 5 个可常态备勤区及 207 个临时起降点,建立了高速道路航空医疗急救网络及快速救护机制。三是以航空医疗救援下沉到乡镇为目标,把边远山区、交通不便的乡镇作为航空医疗救援的重点,完成了 169 个乡镇的地面勘察工作,成功进行了 12 例乡镇航空医疗救援,占救护总病例数的 43%,逐步形成了覆盖区、县、镇、乡的航空医疗救援网络布局。

(三) 航空医疗救援队伍建设初具规模

由于我国航空医疗救援起步较晚,国内尚无航空医疗救援专业队伍统一配置标准、航空医疗救援专业培训及人员资质考核认证标准。医-护组合是目前公认的最普遍、最高效的航空医疗救援医务人员配置方式,要求所有医务人员取得执业资格及各类急救培训资质认证,依情况至少具备 3~5 年急诊科、重症监护室或院前急救等工作经验,且接受过航空医疗救援相关专业培训并获得飞行资质[6]。重庆市航空医疗救援队伍由医师、护理人员组成,每次救护均配备 2 名随机医疗救护人员,随机医疗救护人员均须经过航空医疗救援培训合格后方可参加随机救护工作。截至目前,重庆市累计进行航空医疗救援培训41次,航空医护培训近300人。25家大型综合医院共成立26支院前急救飞行医护队伍、1支儿科急救飞行医护队伍。

四、主要经验

(一)政府引导,协调推进

航空医疗救援在我国处于起步阶段,需要政府大力支持和积极引导。重庆市政府、市卫健委、市应急管理局高度重视航空医疗救援工作,积极搭建平台、整合资源、协调推进,直接推动了重庆市航空医疗救援事业的发展。

(二)公益导向,合作共赢

航空医疗救援投入巨大,要推动行业健康有序地发展,一是要着眼于长远,注重公益性,积极发挥政府引导作用,提升社会接受度和参与度;二是需要与社会机构、通航公司合作,资源共享、优势互补,进一步促进行业健康有序地发展。

(三)抓住重点,逐步推进

一是明确安全为“底线”,选择有专业医疗构型的直升机,严格按航空安全和救治规范开展工作,确保航空医疗救援安全。二是以区县级医院为航空转运重点,以高速公路为航空急救重点,以边远山区为航空服务重点,不断完善网络布局,推进航空医疗救援扩大服务范围。三是提前培养航空医疗专业队伍,储备航空医疗救援专业人才,为加快推进航空医疗救援工作做好铺垫。

下一步,重庆市航空医疗救援将进一步健全机制、规范流程、培训人才,积极争取政府政策、社会关注、公众支持,着力在增加直升机配置数量、扩大航空医疗救援网络、完善航空医疗救援服务上取得进一步的进展,更好地为重庆市及周边省市人民群众生命健康服务。

参考文献

[1] 航空医学救援医疗装备专家共识组.航空医学救援医疗装备的专家共识[J].中华急诊医学杂志,2018,27(2):141-144.

[2] Xu D,Luo P,Li S,et al. Current status of helicopter emergency medical services in China：A bibliometric analysis[J]. Medicine,2019,98(6):e14439.

[3] 邓志宏.航空医疗救援的概念及特点探讨[J].空军医学杂志,2011,27(3):168-169.

［4］　吕瑞,巴衣尔策策克,彭明强.国内外空中医学救援发展及现状[J].中国急救复苏与灾害医学杂志,2017,12(6):569-573.

［5］　Simpson N,Bartley B,Corfield A R,et a1.Performance measurement in British helicopter emergency medical services and Australian air medical services[J].Emergency Medicine Journal,2012,29(3):243-246.

［6］　国家航空医学救援基地,航空医学救援医务人员配置专家共识组.航空医学救援医务人员配置的专家共识[J].中华急诊医学杂志,2018,27(8):840-843.

重症患者卷积神经网络腹腔内压回归模型的建立及应用研究

唐　昊　陈春燕　王　婷　伍正彬　商　璀　简福霞
姚　娟　朱智勤　蒋东坡

中国人民解放军陆军特色医学中心

一、背　　景

根据腹腔内高压(intra-abdominal hypertension,IAH)和腹腔间室综合征(abdominal compartment syndrome,ACS)诊治国际指南,重症患者具有 IAH 高危因素时需进行腹腔内压(intra-abdominal pressure,IAP)监测[1-2]。膀胱内压(intraviseral pressure,IVP)测量法是 IAP 测量的常用方法,但其测量方法烦琐、易引起感染,且间断测量方法可能造成延迟诊断 IAH 的情况[3-4]。我们希望根据重症患者的临床资料等指标,利用深度学习的方法建立临床资料与 IAP 的回归关系,完成 IAP 预测任务,为 IAH 的早期诊治提供参考依据。

二、方法和对象

进行回顾性队列研究,对象为 2019 年 8 月 30 日至 2021 年 3 月 30 日中国人民解放军陆军军医大学大坪医院重症医学科 ICU 患者。该试验获得中国人民解放军陆军军医大学大坪医院伦理委员会批准,且已在中国临床试验中心进行临床试验注册(试验注册号:ChiCTR1900020562)。

(一) 入选标准

纳入标准:① 入住 ICU 且住院时间≥24 小时;② 年龄≥18 岁。
排除标准:① 未进行 IAP 测量;② 病历资料缺失。

（二）研究方法

1. 研究流程

符合纳入标准的患者,收集基本资料(性别、年龄、BMI[①]、入住 ICU 原因)和临床资料(ISS 评分[②]、入 ICU 第 1 天的 APACHE Ⅱ评分[③]、SOFA 评分[④]、有无脓毒症、降钙素原、乳酸、C 反应蛋白、腹壁紧张度)。

2. 人工智能模型的构建

采用卷积神经网络(convolutional neural network,CNN)的方法,利用高维特征数据对 IAP 进行预测。网络结构由 6 个一维卷积层、3 个最大池化层和 2 个全连接层组成。共选取 100 组样本数据作为本文的数据集,分为训练集和验证集,比例为 8∶2。具体模型参数如表 1 所示。

表 1　CNN 模型参数

模型参数	数值
数据集维度	(100,12)
过滤器	16;32;32;64;64;128
卷积核	3
学习率	0.000 3
迭代器	2 000
批次	64
训练集	90
随机数种子	10

3. 人工智能模型的评价

采用 6 个评价指标来评估模型预测能力,包括均方误差(mean square error,MSE)、均方根误差(root mean square error,RMSE)、平均绝对误差(mean absolute error,MAE)、平均绝对偏差(median absolute deviation,MAD)、可解释方差(explained variance score,EVS)和决定系数 R^2。

模型在 6 种评价指标下与支持向量机(support vector machines,SVM)、

[①]　BMI 为身体质量指数。

[②]　ISS 评分为创伤严重程度评分。

[③]　APACHE Ⅱ评分为急性生理和惯性健康评分。

[④]　SOFA 评分为序贯器官衰竭估计评分。

Sklearn 集成模型(Sklearn integrated model,SIM)、多层感知机(multi-layer percep-tron,MLP)和 K 近邻算法(K-nearest neighbor,KNN)进行对比。

三、研 究 结 果

(一) 纳入患者资料

共统计患者 126 名,符合纳入标准 100 名,男性患者 48 人(48%),平均年龄 46(40~53)岁,BMI 25.05(22.82~26.28) kg/m² 。数据集病例的特征参数如表 2 所示。

表 2　研究患者的基本资料和临床指标(N = 100)

指标	值
男性患者/%	48
年龄/岁	46(40~53)
接受损伤控制手术患者/%	15
肝硬化患者/%	20
大出血患者/%	14
肠梗阻患者/%	15
肥胖患者/%	49
BMI/(kg·m⁻²)	25.05(22.82~26.28)
Sepsis 患者/%	52
收缩压/mmHg	120(105.5~136.25)
SOFA/分	5(4~6)
APACHE Ⅱ/分	18.28(15.64~21.49)
PCT/(ng·mL⁻¹)	5.55(4.35~7.93)
hsCRP/(mg·L⁻¹)	9.71(6.92~13.39)
血乳酸/(mmol·L⁻¹)	3.59(1.65~5.03)
AWT/(N·mm⁻¹)	2.73(2.51~3.00)

注:Sepsis 为脓毒症;PCT 为降钙素原;hsCRP 为超敏 C 反应蛋白;AWT 为腹壁紧张度。

（二）人工智能模型评价

1. CNN 回归模型预测效能

IAP 的预测值和真实值散点图如图 1 所示。不同回归实验指标结果如图 2 所示。

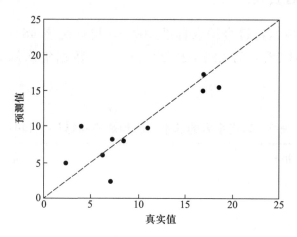

图 1　预测值与真实值散点图

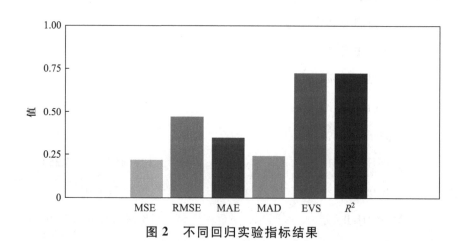

图 2　不同回归实验指标结果

2. CNN 回归模型评价

CNN 模型在 6 种评价指标下与 SVM、SIM、MLP 和 KNN 的对比结果如表 3 所示。表 4 为测试组部分真实值与预测值的偏差比例。

表 3　不同回归模型的结果对比

指标	SVM	SIM	MLP	KNN	CNN
MSE	0.304	0.312	0.398	0.330	0.224
RMSE	0.551	0.558	0.630	0.574	0.473
MAE	0.447	0.567	0.507	0.461	0.352
MAD	0.372	0.391	0.456	0.353	0.246
EVS	0.689	0.665	0.605	0.718	0.727
R^2	0.681	0.662	0.582	0.719	0.726

表 4　测试组 IVP 真实值与预测值的偏差比例

指标	ID							
	1	2	3	4	5	6	7	8
真实值	6.07	4.95	8.14	15.03	17.24	9.84	8.28	15.55
预测值	6.02	2.37	8.40	16.81	16.87	11.00	7.22	18.54
比例/%	0.82	52.12	3.19	11.84	2.15	11.79	12.80	19.23

四、讨　　论

我们采用重症患者基本资料和临床资料的数据,利用人工智能的方法,构建了 CNN 回归模型,结果显示该模型预测 IAP 的效能佳。近年来,重症医学领域对疾病的早期预防和诊断给予了更多的关注,既往研究利用传统的统计学方法构建了疾病发生、发展和预后等预测模型,作为风险与获益评估的量化工具,为医生提供更为直观理性的信息,以利于其提供更好的治疗策略[5]。但是,传统的统计学预测模型仅仅能够发现疾病的危险因素,建立相关性,但预测效能较差,人工智能模型能够更好地拟合复杂临床变量与疾病发生的回归关系,评估量化性能更佳[6]。

我们的研究结果与其他疾病的人工智能模型对比,具有一定的优势。Xiang 等[7]和 Meyer 等[8]分别通过卷积神经网络和梯度提升算法 XGBoost 分析 24 小时内患者生命体征趋势,并预测了患者在观察期间的死亡率和感染性休克风险值,然而较短的时间窗口限制了模型的预测范围和模型的泛化能力。Yang 等[9]和 Qiu 等[10]使用多层感知机作主干模型来分别预测冠状动脉监护病房中常见疾病患者的生存概率和重度胰腺炎患者的腹腔内感染概率,但简单的多层感知机并不能很好地建立复杂高维特征间的联系,且多层感知机相对宽阔的兴奋边界和容易过拟合的缺点影响了模型的预测精度。Raita 开发了利用决策树模型来预测急诊科分诊后的临床结果[11]。Meyer 开发了一个基于循环神经网络的系统,用于实时预测心脏手术后的严重并发症发生概率[8]。然而,Raita 和 Meyer的预测模型建立过程中的多重非线性操作使得每个输入变量对预测模型的影响难以评估,且缺乏对预测模型的可解释性[8,11]。上述方法显示了不同深度学习模型在对高维特征数据特征的提取和目标特征的预测过程中存在的不足。

相比于上述方法,卷积神经网络中局部权值共享的特殊结构对于一维数据处理有着独特的优越性,其布局更接近于真实的生物神经网络,权值共享的行为降低了网络的复杂性。在本文的多元回归任务中,以多维输入向量形式的数据可以直接输入卷积神经网络,避免了特征提取和分类过程中数据重建的复杂度。特别的,相比于 SVM、SIM、MLP 和 KNN,卷积神经网络的卷积核扩展了特征提取空间,增强了数据特征的上下文空间关系,十分契合本文的数据集特点。

参考文献

［1］ Kimball E J. Intra-abdominal hypertension and abdominal compartment syndrome:A current review[J]. Current Opinion in Critical Care,2021,27(2):164-168.

［2］ Kirkpatrick A W,Roberts D J,De Waele J,et al. Intra-abdominal hypertension and the abdominal compartment syndrome:Updated consensus definitions and clinical practice guidelines from the World Society of the Abdominal Compartment Syndrome[J]. Intensive Care Medicine,2013,39(7):1190-1206.

［3］ Reintam Blaser A,Regli A,De Keulenaer B,et al. Incidence,risk factors,and outcomes of intra-abdominal hypertension in critically ill patients—A prospective multicenter study (IROI study)[J]. Critical Care Medicine,2019,47(4):535-542.

［4］ Al-Abassi A A,Al Saadi A S,Ahmed F. Is intra-bladder pressure measurement a reliable indicator for raised intra-abdominal pressure? A prospective comparative study[J]. BMC Anesthesiology,2018,18(1):69.

［5］ Lee B,Kim K,Hwang H,et al. Development of a machine learning model for predicting pediatric mortality in the early stages of intensive care unit admission[J]. Scientific Reports,2021,11(1):1263.

［6］ Mamdani M,Slutsky A S. Artificial intelligence in intensive care medicine[J]. Intensive Care Medicine,2021,47(2):147-149.

［7］ Xiang L,Wang H,Fan S,et al. Machine learning for early warning of septic shock in children with hematological malignancies accompanied by fever or neutropenia:A single center retrospective study[J]. Frontiers of Oncology,2021,11:678743.

［8］ Meyer A,Zverinski D,Pfahringer B,et al. Machine learning for real-time prediction of complications in critical care:A retrospective study［J］. The Lancet Respiratory Medicine, 2018,6(12):905-914.

［9］ Yang R,Huang T,Wang Z,et al. Deep-learning-based survival prediction of patients in coronary care units［J］. Computional and Mathematical Methods in Medicine,2021,2021: 5745304.

［10］ Qiu Q,Nian Y J,Tang L,et al. Artificial neural networks accurately predict intra-abdominal infection in moderately severe and severe acute pancreatitis［J］. Journal of Digestive Diseases,2019,20(9):486-494.

［11］ Raita Y,Goto T,Faridi M K,et al. Emergency department triage prediction of clinical outcomes using machine learning models［J］. Critical Care,2019,23(1):64.

创伤感染的防治与病例分享

闫柏刚

重庆医科大学附属第三医院

一、引　言

感染是创伤后期患者最主要的并发症,死亡率占全部创伤中后期死亡的70%以上[1]。随着我国创伤救治体系的建立和逐步完善,提升了第一、二死亡高峰创伤患者的救治效果。因此如何有效地做好后期感染的防治,是创伤诊治所面临的重要问题。

二、创伤感染的认识及早期处理

创伤感染包括外源性感染(创面/伤道感染)、内源性感染和院内感染。在受伤瞬间,伤口存在多种外源性微生物的入侵;之后因机体保护屏障的破坏及内环境的紊乱,其内源性感染(如胃肠道菌群的感染)概率增加;又因创伤患者住院后的侵入性操作和住院时长等因素,医院获得性感染的风险明显提高。创伤早期及时的创面处理是预防创伤感染的关键,早期治疗原则[2]包括:尽早彻底清创;特殊部位(头、面、手、外阴部等)初期缝合,颅、胸、腹、关节腔穿透伤缝合胸腹膜、硬脑膜和关节囊,其余部位伤口清创后包扎或覆盖无菌敷料,必要时实施负压伤口治疗;早期预防性抗菌药物及破伤风抗毒素的使用。

三、创伤感染、脓毒血症高危因素及预后分析

开放性损伤感染风险常常大于钝性伤,在伤情基本相近的情况下,颅脑、脊柱和胸部创伤发生感染的概率相对较高,四肢伤感染发生率较低[3]。创伤严重程度与感染的发生有直接的关系,研究表明[1],创伤严重度评分、格拉斯哥昏迷评分、APACHE Ⅱ评分的高低等都是创伤后感染的危险因素。不同污染程度伤口发生局部感染的风险分别为:清洁伤口 1.5%,可能污染伤口 7.5%,污染伤口15%,严重污染伤口 40%。创面早期及时的异物清除及创面消毒清创,能显著降低创伤后局部感染的发生率。创伤患者使用抗生素进行治疗非常普遍,但不规范的抗生素使用常常导致细菌耐药性和破坏肠道正常菌群,从而增加创伤患者

二次感染风险。严重创伤患者需要接受气管插管、静脉导管、动脉导管、尿管等各种侵入性检查和治疗,使得创伤患者发生感染的风险显著增加[4]。手术是创伤救治中的关键手段,但手术也会增加创伤患者伤口感染率[5]。创伤感染的发生与患者年龄也有一定的内在联系,数据统计结果显示,随着年龄的增加,创伤患者发生感染的概率也就越大[6]。长期慢性病(如糖尿病、慢性心肺肝肾疾病、肿瘤)患者,其机体抵抗力较弱,并可能存在细菌在体内长期定植,受伤后感染风险明显大于既往健康者[7]。

创伤患者后期常因感染失控而进一步发展形成脓毒血症,导致序贯性器官功能障碍,形成器官功能障碍综合征。有研究显示[8],创伤脓毒血症患者金黄色葡萄球菌、耐甲氧西林金黄色葡萄球菌感染常见,且死亡风险较高;特殊部位(颅脑、脊柱和胸部)创伤手术感染的脓毒血症相对较高[9];气管插管感染是院内设备相关感染中最常见类型,机械通气时间是创伤患者脓毒血症的高危因素[10];SOFA 评分是脓毒血症发生的独立危险因素,创伤患者入院时 SOFA 评分越高,并发脓毒血症的概率越大[11]。

四、创伤感染的病原菌分布及药敏情况

创伤感染部位通常包括伤口、呼吸道、泌尿道、血液、血管内插管、深部体腔感染等,其中以呼吸道和泌尿道为最常见的部位,其次为伤口和血液,血管内插管、胸部和腹部感染较为少见[12]。不同地域创伤患者感染的发生率可能存在差异,但导致感染的病原菌种类基本相同,只是在常见病原菌种类的排序上略有不同[13-15]。革兰氏阴性菌以假单胞菌属、肠杆菌属、大肠埃希菌、克雷伯菌为主,革兰氏阳性菌以凝固酶阴性葡萄球菌、金黄色葡萄球菌、肠球菌为主。此外,创伤患者的感染病原菌与感染部位亦有一定相关性[16],泌尿道感染常见细菌为肠球菌、大肠杆菌,呼吸道感染常见金黄色葡萄球菌、凝固酶阴性葡萄球菌、假单胞菌属、肠道细菌属。血液感染常见细菌为铜绿假单胞菌、不动杆菌、大肠埃希菌、凝固酶阴性葡萄球菌、肠球菌属、金葡菌。血管内插管感染常见细菌为凝固酶阴性葡萄球菌、肠道细菌属,伤口感染常见细菌为凝固酶阴性葡萄球菌、肠球菌属和假单胞菌属。归纳各创伤感染患者感染菌株药敏试验结果,可大致得出以下结果[16-18]:革兰氏阳性菌药敏试验中,创伤感染患者血标本分离的葡萄球菌属对万古霉素、利奈唑胺等抗菌药物敏感,对青霉素耐药率均超过 90%,对氨苄西林、头孢哌酮、头孢噻肟、诺氟沙星、庆大霉素、红霉素、环丙沙星均有较高的耐药性。革兰氏阴性菌药敏试验中维持 50% 以上耐药率的抗生素有氨苄西林、头孢噻肟、头孢呋辛、头孢西丁、氯霉素、复方新诺明等多种抗生素,大肠埃希菌和肺炎克雷伯菌对亚胺培南全部敏感,克雷伯菌属、大肠埃希菌和肠杆菌对头孢噻

肟、头孢他啶、氨曲南的耐药率为 30%～70%,铜绿假单胞菌和鲍曼不动杆菌对碳青霉烯类抗菌药物的耐药率均达 30% 以上。

五、抗生素的应用

抗菌药物的使用是防治创伤感染的重要手段,在创伤救治过程中,创伤感染预防与治疗的基本原则是在积极处理创面的基础上,合理应用抗菌药物及对症、支持治疗。关于创伤后抗菌药物的使用,推荐在创伤后 3 小时内应尽快给予抗菌药物[19]。目前多数认为,伤后 3 小时内是预防使用抗生素的黄金时间,因为这个阶段是机体急性反应期,局部充血有利于药物的弥散及达到有效药物浓度并发挥有效的抑菌或杀菌作用。创伤后的患者抗菌药物给药途径首选静脉使用抗菌药物。当然,并不是所有的创伤患者都需要全身用药。对于创面局部感染,局部用药因局部药物浓度高、持续时间长、全身毒副作用小的特点而优于全身用药,需根据患者的具体情况,合理应用抗生素,全身用药和局部用药相结合,以达到更好的防治创伤感染效果。创伤后预防性使用抗菌药物的种类及剂量选择上,往往是根据污染最重的部位选择使用抗菌药物及预防性使用抗菌药物初次最大允许量,常具有针对性强、组织穿透能力强、达到有效药物浓度快及临床证实有效且安全的特点。当感染基本得到控制时,要及时停用抗生素;切勿长期无适应证过度使用抗生素。特别是较长时期应用广谱抗生素者,可伴真菌感染,应酌情应用抗真菌药物。

六、创伤后炎症免疫反应

创伤后,机体炎症细胞(巨噬细胞、单核细胞、成纤维细胞和内皮细胞)活化,释放炎症介质。当炎症反应突破了炎症细胞产生炎症介质的自限性作用,通过自我持续放大的级联反应,促使大量促炎介质释放,并通过血液循环引起全身性炎症反应,导致多器官功能损害[20]。抗炎介质与促炎介质在不同的环节上相互作用、相互拮抗,形成复杂的炎症调控网络。创伤早期因促炎因子释放,促炎反应占主导地位,同时抗炎介质的不断释放导致细胞因子失衡,促炎细胞因子水平降低,抗炎细胞因子水平升高,即出现抗炎反应综合征[21]。此时,机体抗炎介质占优势,导致免疫抑制,感染的概率显著增加。当抗炎介质与促炎介质同时存在且相互增强时,会导致炎症反应和免疫功能更为严重的紊乱。

七、创伤感染的手术治疗

感染可根据其范围分为全身感染和局部感染,而全身感染往往发生在局部感染的基础上,当局部感染程度逐渐加重而不能有效控制时常导致全身感染。

对于局部感染病灶(如脓肿),单纯的全身性使用抗生素等对症支持治疗并不能达到有效的治疗效果,局部感染灶的手术治疗则成为局部感染治疗的关键。手术治疗方式的选择需根据局部感染灶部位及情况而定,常见的方式有切开清创引流、穿刺引流、开放疗法等。

创伤感染的防治是创伤诊治过程中一个复杂而艰巨的任务。创伤感染是由创伤环境、机制、部位及免疫反应等多因素作用的结果,所以,创伤感染的防治仅靠单因素的控制常常达不到理想的效果,治疗上需建立在具体临床基础上,充分分析感染因素、患者病程及特点,有效选择外科手术、抗生素、炎症控制、免疫及内环境的调节及脏器功能支持等综合治疗以达到感染防治的目的。

八、病 例 分 享

简要病史　50 岁男性,从高处坠落被直径约 8 cm 粗钢管贯穿右侧胸部,全身多处疼痛,呼吸困难。当地县医院急诊予以手术拔出体内钢管,同时予气管插管、机械通气、右侧胸腔闭式引流等处理。术后,患者反复高热,最高 39.5 ℃,胸腹部伤口周围皮肤变黑、瘀紫,伤口部分裂开,可见明显渗血、渗液。下颈部、胸腹壁、会阴部及双侧阴囊区广泛软组织气肿。伤后 7 天 CT:右侧顶叶脑挫伤伴出血,右侧液气胸(肺压缩 30%)并胸腔引流术后,左侧胸腔少量积液,双肺多发肺挫伤,右肺部分不张,胸骨、右侧第 4—6 肋骨骨折。胸水乳糜试验阳性;胸部创面组织培养提示多种细菌生长,真菌培养出丝状真菌;伤口坏死组织见霉菌生长。胸腔持续引流出大量脓性乳糜性液体,无尿,多器官功能障碍无明显改善,病情进行性加重。为进一步治疗,于 2019 年 6 月 15 日转来我院。

入院诊断　① 高处坠落伤:右侧顶叶脑挫伤伴出血,胸部贯通伤,多发性肋骨骨折(右侧第 4—6 肋),胸骨骨折,右胸前壁裂伤,肺挫伤,脓胸并乳糜胸,胸部切口皮肤坏死并感染。② 脓毒血症。③ MODS:ARDS(中度),急性肾衰竭,急性肝功能不全,急性应激性胃黏膜出血。④ 尿路感染。

入院后治疗　① 多次给予原发病灶的清除:右侧胸壁脓肿清创术+坏死肌肉清除+创面负压封闭引流(VSD)(间隔 4~6 天)、胸腔闭式引流。② 不断调整的抗感染精准治疗。③ 重症监护治疗:持续镇痛镇静 PICCO 监测,持续有创呼吸机辅助通气,间断纤维支气管镜吸痰+肺泡灌洗,连续性肾脏替代治疗(CRRT)——连续性静脉-静脉血液透析滤过(CVVHDF),输血、补充白蛋白、保护脏器功能、肠外营养等治疗。历时 50 天,痊愈出院。

经验总结　明确感染灶,积极清除感染灶是救治成功的基础;制定泛耐药细菌感染抗生素治疗的方案是救治成功的关键;抗真菌药物的合理选择及药物浓度监测是救治成功的重要环节;重症患者的综合治疗是救治成功的保证。

参考文献

［1］ Caricato A,Montini L,Bello G,et al. Risk factors and outcome of Acinetobacter baumanii infection in severe trauma patients［J］. Intensive Care Medicine,2009,35(11):1964-1969.

［2］ 梁华平. 创面感染防治应注意的几个问题[J].创伤外科杂志,2016,18(10):577-580.

［3］ 高敏,孙宇,王宇迪,等. ICU创伤后感染患者并发脓毒症的危险因素分析[J].第三军医大学学报,2017,39(4):367-372.

［4］ 王定坤,金心,张新文. 重度颅脑外伤患者医院感染的临床特点观察[J].中华医院感染学杂志,2014,24(3):679-681.

［5］ 姚咏明,栾樱译. 提高对创伤感染及其并发症的认识[J].临床急诊杂志,2011,12(6):361-364.

［6］ Lazarus H M,Fox J,Burke J P,et al. Trauma patient hospital-associated infections:Risks and outcomes［J］. Journal of Trauma,2005,59(1):188-194.

［7］ Ringdal K G,Skaga N O,Steen P A,et al. Classification of comorbidity in trauma:The reliability of pre-injury ASA physical status classification［J］. Injury,2013,44(1):29-35.

［8］ Lalwani S,Punia P,Mathur P,et al. Hospital acquired infections:Preventable cause of mortality in spinal cord injury patients［J］. Journal of Laboratory Physicians,2014,6(1):36-39.

［9］ Ani C,Farshidpanah S,Bellinghausen S A,et al. Variations in organism-specific severe sepsis mortality in the United States:1999-2008［J］. Critical Care Medicine,2015,43(1):65-77.

［10］ Ravetti C G,Moura A D,Vieira É L,et al. sTREM-1 predicts intensive care unit and 28-day mortality in cancer patients with severe sepsis and septic shock［J］. Journal of Critical Care,2015,30(2):440.

［11］ Park J H,Choi S H,Yoon Y H,et al. Risk factors for sepsis in Korean trauma patients［J］. European Journal of Trauma and Emergency Surgery,2016,42(4):453-458.

［12］ Lazarus H M,Fox J,Lloyd J F,et al. A six-year descriptive study of hospital-associated infection in trauma patients:demographics,injury features,and infection patterns［J］. Surgical Infection (Larchmt),2007,8(4):463-473.

［13］ 周娟. 急诊外科胸腹部创伤患者术后切口感染病原菌分布及危险因素探究[J].临床误诊误治,2016,29(3):100-102.

［14］ 李鹏,韩小松,王世强,等. 骨科创伤患者感染病原菌分布及耐药性分析[J].中华医院感染学杂志,2017,27(21):4957-4959.

［15］ 李璟,刘爱波. 创伤感染病原菌分布及耐药性分析[J].现代医药卫生,2016,32(21):3303-3305.

［16］ 田颖,张新蕾,王改先,等. 急诊创伤患者血标本分离病原菌分布及其耐药性分析[J].

中国消毒学杂志,2017,34(8):774-777.

[17] 赖剑波,姚志军,李健球,等. 严重创伤患者医院感染病原菌分布及耐药性分析[J].河北医药,2015,37(7):1094-1097.

[18] 杨俊,马华兰,谭淑英,等. ICU 内重症创伤感染者病原菌及耐药菌的分布[J].海南医学,2017,28(20):3337-3339.

[19] Hospenthal D R,Murray C K,Andersen R C,et al. Guidelines for the prevention of infection after combat-related injuries[J]. Journal of Trauma,2008,64(3 Suppl):S211-S220.

[20] Alazawi W,Pirmadjid N,Lahiri R,et al. Inflammatory and immune responses to surgery and their clinical impact[J]. Annals of Surgery,2016,264(1):73-80.

[21] Ni Choileain N,Redmond H P. Cell response to surgery[J]. Archives of Surgery,2006,141(11):1132-1140.

无创机械通气联合清醒俯卧位通气治疗急性重度硫酸二甲酯中毒病例报道

刘永生　杨　梅

重庆医药高等专科学校附属第一医院

一、引　言

硫酸二甲酯(dimethyl sulfate,DMS)为油状带刺激性气味的化学物,在化工和医药等行业应用广泛,可经呼吸道、皮肤或消化道吸收。在其生产、使用、运输、储存过程中,由于设备泄漏或爆炸、运输或装卸过程中容器破损、清洗或检修留有 DMS 残液的设备等均可能接触过量 DMS 并导致急性损伤[1]。我院重症医学科于 2019 年用无创机械通气联合清醒俯卧位通气成功救治了 1 例急性硫酸二甲酯中毒致严重呼吸衰竭的患者,现报告如下。

二、临 床 资 料

患者,男,56 岁,因"吸入硫酸二甲酯后双眼刺痛 12 小时,呼吸困难 6 小时"于 2019 年 9 月 17 日入我院。患者近年来在物流公司从事搬运工作,吸烟 30 年,约 20 支/天。

入院查体:T 36.3 ℃,P 83 次/分,R 26 次/分,BP 116/79 mmHg,神志清楚,说话困难,声音嘶哑,球结膜充血,咽部充血红肿。双肺呼吸音粗,双肺底可闻及大量湿啰音。血常规检查示 WBC $10.96×10^9$/L,中性粒细胞 74.5%,肺部 CT 示右肺中叶、下叶见浅淡密度影;喉镜检查示喉黏膜水肿。血气分析示 pH 7.388,PCO_2 36.8 mmHg,PO_2 112.1 mmHg,HCO_3 21.7 mmol/L,BE −2.8 mmol/L,Lac 1.41 mmol/L(面罩吸氧 5 L/min)。

诊断:重度硫酸二甲酯中毒、化学性肺炎、Ⅰ型呼吸衰竭、化学性结膜炎、化学性咽喉炎。

入院后予面罩吸氧、抗感染、糖皮质激素抗炎等治疗,患者症状未见缓解,2 小时后复查血气分析示 pH 7.388,PCO_2 36.8 mmHg,PO_2 112.1 mmHg,HCO_3 21.7 mmol/L,BE −2.8 mmol/L,Lac 1.41 mmol/L(面罩吸氧 5 L/min)。予无创呼吸机

辅助通气,继续抗感染、抗炎等治疗,患者气促逐渐加重,气道分泌物增多,18日患者氧合指数下降至 146 mmHg,复查 CT 示右上肺叶及左下肺叶可见浅淡片状密度增高影,右肺下叶大片实变,其内可见充气支气管征,考虑右肺下叶大叶性肺炎,右肺中叶及左肺散在感染(图 1)。继续抗感染、解痉、糖皮质激素抗炎等治疗,并在无创呼吸机辅助通气的基础上行清醒俯卧位通气,每日累计治疗时间至少 3 小时,病情允许时每日累计治疗时间大于 12 小时,患者症状逐渐缓解。20 日复查 CT 示右肺下叶实变影吸收减少,双肺片絮影及磨玻璃影增多,右侧叶间裂增厚,纤维支气管镜检查

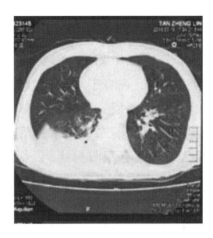

图 1　患者 9 月 18 日 CT

见声带活动良好,隆突锐利,左右气管、支气管黏膜充血肿胀,可见白色坏死物覆盖和黄色分泌物,以右下支气管为甚(图 2),考虑化学物质引起气道损伤、气道黏膜水肿、坏死严重。继续上述治疗,患者症状逐渐缓解,呼吸衰竭逐渐纠正,25日复查 CT 示右肺下叶实变影基本吸收,双肺上叶磨玻璃影减少,部分变浅。

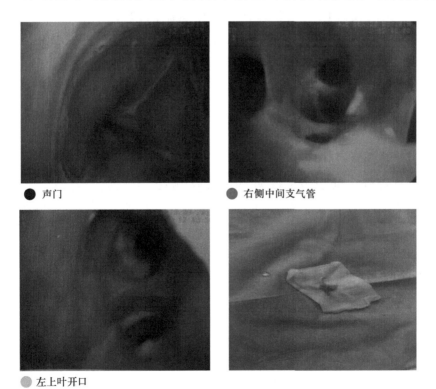

● 声门　　　　　　　　● 右侧中间支气管

● 左上叶开口

图 2　患者 9 月 20 日纤支镜检查所见及支气管黏膜脱落坏死物质

三、讨　论

硫酸二甲酯是一种高毒性、高腐蚀性的化学物质,常温下呈无色油状,有葱头样气味,难溶于水,具有脂溶性,在碱液中会迅速水解,其毒性作用与军事糜烂性芥子气相似。芥子气比氯气的毒性大 15 倍,在第一次世界大战中曾被用作化学毒剂。硫酸二甲酯暴露后的急性眼损伤是急性硫酸二甲酯中毒出现最早的症状,患者可有双眼异物感、刺痛、流泪、畏光、眼睑痉挛及视物模糊,眼科检查可见眼睑高度水肿痉挛、结膜充血水肿,部分病例可见角膜脱落及溃疡。随后出现上呼吸道刺激表现,表现为咽喉肿痛、声音嘶哑,严重者可出现喉水肿。喉水肿是急性硫酸二甲酯中毒突出的特征,其水肿程度与肺损伤程度不一致[2-3];可引起吸气性呼吸困难,造成窒息甚至死亡。此外,还可出现鼻黏膜脱落或支气管黏膜脱落,并可持续数天,若引流不畅可发生窒息而致死。本例患者暴露剂量大,中毒症状严重,入院后先后出现球结膜充血、咽喉水肿、支气管黏膜坏死脱落,经积极治疗后氧合指数仍进行性下降,考虑是硫酸二甲酯经气道直接或血流间接导致肺毛细血管损伤、通透性增加所致的肺水肿,以及脱落坏死物质堵塞气道所致的肺不张。及时应用糖皮质激素可能有利于预防和治疗 DMS 引起的严重呼吸道损伤[4-5]。清醒俯卧位是在非插管患者中实施的俯卧位治疗[6-7],主要适用于重症肺部疾病如急性呼吸窘迫综合征,经过高强度的呼吸机支持仍不能维持正常人体所需氧合的患者。其原理是利用患者体位的变化,使肺组织在胸腔内的位置相对较低,从而减轻了膈肌以及心脏等胸腔内脏器对肺组织的压迫;使胸腔容积相对扩大,肺组织更容易得到扩张,从而改善肺的通气功能,有利于更好地进行机械通气;并且由于背部处于较高的位置,在重力的作用下更容易将气道内的分泌物引流出来。大样本的随机对照研究证实,俯卧位对于行有创机械通气的急性呼吸窘迫综合征患者能改善其氧合及预后[8-9]。

参考文献

[1] US Environmental Protection Agency. Integrated risk information system (IRIS) on dimethyl sulfate (CASRN 77-78-1)[EB/OL].[2018-11-01].

[2] 刘伯飞.重度硫酸二甲酯吸入性中毒 4 例报道并文献复习[J].中外医学研究,2016,14(35):138-140.

[3] 董宁,张京.硫酸二甲酯泄漏事故应急处置的难点分析和对策探讨[J].职业卫生与应急救援,2014,32(1):42-44.

[4] Marik P E,Meduri G U,Rocco P R,et al. Glucocorticoid treatment in acute lung injury and acute respiratory distress syndrome[J]. Critical Care Clinics,2011,27(3):589-607.

[5] 杨福旺,辛海明,朱金红,等. 白烟吸入致不同程度急性呼吸窘迫综合征患者的救治

［J］. 中华烧伤杂志,2017,33(12):760-765.

［6］ Scaravilli V,Grasselli G,Castagna L,et al. Prone positioning improves oxygenation in spontaneously breathing nonintubated patients with hypoxemic acute respiratory failure:A retrospective study［J］. Journal of Critical Care,2015,30(6):1390-1394.

［7］ Ding L,Wang L,Ma W,et al. Efficacy and safety of early prone positioning combined with HFNC or NIV in moderate to severe ARDS:A multi-center prospective cohort study［J］. Critical Care 2020,24:28.

［8］ Guérin C,Reignier J,Richard J-C,et al. Prone positioning in severe acute respiratory distress syndrome［J］. The New England Journal of Medicine,2013,368(23):2159-2168.

［9］ Mancebo J,Fernández R,Blanch L,et al. A multicenter trial of prolonged prone ventilation in severe acute respiratory distress syndrome［J］. American Journal of Respiratory and Critical Care Medicine, 2006,173(11):1233-1239.

关于加强医院应急医学救援能力建设的探讨

杨学伟　丁玲新　周丽灵　郑初建　李良陈

重庆市南川区人民医院

一、引　言

当巨大的自然灾害突然来临时,人类是如此的渺小,我们能做的就是尽我们所能、以最大的努力将损失降到最低。医院应急医学救援的主要目的是拯救人类的生命,此目的是重要的、神圣的。应急医学救援能力属于医学救援力量的主要体现,也是其综合反映。日常中,只有通过不断增强应急医学救援力量,逐渐提升应急医学救援能力,方可在巨大灾害发生时上得去、过得硬、救得下。鉴于医院应急医学救援的重要性已经上升到国家战略层面,应急医疗救援中心及救援体系的建设也越来越被看重,本文对如何使预警能力更机敏、判断能力更准确、组织能力更灵活、协调能力更高效、处置能力更专业做出以下探讨。

二、如何形成机敏的预警能力

应急医学救援预警是指通过监测、收集、分析各种突发事件的相关信息,对突发事件的态势、发展趋势进行预测,从而采取对应的措施进行解决。通过合理、科学地监测突发事件,迅速、准确地做出对应的预警以及报告,提前做好应对突发事件的各项准备工作,方能降低突发事件的影响力。突发事件的监测预警一般包括三个环节:第一是采集并收集信息,主要是通过仔细观察、不断检验收集信息,构建信息系统,实现实时监控突发事件因素的变化情况,从而及时了解和掌握突发事件的发生、进展以及变化情况;第二是整理分析信息,主要是通过整理、分类、鉴别真假等方法对突发事件进行处理,对突发事件的变化规律进行分析,然后评估、预测即将出现的突发事件类型以及事件的严重程度,并给出对应建议;第三是突发事件预警告,该环节以信息整理分析为基础,通过管理机构上报突发事件的预测结果,将其传达至有关部门,从而起到警示作用,并且使有关部门能够提前采取预防控制措施。突发事件的监测预警工作具有主动性、可预见性、准确性和及时性,能够构建一项完善的监测体系,成立互相监测的预警系统,通过对突发事件的影响因素进行确认,分析不良征兆,从而构建出合理的预警信息[1]。

三、如何形成准确的判断能力

突发事件的判断是指通过系统性归纳、整理、分析掌握的突发事件信息,并综合分析与评估突发事件的性质、严重程度、引发原因、波及范围、可能引发的不良后果等,然后应用统计学分析处理方法或者信息化技术,对其判断的准确性进行分析。在判断前,必须对所有的事实进行审查,然后判断关乎全局的重点问题。对于突发事件,应该判断该事件是人为发生还是意外发生,是已经发生还是有一定概率发生,是有先兆还是处于高峰发作期,是否会对社会人员产生严重不良后果等,从而为决策提供有力依据。值得注意的是,在信息较少、大多数情况不明确的时候,可以与过去曾经发生的类似突发事件相对比,凭借以往的经验对其进行评估分析,这样既不会造成过度反应而浪费资源,也不会因为没有及时反应而贻误最佳的救援时机。通常来说,我们需要迅速组织有关力量,抵达突发事件发生的第一现场,掌握第一手资料后,做出进一步评估及决策[2]。所以,在分析评估突发事件前,需要以事实为根据,系统分析,将重点突出,做出合理化评估,尽可能准确地反映真实情况,然后完善信息数据库,通过合适的统计学方法,将突发事件的相关信息进行实时更新。

四、如何形成灵活的组织能力

组织能力需要以任务和功能需求为根据,将同系统、同种配合关系的各方面要素合理、高效地进行组合。当突发事件发生后,只需要按照各种要素有效地组织人力、物力、装备以及对应物资,合理调度,方可形成良好的救援能力,从而充分发挥出整体保障作用。所以在突发事件发生后,不仅需要决策能力,还需要灵活组织、调度现场资源。只有做到这样,才能使每个人各司其职,"好钢用在刀刃上",将每种保障资源的最大效能充分发挥出来[3]。比如:野战医疗所的基本任务是救治伤员,但若野战医疗所调到自然疫区,其最主要的任务就是防治传染病,那么就需要野战医疗所重新调整内部构成,强化预防,控制传染病。因此,应急医学救援的组织工作需要根据目标,合理调整内部构成,按照任务需求,将工作目标统一,保证上下步调一致,严格落实每一项任务。

五、如何形成高效的协调能力

突发事件的应急医学救援属于系统化工程,可涉及的单位较多,具有复杂的专业性和强大的技术性,必须经过高效的协调,才能将整体能力充分发挥出来。在应急医学救援的实施过程中,需要经过行政部门的领导统一调配,密切协调各要素之间的关系,以专业人员为主体、群众为辅助,根据科学的程序,逐一施行救援。在应急医学救援期间,各相关部门需要互相配合,上下联合行动,还需要广大群众之间形成配合,听从安排,在统一的领导下完成各项工作。只有各层级应急医学救援力量保持一致,方可有效开展医学救援工作[4],所以,在应急医学救援工作实施期间,需要成立具有权威性的机构,统一程序以及救援方法,确认相关制度,明确分工,强化不同部门之间的沟通,这样方可实现高效救援。

六、如何形成专业的处置能力

突发事件发生后,应急医学救援队伍的主要职责就是积极拯救伤员,寻找突发事件的引发原因、波动范围,并在现场做好协调以及处置工作。在出现突发事件以后,既需要及时抢救伤员,帮助伤员脱离生命危险,争取抢救时机,还需要制定有效的防控处置措施,将因突发事件而出现的污染尽可能消除,保护暴露者。突发事件的现场处置必须遵循伤病员救治的规律。应急医学救援力量抵达突发事件的发生现场后,工作人员既需要保证自身安全,还需要指导当地人员采用多种方法进行自我防护,并且组织群众做自救工作,同时在短时间内急救感染伤员,帮助其快速脱离生命危险[5]。所以,突发事件应急医学救援工作的实施原则是首先以防护为主,然后再进行抢救。除此之外,还需要建设具有高机动性、强保障能力的救援分队,各分队之间的沟通协调机制需要不断完善,保证药材等救援物资的不断供应,提升救援能力,保证有效控制每一项突发事件。

七、结　　语

在人类的成长历史中,人类始终在和不同的灾害进行斗争。灾害具有突发性,因此斗争灾害就需要具备应急性。应急医学救援是一个庞大的应急性斗争灾害的体系,需要具备机敏的预警能力、准确的判断能力、灵活的组织能力、高效的协调能力和专业的处置能力,这样方能够开展迅速、及时、科学、高效的应急医学救援工作,然后进行评估、分析、总结、改进,充分保障灾民身心健康。

参考文献

[1] 孙烽,屈莉红,周如女,等. 基于单一医院整建制的紧急医学救援队模式建立与应用[J].中国急救复苏与灾害医学杂志,2021,16(2):127-131.

[2] 王晓曼,朱海珊. 公立医院建设紧急医学救援队伍的现实困境及对策探讨[J]. 现代医院,2021,21(1):118-120.

[3] 刘宇,李亮,傅春林,等. 军队医院核应急医学救援实战化训练问题及对策[J].解放军预防医学杂志,2020,38(6):33-34.

［4］ 张紫薇,郜勇,程范军.疫情防控背景下国家紧急医学救援队伍存在的问题与对策——以援助武汉某公立医院医疗队为例［J］.中华灾害救援医学,2020,8(9):509-511.

［5］ 张必科,安佰京,李宗浩,等.中国紧急医学救援能力建设策略与措施探析［J］.中国急救复苏与灾害医学杂志,2019,14(1):5-8.

应急结构和多分队救援系统的有效性

杨学伟　丁玲新　周丽灵　郑初建　李良陈

重庆市南川区人民医院

一、引　　言

复杂的紧急情况(如突发公共卫生事件、恐怖袭击或自然灾害)具有高风险性、不可预测性和时间紧迫性的特质,为了取得最佳效果,危机应对方需要以快速、有效的方式解决固有任务的复杂性,并要求具备足够的灵活性,以应对快速变化的环境所带来的不可预测性[1]。相关理论[2]和实践发现,多团队系统(multi-team system,MTS)可以有效地管理此类紧急情况的复杂性。

二、多团队系统的定义

MTS[3]是指由两个或两个以上拥有不同近期目标的团队组成的系统,为实现一系列共同目标而在一个共同终极目标的指引下至少与系统中一个团队在输入、过程和输出上相互作用以应对出现的各种紧急情况。在 2020 年年初席卷全球的新冠肺炎疫情中,重庆市南川区采取了该项应急结构迅速应答措施,交出了一份满意答卷,本文将通过该成功案例剖析应急结构和多分队救援系统的有效性;通过紧急 MTS 结构的互动方式,分析团队内部、实施过程(即领导、计划、协调)和紧急状态(即交叉理解和情境意识)的复杂相互作用,发现它们对最终MTS 干预结局的深远影响。

三、多团队系统的有效性分析

MTS 的有效性[4]取决于组成 MTS 的团队提供的(多样化)资源的转化。系统功能理论[5]认为,动态性(整个系统随时间的不稳定性)和差异性(组成团队之间的分离程度)是影响 MTS 有效性的两个首要维度。因此,必须通过有效的协调机制不断平衡高任务复杂性要求的高多样化需求,利用个体和团队之间的信息来产生宏观认知,将最终产生优于组成团队的集体性能的结构(包括态势感知)。该地区响应新冠肺炎疫情的大方针是基于以卫生系统部门为主体,以交通部门、环境管理部门、治安部门为多样化的参与模式,行政后勤部门培训上岗的动态参与作为后续储备力量,保证了该项应急活动中多样化资源的动态转化。

MTS 中可用资源的迭代转换(包括知识和专业知识)与团队有效性的输入-处理-输出(I-P-O)模型是一致的[6]。例如参与任务时,MTS 团队可同时参与多个 I-P-O 特定周期交变性能的转换(即分析任务,设定目标和计划)和行动(即完成任务,监督和协调各团队)。由于组成团队所追求的近期目标在某种程度上是相互依赖的,为了实现共同的远期目标,组成团队的 I-P-O 事件需要进行整合。该地区响应新冠肺炎疫情的措施中,采取了定期报送当前新冠肺炎疫情的信息传达方式,由卫生行政部门将信息输入至三级—二级——一级医疗卫生机构,通过三级医疗机构输出至区域内居民,再由三级医疗机构将疫情信息及时上传,形成一个有效的 I-P-O 闭环。

在实施过程(即领导、计划、协调)和紧急状态(即交叉理解和情境意识)方面,有效的 MTS 领导意味着塑造内部和团队内部流程,并在团队和系统层面的行动与过渡阶段提供支持[7]。有效的领导、迅速的识别、目标和战略的转化贯穿整个过程。MTS 计划在三个维度上展开:翔实的计划为 MTS 在阶段开始设定主要行动方针,而应急计划或"B 计划"(一种可选择的行动方针)的制定有助于在面对不断变化的情境约束时调整各组成团队的行为。该地区响应新冠肺炎疫情的措施中,除建立了 1 所定点救援医院外,还整合了 3 所二级医疗机构作为储备单位,以作为后备力量循环使用,达到了应对环境突发事件的目标,通过合并其他正式或临时团队来调整其结构,表现出了类似自适应系统的先进性。

除了计划和协调外,情境意识(situation awareness)也是 MTS 有效性的关键先决条件[8]。情境意识作为个体水平构念,指在任务完成过程中对正在发生的事情的动态感知和理解,以及对未来状态的准确预测。在系统层面上,情境意识是一种编译性的紧急状态,描述了在特定时间在 MTS 中被激活的与任务相关的知识,它是执行既定目标所必需的。MTS 情境意识的出现在很大程度上取决于通过监测环境变化而获得的个人表征的质量[9],但也取决于团队内部的沟通过程和领导能力。通过准确地了解形势的限制,应急后勤支持部门可以根据眼前的形势调整其近期目标,并调整其决定和行动。如果各团队的情境意识不同,则会妨碍团队间的协调,最终降低 MTS 的有效性。该地区响应新冠肺炎疫情的措施中,定期对防疫人员进行最新信息的培训,并通过治安管理部门对大数据的监控进而对错误的信息和舆论进行及时校正,降低该事件中社会成员情境意识的偏倚性。基于以上信息,得出以下调查结果。

(1) MTS 中的应急结构(社会行政组织、民众志愿者)对 MTS 的有效性有积极影响,并在一定程度上促进了 MTS 中情境意识的出现。

应急结构的形成是帮助 MTS 通过多种领域和专业的贡献来精准应对突发卫生事件的重要前提。他们与医疗专业 MTS 的一个操作团队合作,支持在整个系统内传播准确的情境意识。此外,民众志愿者的参与帮助系统对整体情况(如公共卫生事件的环境学、人文学等)形成准确的理解。

(2) MTS 中的应急结构(社会行政组织、民众志愿者)在一定程度上支持分散和应急计划以及反应性策略调整,对 MTS 的有效性有积极影响。

MTS 必须对快速变化的环境条件做出快速、有效的反应,而适应过程(分散和应急计划,反应性策略调整)必须在团队协调之间保持有效。通过信息调度,当地居民能将疫情的最新关键信息整合到整个 MTS 中。MTS 的准确情境意识支持有效的反应性策略调整,支持整个 MTS 的适应过程。

(3) MTS 中的应急结构(社会行政组织、民众志愿者)对 MTS 的有效性有一定程度的负面影响,甚至会阻碍 MTS 中交叉理解的出现。

由于 MTS 往往是高度多样化的快速行动结构,较短的时间跨度阻碍了准确的交叉理解的出现。其他组织的参与可能会加剧这一挑战,因为这些应急机构缺乏应对紧急情况的正式培训,也缺乏对交叉理解至关重要的专业知识。应急结构带来的分化和活力可能会因不准确的交叉理解而阻碍 MTS 的有效性。

(4) MTS 中的应急结构(社会行政组织、民众志愿者)对 MTS 的有效性产生了负面影响,其影响程度取决于应急结构对 MTS 中团队协调过程之间的干扰程度。

如前文所述,在复杂的紧急情况(紧急 MTS 结构)中,应急结构的参与是常态,而不是例外。有一部分民众志愿者自发参与,而由于这种自发的参与并无正式的计划和程序,可能会破坏整个系统的协调,例如在交通闭环中自发从其他城市运送物资抵达疫区后往返都成问题而对疫情部署造成困扰的行为。因此,正式的计划和程序应该考虑到可能的志愿者参与,以确保这些应急结构增加了 MTS 的活力和差异性,但不会破坏团队协调和协作。

我们的调查结果还揭示了培养应急 MTS 领导者为整个系统提供支持的重要性。在过渡阶段:促进信息集成、任务分析和目标设定。在行动阶段:监测组成团队的进展并确保协调。此外,由于应急 MTS 的柔性结构,与临时团队(即志愿者)的加入,领导人也应该具备优化评估和整合输入(即信息环境、专业知识或基础设施)的能力。

四、结　语

综上,建立应急 MTS 是为了处理高度复杂、快速变化和不可预测的紧急情况。其有效性受到团队引入的资源以及对这些资源的迭代转换过程的影响。通过引入适应快速变化的环境突发事件所需的高度情境化资源,可能对 MTS 的有效性产生积极影响。然而,新兴的 MTS 结构也约束了这些资源的转化过程,因为它们破坏了 MTS 层面的协调和交叉理解的出现。

参考文献

[1] Asencio R,Carter D R,DeChurch L A,et al. Charting a course for collaboration:A multiteam perspective[J]. Translational Behavioral Medicine,2012,2(4):487-494.

[2] Bienefeld N,Grote G. Shared leadership in multiteam systems:How cockpit and cabin crews lead each other to safety[J]. Human Factors,2014,56(2):270-286.

[3] DeChurch L A,Zaccaro S J. Perspectives:Teams won't solve this problem[J]. Human Factors,2010,52(2):329-334.

[4] Güney S. New significance for an old method:CAS teory and ethnography[J]. Communication Methods and Measures,2010,4(3):273-289.

[5] Lanaj K,Hollenbeck J R,Ilgen D R,et al. The double-edged sword of decentralized planning in multiteam systems[J]. Academy of Management Journal,2013,56(3):735-757.

[6] Read G J,Salmon P M,Lenné M G,et al. Designing sociotechnical systems with cognitive work analysis:Putting theory back into practice[J]. Ergonomics,2015,58(5):822-851.

[7] Kapucu N,Arslan T,Demiroz F. Collaborative emergency management and national emergency management network[J]. Disaster Prevention and Management,2010,19(4):452-468.

[8] Salmon P M,Stanton N A,Walker G H,et al. Representing situation awareness in collaborative systems:A case study in the energy distribution domain[J]. Ergonomics,2008,51(3):367-384.

[9] Stanton N A,Rothrock L,Harvey C,et al. Investigating information-processing performance of different command team structures in the NATO Problem Space[J]. Ergonomics,2015,58(12):2078-2100.

入院时血清阴离子间隙水平与重症患者病死率的相关性研究

许　珊　秦开秀

重庆医科大学附属第二医院

一、引　言

对重症患者预后进行准确的预测是重症医学研究的重要组成部分,包括对病死率及并发疾病(如 AKI[①]、ARDS)的预测[1-2]。但由于重症患者的异质性,对于其病死率的预测往往较困难。

血清阴离子间隙(anion gap,AG)是目前 ICU 最常用的生物标志物之一。它是评估患者体内酸碱状态最简单的方法,通过测定血清阳离子和阴离子浓度的差值来计算,有助于识别代谢性酸中毒的存在和原因。目前已有研究证实,入院时血清 AG 水平与儿童重症监护病房(PICU)患者的预后相关[3],且与急性胰腺炎[4]、冠心病监护病房(CCU)[5]、ICU 中伴随 AKI 的患者病死率相关[6]。但尚未在成人 ICU 中进行研究。本研究旨在研究成人 ICU 中血清 AG 水平对重症患者病死率的影响。

重症监护医学信息数据库(Medical Information Mart for Intensive Care,MIMIC)是麻省理工学院计算生理学实验室开发的公共数据库,其中包含了 2001—2012 年贝丝以色列女执事医疗中心 6 万多个重症病例。根据该数据库资料,已完成了一系列重症患者的研究。目前尚无关于入院时血清 AG 水平与所有重症患者病死率相关性的研究。因此,假设入院时血清 AG 水平与重症患者预后相关,提取相关数据进行研究。

二、资料与方法

(一) 数据来源

所有相关数据均来自 MIMIC (MIMIC-Ⅲ 1.4 版)[7]。该数据库为公开免费

---

① 　AKI 为急性肾损伤(acute kidney injury)。

的公共数据库,本研究通过美国国家卫生研究院基于该数据库使用相关的培训课程并取得认证后进行数据库的访问及数据提取(认证编号:36743986)。

(二)研究人群

以 MIMIC 中满足纳入标准的患者作为研究对象。纳入标准:① 年龄≥18岁,住 ICU 时间超过 24 小时的重症患者;② 具有入院时血清 AG 记录;对于多次入院的患者,本研究只纳入其第一次住院的患者信息进行分析。

(三)数据提取

本研究中所有数据通过结构化查询语言(structured query language,SQL)提取,提取内容包括一般资料(性别、年龄、入院/出院时间、死亡时间等)、合并症(高血压、糖尿病、COPD[①] 等)、实验室检查指标(血红蛋白、白细胞、血小板、血肌酐、APTT[②] 等)、危重度评分(SOFA、SAPS Ⅱ)、结局指标等。本研究的主要结局指标为 30 天病死率,次要结局指标包括 ICU 病死率、院内病死率、365 天病死率、住 ICU 时间及住院时间。主要的研究变量为入院时血清 AG 水平。本研究排除了排除缺失值>5%的实验室检查指标,予以均数或者中位数填补缺失数据。

(四)统计学处理

本研究应用 STATA 15.0 软件对所有数据进行统计学分析。连续性变量以均数±标准差($\bar{x}±s$)或中位数[四分位数范围内的中位数(四分位间距)][M(IQR)]表示,根据是否为正态分布采用单因素方差分析(AVONA)或秩和检验。分类变量以百分比(%)表示,并使用 χ^2 检验。Cox 比例风险回归模型评估 ICU 死亡、住院死亡、30 天及 365 天死亡的预测价值并绘制重症患者 30 天死亡预测的列线图,采用绘制受试者工作特征(receiver operator characteristic,ROC)曲线及 ROC 曲线下面积(area under ROC curves,AUC)验证该模型的效能。采用局部加权回归(Lowess)拟合整体病死率趋势的曲线。$P<0.05$ 表示差异具有统计学意义。

三、结　　果

(一)研究对象一般资料

经过逐步筛选,最终纳入 32 810 例患者进行分析,具体筛选流程如图 1 所

---

① 　COPD 为慢性阻塞性肺疾病(chronic obstructive pulmonary disease)。

② 　APTT 为活化部分凝血活酶时间(activated partial thromboplastin time)。

示。根据血清 AG 水平将患者分成三组,其中 T1 组 5 241 例(AG<12 mmol/L),
T2 组 6 874 例(12 mmol/L≤AG<14 mmol/L),T3 组 20 695 例(AG ≥14 mmol/
L)。各组患者的一般特征及实验室检查情况、伴发疾病、疾病严重度评分情况见
表 1。T3 组患者更可能合并有糖尿病,其血肌酐、血红蛋白、WBC、PT 和 APTT
值较高。T3 组患者的 SAPS Ⅱ、SOFA 评分也显著高于 T1 组的。

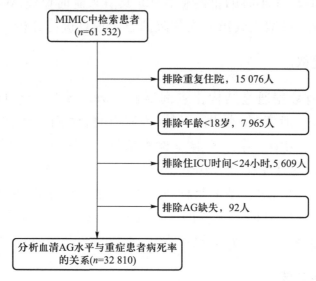

图 1　血清 AG 水平对重症患者预后影响的研究人群筛选流程

表 1　各组研究对象一般资料统计

项目	T1 组 (n = 5 241)	T2 组 (n = 6 874)	T3 组 (n = 20 695)	$H/F/\chi^2$ 值	P 值
一般特征					
年龄[M(IQR)]/岁	64.8(22.6)	65.9(23.9)	66.6(25.8)	33.257	0.000 1
男性/[例(%)]	3 209(61.29)	4 078(59.33)	11 356(54.87)	91.0722	0.000 1
体重($\bar{x}\pm s$)/kg	82.0±22.1	81.5±22.9	80.6±23.3	4.33	0.000
实验室指标					
血红蛋白 ($\bar{x}\pm s$)/(g · L $^{-1}$)	118.1±21.9	121.2±21.4	122.9±22.4	102.24	0.000
AG($\bar{x}\pm s$)/ (mmol · L $^{-1}$)	9.9±1.2	12.6±0.5	17.4±3.9	14 401.71	0.000
WBC[M(IQR)]/ (10 ^{12} · L $^{-1}$)	8.4(5.5)	8.7(5.5)	10.2(2.2)	907.819	0.000 1

续表

项目	T1 组 ($n=5\ 241$)	T2 组 ($n=6\ 874$)	T3 组 ($n=20\ 695$)	$H/F/X^2$ 值	P 值
PLT($\bar{x}\pm s$)/ ($10^9 \cdot L^{-1}$)	221.8±99.1	238.6±104.8	256.5±119.87	220.14	0.000
血肌酐[M(IQR)]/ ($\mu mol \cdot L^{-1}$)	79.6(35.3)	79.6(35.3)	97.2(61.8)	1 786.636	0.000 1
PT[M(IQR)]/s	13.9(2.6)	13.5(2.2)	13.6(2.6)	137.623	0.000 1
APTT[M(IQR)]/s	30.1(9.7)	28.7(8.6)	28.5(9.0)	279.84	0.000 1
入院第一天 生命体征					
HR_{mean}($\bar{x}\pm s$)/ (次·min^{-1})	84.3±13.9	84.3±14.9	86.6±16.1	82.44	0.000
RR_{mean}($\bar{x}\pm s$)/ (次·min^{-1})	17.9±3.6	18.3±3.8	19.2±4.1	265.70	0.000
T_{mean}($\bar{x}\pm s$)/℃	36.8±0.7	36.9±0.7	36.8±0.8	4.64	0.000
MAP_{mean}($\bar{x}\pm s$)/ mmHg	76.6±9.7	77.8±10.2	78.6±11.3	75.03	0.000
$SpO_{2\ mean}$ [M(IQR)]/%	97.9(2.3)	97.7 (2.4)	97.5(2.6)	145.13	0.000 1
ICU 类型/[例(%)]				2 000.00	0.000
CCU	496(1.51)	846(2.58)	3 334(10.16)	—	—
MICU	1 350(4.11)	1 975(6.02)	8 223(25.06)	—	—
CSRU	2 091(6.37)	1 921(5.85)	2 943(8.97)	—	—
SICU	659(2.01)	1 167(3.55)	3 582(10.91)	—	—
TSICU	645(1.96)	965(2.94)	2 613(7.96)	—	—
合并症/[例(%)]					
COPD	169(3.22)	184(2.67)	564(2.72)	4.28	0.117
冠心病	1 984(37.85)	2 360(34.33)	5 924(28.62)	203.00	0.000
糖尿病	1 233(23.52)	1 668(24.26)	6 124(29.59)	122.98	0.000
高血压	2 638(50.33)	3 396(49.40)	9 349(45.17)	66.83	0.000

续表

项目	T1 组 ($n=5\,241$)	T2 组 ($n=6\,874$)	T3 组 ($n=20\,695$)	$H/F/\chi^2$ 值	P 值
严重度评分/分					
SAPS II ($\bar{x}\pm s$)	32.3±12.8	32.9±13.2	36.4±14.9	268.34	0.000
SOFA [M(IQR)]	4(3)	3(3)	4(4)	88.20	0.000 1

注:WBC 为白细胞计数;PLT 为血小板计数;HR 为心率;RR 为呼吸频率;T 为体温;MAP 为平均动脉压;CCU 为冠心病监护病房;MICU 为内科监护室;CSRU 为心脏外科重症监护室;SICU 为外科监护室;TSICU 为创伤外科监护室。

（二）入院时血清 AG 水平与预后的关系

研究发现（表 2），T1、T2、T3 组 30 天病死率分别为 8.16%、10.40%、17.46%，且差异具有统计学意义（$P=0.000\,1$）。其余结局指标包括住 ICU 时间、住院时间、ICU 病死率、院内病死率及 365 天病死率与 30 天病死率类似。Lowess 平滑曲线亦显示，随着血清 AG 水平升高，病死率随之升高（图 2）。

表 2　入院时不同血清 AG 水平对重症患者结局的影响

项目	T1 组 ($n=5\,241$)	T2 组 ($n=6\,874$)	T3 组 ($n=20\,695$)	H/χ^2 值	P 值
30 d 病死率/% （病死数/例）	8.16(428)	10.40(715)	17.46(3 614)	409.32	0.0001
住 ICU 时间 [M(IQR)]/天	2.2(2.7)	2.3(2.8)	2.7(3.3)	250.76	0.000 1
住院时间 [M(IQR)]/天	6.71(4.25)	7.25(7.3)	7.71(8.5)	48.12	0.000 1
ICU 病死率/% （病死数/例）	5.07(266)	5.67(390)	11.13(2 304)	305.73	0.000
院内病死率/% （病死数/例）	7.26(381)	8.19(563)	14.94(3 093)	364.75	0.000
365 d 病死率/% （病死数/例）	17.48(916)	21.68(1 490)	31.00(6 414)	508.55	0.000

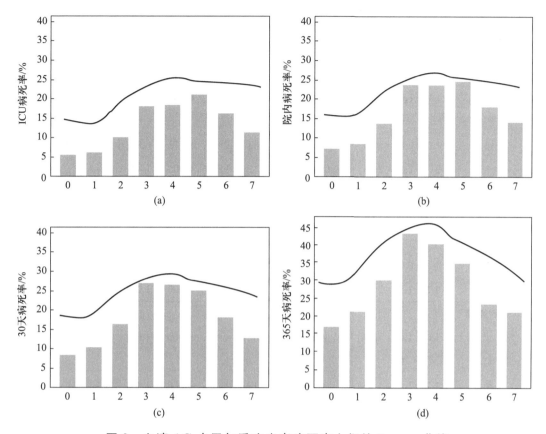

图 2　血清 AG 水平与重症患者病死率之间的 Lowess 曲线

注:横坐标表示血清 AG 值,0 为<10 mmol/L,1 为 10~15 mmol/L,2 为 15~20 mmol/L,3 为 20~25 mmol/L,
4 为 25~30 mmol/L,5 为 30~35 mmol/L,6 为 35~40 mmol/L,7 为≥40 mmol/L

　　Cox 比例风险回归模型被用于确定血清 AG 水平与 ICU 病死率、院内病死率、30 天病死率、365 天病死率的关系。在模型 I 中,调整年龄和性别因素后,高血清 AG 水平(12 mmol/L≤AG<14 mmol/L)与 30 天和 365 天病死率风险增加相关,AG≥14 mmol/L 与 ICU 病死率、院内病死率、30 天和 365 天病死率风险增加相关。在模型 II 中,经校正混杂因素(年龄、性别、体重、血红蛋白、WBC、PLT、血肌酐、PT、APTT、体温、心率、呼吸频率、SPO₂、MAP、ICU 类别、冠心病、高血压、糖尿病、SOFA 评分及 SAPS II 评分)后,高血清 AG 水平(12 mmol/L≤AG<14 mmol/L)与 365 天病死率风险增加相关,AG≥14 mmol/L 与 ICU 病死率、院内病死率、30 天和 365 天病死率风险增加相关(表 3)。

表3　不同回归模型中血清 AG 水平与重症患者病死率的关系

项目	未校正模型		模型 I		模型 II	
	HR（95% CI）	P 值	HR（95% CI）	P 值	HR（95% CI）	P 值
ICU 病死率						
AG/（mmol·L⁻¹）	1.09（1.08～1.10）	0.000	1.10（1.09～1.11）	0.000	1.05（1.04～1.06）	0.000
T1 组	1.0		1.0		1.0	
T2 组	1.04（0.85～1.30）	0.671	1.03（0.83～1.28）	0.771	0.83（0.67～1.03）	0.094
T3 组	2.57（2.17～3.05）	0.000	2.51（2.12～2.98）	0.000	1.44（1.20～1.72）	0.000
院内病死率						
AG/（mmol·L⁻¹）	1.07（1.06～1.08）	0.000	1.09（1.08～1.10）	0.000	1.03（1.02～1.05）	0.000
T1 组	1.0		1.0		1.0	
T2 组	1.18（0.95～1.48）	0.141	1.16（0.93～1.45）	0.196	0.92（0.74～1.16）	0.521
T3 组	2.23（1.85～2.68）	0.000	2.16（1.80～2.60）	0.000	1.24（1.03～1.51）	0.026
30 天病死率						
AG/（mmol·L⁻¹）	1.06（1.05～1.07）	0.000	1.07（1.06～1.08）	0.000	1.01（1.00～1.02）	0.000
T1 组	1.0		1.0		1.0	
T2 组	1.29（1.14～1.45）	0.000	1.26（1.12～1.42）	0.000	1.17（1.04～1.32）	0.113
T3 组	2.23（2.02～2.47）	0.000	2.16（1.80～2.60）	0.000	1.46（1.32～1.62）	0.000
365 天病死率						
AG/（mmol·L⁻¹）	1.04（1.04～1.05）	0.000	1.05（1.05～1.06）	0.000	1.00（1.00～1.01）	0.098
T1 组	1.0		1.0		1.0	
T2 组	1.27（1.17～1.38）	0.000	1.25（1.15～1.35）	0.000	1.12（1.03～1.22）	0.006
T3 组	1.89（1.77～2.03）	0.000	1.82（1.70～1.96）	0.000	1.21（1.12～1.30）	0.000

（三）列线图模型的建立

根据 Cox 比例风险回归分析结果，应用 STATA 软件，构建重症患者 30 天病死率列线图模型，如图 3（a）。结果表明，血清 AG 水平越高，对死亡预测的贡献越大。通过绘制该模型的 ROC 曲线发现，其 AUC 为 0.813，如图 3（b）所示。

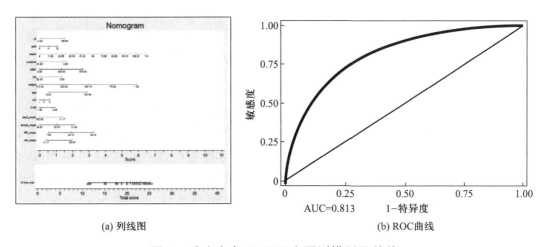

　　(a) 列线图　　　　　　　　　　　　(b) ROC曲线

图 3　重症患者 30 天死亡预测模型及效能

注:A 图中,gender:0 为男性,1 为女性;AG:1 为 AG<12 mmol/L、2 为 12 mmol/L≤AG<14 mmol/L、

3 为 AG ≥14 mmol/L

四、讨　　论

　　如何改善重症患者的预后是目前临床面临的重要问题。当前缺乏预测重症患者预后的临床客观指标。各种实验室检测指标,如血气分析和生化检测,临床上通常被用于确定患者酸碱平衡的状态,但对这些指标与重症患者预后之间的关系研究较少。因此,找到一个简单有效的实验室参数来预测重症患者的预后对临床治疗尤为重要。

　　本研究探讨了血清 AG 水平对重症患者住院时间及病死率的影响。研究发现,入院时高血清 AG 水平与 ICU 患者住 ICU 时间、住院时间、ICU 病死率、院内病死率、30 天病死率及 365 天病死率呈正相关。这表明血清 AG 水平可能是危重症患者的病死率预测因素。

　　酸碱紊乱在危重患者中很常见。众所周知,持续的酸碱失衡可以反映疾病的严重程度,与患者不良预后有关[8]。血清 AG 是最常用的生物标志物之一,为各种疾病的诊断和预后提供重要线索[9-10]。目前已有研究证实了高血清 AG 水平与相关疾病预后的相关性。本研究中绘制了 Lowess 曲线来描述住院病死率的总体趋势,表明入院时血清 AG 水平与短期(ICU 病死率、院内病死率、30 天病死率)及长期(365 天病死率)预后相关。因此,入院时血清 AG 可作为重症患者预后的生物标志物。

　　目前已有较多研究发现,入院时高血清 AG 水平与众多疾病预后相关。研究[11-12]报道,无论伴随的酸碱平衡状态如何,高血清 AG 是急性农药中毒患者死亡的一个独立危险因素。在需要进行透析的 75 岁以上的老年终末期肾病患者中,高血清 AG 是 365 天病死率的独立预测因子[13]。有学者利用 MIMIC 数据库中信息研究发现,高血清 AG 是充血性心力衰竭患者 30 天及 90 天死亡的独立危险因素[14]。另一项针对 CCU 患者的研究[5]也有类似结果。在脑梗死患者中,高血清 AG 水平与全因死亡风险增加相关,血清 AG 可能是预测脑梗死的短期预后独立危险因素[15]。最近一项针对给予体外膜氧合器(ECMO)治疗的心源性休克患者的研究[16]中发现,高血清 AG 水平与其不良预后相关。一项 Meta 分析[17]显示,血清 AG 可能是评估危重症患者预后的一个好选择,特别是对那些医疗资源相对不足的地区。因此,血清 AG 作为临床容易获得且重复性高的指标,可用于重症患者的预后。

危重患者通常具有体内酸碱失衡[18-19],对其进行及时评估和适当治疗是急诊重症医生的基本临床技能[20]。血清 AG 升高在重症患者中普遍存在。本研究发现,AG≥14 mmol/L 占总数的 63.08%(20 695/32 810)。引起高血清 AG 的原因主要是有机酸的产生过多和(或)阴离子的排泄减少[21]。休克、低氧等导致有机酸(乳酸及丙酮酸)增多是其主要原因[22-23]。另外,肾功能不全时,阴离子排泄减少也会增加血清 AG 水平。这些因素在 ICU 中均常见。因此,高血清 AG 水平与重症患者息息相关,在临床中应该重视该项指标。

本研究同样存在一定的局限性。首先,本研究为回顾性研究,不可避免的偏差可能会影响研究结果的真实性。其次,受公共数据库的限制,许多可能影响该模型的信息并没有被收集,比如吸烟和饮酒、白蛋白数值等。最后,仅选择入院时血清 AG 水平这一个单一的数值来评估其与全因病死率之间的关系,没有评估其动态变化对生存结果的影响,如果可以动态监测,可能对预后预测更有价值。

参考文献

[1] Zhang Z,Liu J,Xi J,et al. Derivation and validation of an ensemble model for the prediction of agitation in mechanically ventilated patients maintained under light sedation [J]. Critical Care Medicine,2021,49(3):e279-e290.

[2] Zhang K,Zhang S,Cui W,et al. Development and validation of a sepsis mortality risk score for sepsis-3 patients in intensive care unit[J]. Frontiers in Medicine,2021,7:609769.

[3] Kim M J,Kim Y H,Sol I S,et al. Serum anion gap at admission as a predictor of mortality in the pediatric intensive care unit[J]. Scientific Reports,2017,7(1):1456.

[4] Gong F,Zhou Q,Gui C,et al. The relationship between the serum anion gap and all-cause mortality in acute pancreatitis:An analysis of the MIMIC-III database[J]. International Journal of General Medicine,2021,14:531-538.

［5］　Sun T,Cai C,Shen H,et al. Anion gap was associated with inhospital mortality and adverse clinical outcomes of coronary care unit patients［J］. BioMed Research International,2020：4598462.

［6］　Cheng B,Li D,Gong Y,et al. Serum anion gap predicts all-cause mortality in critically ill patients with acute kidney injury：Analysis of the MIMIC-Ⅲ database［J］. Disease Markers,2020：6501272.

［7］　Johnson A E W,Pollard T J,Shen L,et al. MIMIC-Ⅲ,a freely accessible critical care database［J］. Scientific Data,2016,3：160035.

［8］　Adrogue H J,Madias N E. Management of life-threatening acid-base disorders. First of two parts［J］. The New England Journal of Medicine,1998,338(1)：26-34.

［9］　Mohr N M,Vakkalanka J P,Faine B A,et al. Serum anion gap predicts lactate poorly,but may be used to identify sepsis patients at risk for death：A cohort study［J］. Journal of Critical Care,2018,44：223-228.

［10］　Chen Q,Chen Q,Li L,et al. Serum anion gap on admission predicts intensive care unit mortality in patients with aortic aneurysm［J］. Experimental and Therapeutic Medicine,2018,16(3)：1766-1777.

［11］　Lee S H,Park S,Lee J W,et al. The anion gap is a predictive clinical marker for death in patients with acute pesticide intoxication［J］. Journal of Korean Medical Science,2016,31(7)：1150-1151.

［12］　Zhao Y,Feng S Y,Li Y. Serum anion gap at admission as a predictor of the survival of patients with paraquat poisoning：A retrospective analysis［J］. Medicine,2020,99(31)：e21351.

［13］　Arai Y,Tanaka H,Shioji S,et al. Anion gap predicts early mortality after starting hemodialysis in the elderly［J］. Clinical and Experimental Nephrology,2020,24(5)：458-464.

［14］　Tang Y,Lin W,Zha L,et al. Serum anion gap is associated with all-cause mortality among critically ill patients with congestive heart failure［J］. Disease Markers,2020：8833637.

［15］　Liu X,Feng Y,Zhu X,et al. Serum anion gap at admission predicts all-cause mortality in critically ill patients with cerebral infarction：Evidence from the MIMIC-Ⅲ database［J］. Biomarkers,2020,25(8)：725-732.

［16］　McDonald C I,Brodie D,Schmidt M,et al. Elevated venous to arterial carbon dioxide gap and anion gap are associated with poor outcome in cardiogenic shock requiring extracorporeal membrane oxygenation support［J］. ASAIO Journal,2021,67(3)：263-269.

［17］　Glasmacher S A,Stones W. Anion gap as a prognostic tool for risk stratification in critically ill patients—a systematic review and meta-analysis［J］. BMC Anesthesiology,2016,16(1)：68.

［18］　Schwartz E,Hillyer R,Foley J,et al. Acute kidney injury masked by malnutrition：A case report and the problem of protein[J]. Nutrition in Clinical Practice,2019,34(5):735-750.

[19] Drolz A,Horvatits T,Roedl K,et al. Acid-base status and its clinical implications in critically ill patients with cirrhosis,acute-on-chronic liver failure and without liver disease[J]. Annals of Intensive Care,2018,8(1):48.

[20] Dhondup T,Qian Q. Electrolyte and acid-base disorders in chronic kidney disease and end-stage kidney failure[J]. Blood Purification,2017,43(1-3):179-188.

[21] Kraut J A,Madias N E. Serum anion gap:Its uses and limitations in clinical medicine[J]. Clinical Journal of the American Society of Nephrology,2007,2(1):162-174.

[22] Gabow P A,Kaehny W D,Fennessey P V,et al. Diagnostic importance of an increased serum anion gap[J]. The New England Journal of Medicine,1980,303(15):854-858.

[23] Kotake Y. Unmeasured anions and mortality in critically ill patients in 2016[J]. Journal of Intensive Care,2016,4:45.

严重多发伤患者在院前急救中的气道管理与循环支持

秦亚伟 况 杭 杨 波

一、引 言

院前急救工作是对危重症患者予以抢救的首要、关键环节,是现代急救医学重要的工作内容。严重多发伤患者因为病情紧急且严重,常有低氧血、失血性休克表现,这是严重多发伤患者在早期死亡的重要原因。然而在院前急救中,人们往往将急救第一重点集中于失血处理上,对低氧血症与气道通畅度的危害重视力度明显不足。在院前急救工作中,促使患者呼吸道保持畅通,给予限制性液体复苏,对气道、循环管理工作加强重视是院前急救的重要内容,有效、科学的气道管理与循环支持是给予患者生命支持的重要措施,可促使伤残率、患者痛苦与病死率大幅降低,同时也为后续抢救与治疗争取宝贵时间[1-5]。结合县域多发伤中心建设工作中要求院前-院内一体化救治原则,为对院前急救中气道管理与循环支持的应用方法和应用效果进行分析,笔者选取于 2020 年 1 月至 2021 年 12 月行院前急救的严重多发伤患者 128 例,回顾性分析患者临床病史资料、气道管理与循环支持方法效果,现将相关情况报告如下。

二、临床病史资料

(一) 一般资料

选取于 2020 年 1 月至 2021 年 12 月行院前急救的严重多发伤患者(ISS 评分>>16 分)128 例(排除现场急救死亡患者),其中男 78 例、女 50 例,患者年龄为 10~78 岁,平均年龄为 42.3±7.6 岁。多发伤患者急救原因:严重多发伤 76 例,颅脑损伤 18 例,胸腹部损伤 19 例,脊柱损伤 5 例,四肢骨折 10 例,其中交通事故伤 81 例、跌打伤 10 例、高处坠落 24 例、其他 13 例。

（二）方法

在院前急救中行循环支持,首先对体表可见出血进行止血包扎。行气道管理并给予呼吸支持时,首先要根据急救开展难易程度与患者实际需求协助患者取特殊体位。若患者口腔中有大量呕吐物、异物及血液物,需及时加以清除,且在搬运时换成平卧头侧位,防止气道误吸现象发生。若患者颈短且较胖,需取半卧位,避免咽部组织给气道造成压迫。若患者伴发血气胸,取患侧卧位。对于有颈部损伤患者,需先对其颈部加以固定。有开放性气胸时,包扎创口变开放为闭合。采取常规仰头提颌法对气道进行徒手开放,在患者口腔中放置通气管,经面罩气囊给予患者呼吸辅助,之后行气管插管并呼吸机辅助呼吸。在急救中,所有患者均给予吸氧;创建静脉通道或者双通道,给予患者呼吸兴奋剂、抗休克与氨甲环酸等药物支持;且对每位患者展开指脉氧、血压、心率监测。同时,针对患者不同临床症状予以相应处理,并对症用药。待患者病情平稳后整体搬运转至医院进一步治疗。

（三）结果

128 例患者均得到及时有效的院前急救:① 气道管理,其中,20 例给予彻底清除口腔分泌物及吸痰操作后呼吸规律,血氧饱和度良好;49 例由于呼吸微弱或呼吸停止给予气管插管接车载呼吸机;24 例吸痰后放置口咽通气道;15 例给予面罩吸氧;20 例给予普通鼻导管氧疗。② 循环支持,其中,91 例给予静脉单通道补液,35 例给予静脉双通道补液,2 例进行骨髓腔穿刺通道补液,78 例进行创面止血包扎。所有患者发绀缺氧与休克症状均有明显好转,现场急救后均转入院内进一步治疗。

三、讨　　论

对危重多发伤患者展开救治时,院前-院内一体化救治非常重要。院前急救过程中为保障患者气道通畅和循环支持,常需在患者生理气道与空气及其他气源间建立有效连接,开放静脉通道或者骨髓腔通道进行限制性液体复苏,这对危重患者抢救成功有决定性作用。根据患者病情进行适当气道管理并给予充分呼吸支持,包扎止血、液体复苏循环支持,是在院前实行生命支持的基本内容。尤其是多发伤休克、窒息或有气道不畅症状的患者,在早期给予气道管理、高流量吸氧和液体复苏支持对患者生命抢救有重大临床意义。在院前急救中进行循环支持,主要是院前医护人员掌握多发伤救治的四大基本技术(止血、包扎、固定与搬运),护理人员掌握静脉开放技术,特别是失血性休克患者静脉通道非常困难时可以院前给予骨髓腔穿刺输液,院前仍然实施限制性液体复苏补液策略;进行气道管理与呼吸支持时,选取适当体位是对气道开放加以实施与维持的基础,临床选取体位时要根据患者实际情况进行确定。在院前急救中应及时开展气管插管并接通车载呼吸机辅助呼吸,这样可对患者行吸氧与吸痰。在对气道开放时,一般采用常规仰头提额法,当这一方法无法实现预期通气效果时,则可换用常规仰头提颏法。气管插管是给予患者通气的有效方法,然而具有一定侵入性。采用喉罩和面罩通气可有效减少胃反流及胃胀气发生概率,且其通气效果和气管插管类似;还可对口腔与气道加以完全隔离,使误吸风险降低,提供有效通气。尤其是对于颈椎受损、抢救者插管技能不足时,喉罩、面罩通气均是有效通气方法。在行气管插管这一重要声门下气道建立时,对困难气道者具有较大难度。如果抢救人员在插管技能不足,对插管位置缺乏有效、充分监测时,很可能引发患者并发症发生,尤其是在移动患者时,很容易出现导管移位、误差或阻塞现象。因此,应对抢救人员加强操作培训,同时在院前急救时应加大可视喉镜、光棒等诸多先进设备的普及应用力度。

前文所述的我院128例行院前急救严重多发伤患者的救治结果充分说明,在院前急救中进行合理、阶梯性气道管理与循环支持,应用骨髓腔穿刺输液与车载转运呼吸机等设施设备,可大幅提高患者抢救成功率与生存率。

参考文献

[1] 佘俊清.便携式呼吸机用于呼吸困难患者院前急救的价值探析[J].名医,2020(11):20-21.

[2] 刘荣华,姜月霞.人工气道在院前急救中的应用[J].医学信息,2012,25(9):363-364.

[3] 陈志,张雁,张进军.创伤院前急救的气道管理[J].创伤外科杂志,2012,14(4):382-384.

[4] 陆峰,李明华,吴德根,等.院前急救气道管理新技术的应用效果[J].中华急诊医学杂志,2012,21(9):1070-1072.

[5] 潘彩云.口咽通气管在院前急救中的应用[J].当代护士(下旬刊),2014(3):14-16.

急诊透视系统在紧急医学救援中的初步应用

罗　杰[1]　艾山木[1]　赵金川[1]　熊　丽[1]
阚婉舒[1]　黄　健[2]

[1]重庆市急救医疗中心
[2]南方科技大学医学院

一、引　言

院内急诊是紧急医学救援体系建设中的核心环节,其拥挤状况对医疗服务效率与服务质量有重大影响[1],已逐渐成为世界各国关注的公共卫生问题之一[2]。急诊拥挤将导致医疗质量下降、不良事件增加、患者满意度下降、医院应急救援能力下降等严重后果[3]。尽管急诊预检分诊与分级诊疗能在一定程度上合理分配急诊拥挤情况下的急诊资源,但却未能从根本上解决急诊拥挤的问题。范德比尔特大学研究发现,除急诊部门增加人力资源外,急诊就诊患者合理地选择就诊医院也是解决急诊拥挤的主要方法[4]。资料表明,在影响急诊拥挤的因素中,急诊入口因素主要包括人口老龄化、非急诊患者急诊就诊[5];而院前急救医生以及拟到急诊就诊患者对院内急诊拥挤状况无从知晓;因各区域顶级医院的"虹吸"效应,患者盲目选择"大医院",区域内医疗资源利用不均衡,同一个医院不同时间段患者量也不相同,是造成急诊拥挤的重要原因[6-7]。2018 年重庆市部分三级医院年急诊量如图 1(不同医院分别用英文大写字母 A 到 F 代替)所示,说明除了不同级医院急诊量存在差异外,同级医院间也存在急诊量的巨大差异;部分非大型医院、社区医院医疗资源利用效率低,甚至出现医疗资源闲置的情况。因此,让院内急诊状况变得透明可视,对于引导急诊患者到合适的医院就诊,尤其是在灾害救援或其他紧急医学救援中,使院前急救医生快捷、合理、高效地将患者转运至合适的医院,以合理分配区域内医疗资源具有重要意义。为之,作者团队开发了基于移动互联网技术的急诊透视系统,以缓解急诊拥挤,减少急诊患者就诊等待时间及就诊后转院风险。现介绍如下。

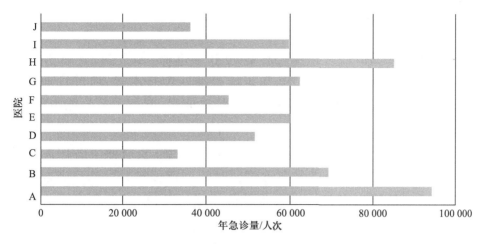

图 1　2018 年重庆市部分三级医院年急诊量对比

二、系 统 简 介

（一）项目思路

① 通过接入区域内各医院急诊信息系统，实时收集各医院急诊接诊现状（各急诊分级患者等候人数、留观室剩余床位数量、诊疗范围等关键信息）；② 通过既往各急诊分级患者数据计算各医院患者急诊停留平均时间；③ 拟自行到医院急诊就诊患者或院前急救医生通过微信小程序填写患者基本情况、症状、既往史、拟就诊医院等关键信息；④ 根据 GPS 实时定位，规划到医院的最短路程、患者危重情况、各医院急诊等待情况、各医院救治能力等匹配合适医院并排序（图 2）。

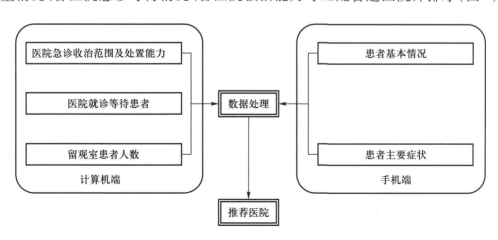

图 2　急诊透视系统研发思路

（二）主要功能模块

急诊透视系统包括计算机端（管理端）和手机端（患者端）。运用 Java 软件开发技术、高德地理位置服务技术、知识库自动匹配技术等，通过管理端的提前匹配设置管理，为急诊患者推荐路程近、等待时间短、有相关救治能力的医院。

1. 计算机端（管理端）

① 急诊透视系统通过接入各医院急诊信息系统，实时收集各医院当前急诊患者人数、留观患者人数、患者在急诊停留时间。通过实时急诊患者数量结合既往患者滞留时间估算患者就诊需等待时间。② 急诊管理人员提前对医院救治范围通过知识库关联进行设置，同时对患者等待时间进行修正，确保系统推荐结果的可靠性。③ 管理人员通过计算机端登录系统后台可获取各医院以及区域内医院的部分急诊质控资料，如急诊患者人数、各级急诊患者占比、患者急诊停留时间。同时可以获取区域内各个时段急诊患者分布、患者主要症状等（图 3）。

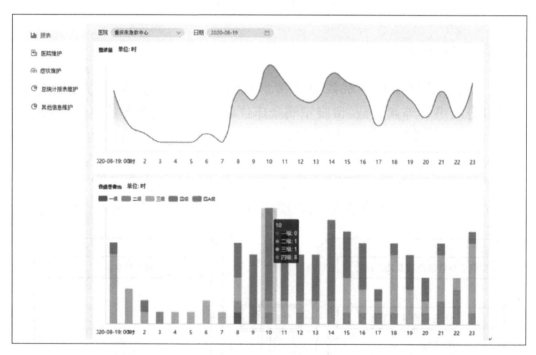

图 3　急诊透视系统计算机端界面（重庆市急救医疗中心 24 小时急诊患者分布图及各级患者比例）

2. 手机端（患者端）

患者或院前急救医生可由微信小程序登录，输入性别、年龄、症状、是否妊娠等简单的信息后获取拟就诊医院急诊的拥挤状况，微信小程序会推荐初步匹配的合适的医院，同时患者也可以根据自己的意愿选择医院并获取医院当前急诊信息。匹配过程中,首先根据患者主诉及基本情况筛选有条件的医院,例如:对于 4 岁以下儿童患者匹配有儿科急诊接诊能力的医院;对于牙龈肿痛、出血等患者匹配有口腔科急诊能力的医院;对于精神疾病患者匹配有精神科诊治能力的医院。然后通过程序内置导航系统预估患者到达各医院所需的时间;患者到达路程耗时+急诊等待时间最短的医院为优先推荐医院,同时也支持患者自主选择附近医院查看当前急诊就诊及候诊情况(图 4)。

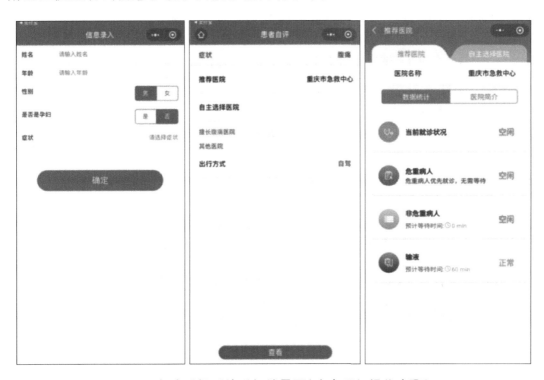

图 4　急诊透视系统手机端界面(患者手机操作步骤)

三、试 用 结 果

(一)模拟患者测试

2020 年 8 月,测试人员扮演患者(非危重患者)在不同时间进行 5 次测试,通过急诊透视系统对重庆市急救医疗中心的即时急诊状况进行评估,并估算就诊等待时间。对急诊就诊状况的评估与实际状况均完全符合;测试人员进一步模拟患者等待就诊,等待时间与最初预估时间均相近(时间差≤10 分钟)。

(二)试运行期间患者等待时间对比

2020 年 8 月至 12 月,将急诊透视系统接入我院系统并试运行,其间访问

249 人次,访问后到我院急诊就诊的非发热Ⅲ/Ⅳ级患者 35 例(发热患者在发热门诊就诊,未纳入研究),未就诊离开 1 例,以来院预检分诊后直至就诊需等待时间为例,34 名患者等待时间中位数为 2 分钟(范围为 1~3 分钟)。同期未提前使用该系统到我院急诊就诊的非发热Ⅲ/Ⅳ级患者共 12 180 例,其中信息登记完整的 10 299 例,分诊后直至就诊等待时间中位数为 5 分钟(范围为 3~10 分钟),使用克鲁斯卡尔-沃利斯(K-W)检验分析,两者差异有统计学意义($P<0.05$)。测试期间不同来院方式患者等待就诊时间对比如表 1 所示。

表 1　测试期间不同来院方式患者等待就诊时间对比

项目	患者数/例	等待就诊时间/分钟
使用该系统	34	2(1~3)
未使用该系统	10 299	5(3~10)
χ^2	—	14.152
P	—	0.000

(三)试运行期间患者统计结果

2020 年 8 月至 12 月试运行期间实时统计区域内患者发病情况,如图 5 所示。

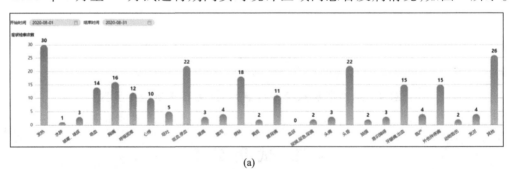

(a)

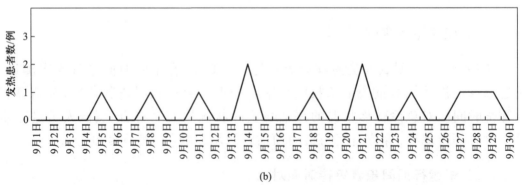

(b)

**图 5　2020 年 8 月至 12 月系统试运行期间区域内患者发病情况(a)和
2020 年 9 月发热患者统计(b)**

四、讨　　论

（一）急诊透视系统的优点

系统测试结果表明,首先,提前使用该系统后到院就医的非危重患者预检分诊直至就诊需等待时间明显缩短,考虑原因为患者提前使用该系统了解我院实时拥挤情况后,选择不太拥挤的时间段就诊或在我院显示拥挤的情况下选择其他医院就诊。急诊透视系统通过对区域内各医院急诊实时数据的监控,结合患者与医院距离,通过云计算可实现对区域内急诊患者的智慧分流,解决急诊拥挤现状;同时该系统还可以通过对区域内各医院就诊能力的充分评估,根据患者提供的一般信息及症状进行合理分诊,可大幅降低患者转诊率。其次,医院可以通过计算机端评估不同时间患者等待就诊情况,在就诊高峰时段合理安排人力资源;同时对比不同医院处理同类患者的时间,发现诊治流程中的问题与不足,督促医疗质量改进。最后,通过该系统对区域内急诊患者初发症状的统计,可进一步进行流行病学统计,对区域内流行病的暴发进行早期预警,为各类疫情的早期控制提供依据。

随着互联网技术的高速发展,"互联网+"医疗快速兴起,逐渐改变着传统的医疗模式,优化就医流程,进而改善就医体验[8]。在国家政策的大力引导下,急诊信息化建设的发展也是日新月异[9]。美国研究者利用智能手机通过远程观察急性眩晕患者的眼球运动,可诊断其为良性位置性眩晕[10];浙江大学附属第二医院研发的基于5G系统的患者健康管理应急反应闭环运作模式,通过信息双向传输,优化了急救流程,达到精准治疗、缩短救治时间、提高抢救效率的目的[11];作者团队早期研发"急视救"可视化120系统,通过视频对急诊患者进行评估及指导患者处理,提高急诊患者在120医生到达前的救治质量[12]。上述系统均从急诊的各个环节提高了急诊质量,确保了患者安全。针对缓解急诊拥挤现状,减少急诊患者不必要等待时间方面,日本推出了一款名为ORION(Osaka emerencgy information research intelligent operation network system)的急救系统,与本文提出的系统最为相似。该系统由院前医生给接诊患者佩戴一个类似于定位系统的标识物,通过确定各医院定位标识物的数量评估急诊拥挤程度。同时由院前医生根据病情评估情况选择合适的送诊医院[13]。与急诊透视系统相比,该系统未能把不经过院前急救的急诊患者纳入统计,不能真实反映急诊情况且需要人为筛选医院;该系统未针对群众开放,也极大地限制了其对急诊拥挤现状的改善作用。

（二）急诊透视系统的发展

（1）互联网自诊是指通过互联网收集相关症状信息进行自我病情的评估。互联网自诊是"互联网+"医疗的最原始、最简单模式，可帮助医生更好地解决患者的需求，降低医患沟通的难度，提高患者就医的满意度[14-15]，且通过互联网自诊可降低部分非急诊患者急诊就诊数量，减轻目前急诊拥挤的现状，符合急诊透视系统建立的初衷，在系统的后续完善中会增加相应板块。但是目前互联网上医学内容质量参差不齐，且患者自身缺乏医疗思维，缺乏相关辅助检查，势必影响自我诊断的正确性，可能导致病情延误，危及健康。美国一项研究发现，全美通过互联网自诊的正确性仅有13%[16]。在急诊透视系统中需加强医疗信息的过滤，建立权威、正确、全面、通俗易懂的医疗信息输出端口，为患者提供互联网自诊资源。

（2）病房床位紧张是急诊科滞留的出口原因[17]。在下一步的改进中，作者设想通过显示区域内各医院实时的住院床位剩余量，患者或院前急救人员根据病情合理选择医院，避免患者到达医院后滞留急诊科或救护车转向。从技术层面来说，此方案具有可行性，已有研究通过医保中心系统与医院信息管理系统（HIS）的接口升级改造，医院端的床位信息变化及患者使用床位情况通过医保床位监控接口实时上传到医保中心数据库中，实现了医保中心对医院床位信息的实时监控[18]。但是这样一来就需要与整个医院的信息系统进行对接。医院信息管理在医院中不可或缺，且包含大量患者的隐私和数据，多数医院均采取封闭式管理，以减少黑客及计算机病毒入侵风险。如何保证急诊透视系统与医院系统连接过程中的网络安全是下一步需要解决的问题。

五、总　　结

总之，急诊透视系统已初步成型，若能全面覆盖具有急诊医疗服务的单位，结合120智慧云调度系统，势必能通过"互联网+"信息化技术，在紧急医学救援体系化建设中充分调度和分配急诊急救资源，使急诊患者得到最优化的紧急医学救援服务。这不仅能缓解医院急诊拥挤的问题，使各医院急诊最大化发挥应有的作用，也能提升患者的急诊就医体验，减少就医过程中花费不必要时间及可能由此导致的等待风险或再转运风险。但是，急诊透视系统功能相对单一，功能仍需完善，且由于医院间壁垒的存在，进一步的发展、推广还需克服重重困难。

参考文献

［1］　Hwang U，McCarthy M L，Aronsky D，et al. Measures of crowding in the emergency depart-ment：A systematic review［J］. Academic Emergency Medicine，2011，18(5)：527-538.

［2］　徐腾达，马遂，于学忠. 急诊科拥挤现象的研究［J］. 中华急诊医学杂志，2008，17(11)：1221-1223.

［3］　葛洪霞，吴萌，曹琳，等.《北京市医药分开综合改革》对三甲医院急诊科拥挤现象的影响［J］. 中华急诊医学杂志，2019，28(2)：268-271.

［4］　Hoot N R，Aronsky D. Systematic review of emergency department crowding：Causes，effects，and solutions［J］. Annals of Emergency Medicine，2008，52(2)：126-136.

［5］　曹琳，葛洪霞，郑亚安. 急诊科拥挤现象的原因分析及解决对策［J］. 中国中西医结合急救杂志，2019(2)：254-256.

［6］　杜红波，从紫薇，邹小明. 依托区域卫生信息平台的院前急救信息化建设［J］. 医学信息学杂志，2018，39(4)：29-32.

［7］　胡滨，王振常，王斯佳，等. 三级甲等医院急诊拥堵和工作效率提升的关键因素相关性分析研究［J］.中华急诊医学志，2018，27(8)：943-948.

［8］　孟群."互联网+"的"起点"［J］. 中国卫生信息管理杂志，2015，12(4)：331-331.

［9］　国务院办公厅关于促进和规范健康医疗大数据应用发展的指导意见［Z］.［2016-06-24］.

［10］　Shah M U，Lotterman Seth，Roberts D，et al. Smartphone telemedical emergency depart-ment consults for screening of nonacute dizziness［J］. Laryngoscope，2019，129(2)：466-469.

［11］　陈瑛，刘强，朱丽芳，等. 5G 背景下健康管理应急反应闭环运作模式探讨［J］.中华急诊医学杂志，2021，30(1)：112-114.

［12］　蔡平军，许毅，钟森，等.视频 120 急救报警系统的开发及初步应用［J］.中华急诊医志，2019，28(8)：1058-1059.

［13］　Katayama Y，Kitamura T，Kiyohara K，et al. Improvements in patient acceptance by hospi-tals following the introduction of a smartphone App for the emergency medical service sys-tem：A population based before-and-after observational study in Osaka City，Japan［J］. JMIR MhealthUhealth，2017，5(9)：e134.

［14］　Shroff P L，Hayes R W，Padmanabhan P，et al. Internet usage by parents prior to seeking care at a pediatric emergency department：Observational study［J］. Interactive Journal of Medical Research，2017，6(2)：e17.

［15］　Young N，Lotterman S，Simonson E. Patient internet health resource utilization prior to emergency department visits［J］. The American Journal of Emergency Medicine，2018，36(10)：1911-1913

［16］　孙卫，孙中海. 基于健康档案的区域卫生信息系统应用研究［J］. 中国数字医学，

2011,6(11):24-26.

[17]   陈瑶,桂莉,张静,等. 急诊科拥挤现象的研究进展[J]. 解放军护理杂志,2011,28(13):29-32.

[18]   李享,张金辉,李婧,等. 大型医院网络安全持续性改进工作要点[J].中国数字医学,2020,15(1):67-69.

研究咨询报告

我国重要战略发展区域突发重大灾难（安全事件）与严重战创伤紧急医学救援体系建设咨询研究

第一部分 摘 要

我国是一个发展中大国,幅员辽阔,人口众多。多样化的地理与气候形态使得各种重大自然灾害频繁发生,如 2008 年的汶川地震瞬间造成 69 227 人遇难,374 643 人受伤,17 923 人失踪的重大人员损失与 8 451.4 亿元的直接经济损失。我国还与周边 14 个国家存在陆地边界接壤,与 6 个国家隔海相望,部分地区还存在领土争议,中印边界曾经发生较大规模的军事冲突并有重大人员伤亡发生,军事斗争与国家安全形势十分严峻。我国快速的经济发展与城市建设使得各种重大安全与责任事故时有发生,2014 年 8 月昆山特大铝粉尘爆炸事故和 2015 年 8 月天津港特别重大火灾爆炸事故等均在瞬间造成重大人员伤亡与财产损失,人们对这些惨痛的重大群体人员伤亡事件记忆犹新。在重大灾难事故(安全事件)与严重战创伤发生时,提供及时有效的紧急医学救援是必须解决的重大问题。重大灾难事故(还包括重大安全事件,如 2009 年新疆乌鲁木齐"7·5"打砸抢烧严重暴力犯罪事件短时间就造成 156 人无辜死亡、1 000 多人受伤)和严重战创伤由于其突发性、群体性、惨烈性和对公众的巨大冲击性,其防控一直是国家重点关注的领域。预防突发重大灾难事故(安全事件)和严重战创伤发生、减少由于重大灾难事故与战争造成的人员伤亡是国家的重大需求,对社会秩序稳定、经济良好发展具有重大意义。

重大灾难事故(安全事件)形成严重群体性战创伤后,一个完善的紧急医学救援体系对于最大可能挽救生命具有决定性作用,是降低早期死亡率和提高救治成功率,最大程度提高伤病员生存机会和生命质量的关键。

近年来,根据国家发展战略需求,我国已经形成了几个对国家未来发展具有重要影响的战略发展区域或对国防与国家安全具有重大影响的区域,如海南及南海区域、粤港澳大湾区、京津冀协同发展区、长三角经济带、成渝经济圈,以及新疆、西藏等地区。这些国家重要战略发展区域的共性是事关国家发展和长治久安,事关国家和国防安全,事关民族团结与边疆稳定,以及跨区社会经济域协同发展等。个性方面,有的地区在管理体制上完全不同,如粤港澳大湾区,有内地与香港/澳门"一国两制"的不同的体制,如果这些地区发生重大灾难和工矿事故,三方联合救援将受到严重制约;而京津冀协同发展区、长三角经济带、成渝经济圈等,则是跨多省管理的区域,这些区域不仅城市众多、人口密集、工矿林立、国内生产总值(GDP)占比高,而且各地区发展水平与管理模式亦存在较大差异。这些地区还是我国重大工矿事故高发地区,一旦发生重大工矿和安全事故,造成的人员伤亡与财产损失将是巨大的。海南及南海区域、台海地区、新疆和西藏等地区,其自身发展与维稳任务十分繁重,一旦发生灾难事故和安全事件,重大人员伤亡将不可避免。

基于上述客观因素,这些重要战略发展区域一旦发生重大灾难事故、安全事件或严重战创伤时,由于体制与管理机制不同、条块分割与发展差异等因素,早期紧急医学救援的组织能力、协调性与救援效果将受到严重影响。在这些重要战略发展区域建立能够应对突发重大灾难事故(安全事件)造成的严重战创伤的一体化紧急医学救援体系,对于保证该地区人民生命财产安全、促进整个社会经济发展和长治久安具有十分重要的意义。

项目组基于国家这一重大需求,特别是 2018 年 4 月 13 日习近平总书记在庆祝海南建省办经济特区 30 周年大会上专门强调的"要推进军地共商、科技共兴、设施共建、后勤共保,加强推进南海资源开发服务保障基地和海上救援基地建设,坚决守好祖国南大门"的重要指示精神,通过在海南及南海区域、粤港澳大湾区、京津冀协同发展区、长三角经济带、新疆和西藏等地进行的广泛调研与实际考察,就国家战略需求、建立区域性紧急医学救援体系的必要性、对当地社会经济发展可能产生的作用、建立模式与相关机制等进行了广泛讨论,在充分总结共性问题并兼顾个性特点的基础上,针对建立一体化应对突发重大灾难事故(安全事件)与严重战创伤的紧急医学救援体系建设需求,提出以下六大方面的咨询建议。

一是构建一体化的救援指挥体系:建立便利的"战时"紧急医学救援人员和机构资质互认机制。建立救援现场医疗救援首席专家制,赋予首席专家负责组织现场救援、伤情分类与后送的权力。

二是建立网络化的救治基地体系:形成分级救治网络和海陆空(涉及多部门、军队和地方)立体化救援网络。开展基于 5G、短波通信或中短波通信的信息系统建设研究,以及数据库融合、基地建设、物资需求与配置等应急管理相关研究,"互联网+"救援一体化与全覆盖的紧急医学救援网络响应体系。

三是建立多样化的救治技术体系:紧急医学救援所面临的情况多种多样,涉及的损伤因素包括创伤、烧伤、冲击伤、中毒、核辐射等,只有根据不同的救治需求,建立多样化的救治技术体系,才能有效地完成救治任务。

四是研发满足多样化救援的装备体系:灾难事故包括海难、空难、台风、大型交通事故、严重火灾事故、核事故、地质灾害、恐怖袭击、群体性事件等,需要根据不同事故救援的要求,研发相应的医学救援装备,如海上救援装备、智能心肺支持装备、防护医学装备、搜救机器人、创伤救治装备、移动医院救治平台等。

五是创新可持续发展的研发体系:从严重创(烧)伤与重大灾难事故救援动员与指挥机制、不同体制和管理制度下实现紧急医学救援力量一体化管理与使用机制、救援与救治技术、救援与救治装备等方面开展创新性体系研究。

六是构建全民参与的培训体系:加强一体化的紧急医学救援技术培训、模拟训练、实战化演练与科普教育。构建以网络医院为中心,覆盖各级医院、基层救援救治机构的"互联网+"紧急医学救援专业救援培训体系和全民培训网络体系,提高现场"第一目击者"早期救援意识和初级救援能力。制定各级各类灾害事故救援预案,定期开展模拟演习。

第二部分　京津冀一体化紧急医学救援体系研究

一、京津冀一体化格局下紧急医学救援现状

在全国范围内稳扎稳打提升应急管理综合水平的大环境下,京津冀跨区域应急救援合作管理也在有序进行,京津冀应急合作管理坚持高起点顶层设计、高效能指挥体系、高融合队伍结构,通过对应急资源的整合管理,实现创新发展,深入推进以"一案三制"为核心内容的应急救援体系建设。

(一)京津冀初步建立了应灾救援管理制度

2016年"7·19"京津冀特大暴雨再一次为京津冀公共安全管理敲响了警钟。如何进行跨行政区域的应急协调与灾害救援,是京津冀地区进行协调应灾管理的最大挑战。如何减少因区域脆弱性累积而造成的灾害效应扩大,是京津冀协同管理过程中亟须解决的难题。在京津冀协同发展规划下,北京和天津属于高等发展水平,而河北属于中低等发展水平的现实毋庸置疑,"7·19"特大暴雨期间,河北损失严重。为了最大程度地降低灾害带来的危机和财产人力损失,完成区域可持续发展,增进民生福祉,京津冀首先丰富了管理制度建设。2014年,京津冀三地政府签署了《北京市、天津市、河北省应急管理工作合作协议》,建立了联席会议、合作交流和联合应急指挥机制,明确了应对突发事件时如何进行信息通报、如何进行监测预警的协作配合、如何协同应对突发事件、如何进行

应急平台的互联互通、如何实现应急预案的联合编制、如何推进应急力量的联训联演,以及如何保障应急资源的合作贡献等工作内容,力图在空气污染治理、抗震防震治理、食品药品安全治理等领域深入推进应急合作。2017 年,京津冀联合研究审议了《京津冀协同发展防震减灾"十三五"专项规划》,强调必须高度重视京津冀协同发展地震安全保障,充分认识到防震减灾的重要意义,以打造京津冀防震减灾协同发展国家示范区为导向,提升京津冀区域内各地区的综合防震减灾能力。随后,京津冀出台《京津冀防灾减灾救灾协同发展规划》,加强京津冀防灾减灾救灾能力建设,促进京津冀社会良性发展,为京津冀协同应灾救灾提供理论依据。同时,京津冀三地共同签署的《京津冀救灾物资协同保障协议》为实现京津冀三地信息资源共享提供了保障。平谷、蓟县、三河共同制定《毗邻区县救灾互助协议》,通过加强微观层面的县际合作,提升宏观区域的综合减灾救灾能力。跨区域的协同应灾救援机制需要以区域安全为基本目标和共同任务,充分利用区域内各方(政府的和非政府的)力量和资源,建设一个全主体、全风险要素、全过程应对的长效合作网络和制度平台,合理的制度建设是跨区域应急合作管理机制的必要资源,对于跨区域的协同应灾管理至关重要。

(二)京津冀初步实现了救援管理的资源共享

目前,京津冀地区信息化水平呈现较低状态,许多部门和市区县层面的应急平台尚未建立,各部门间无法联结与衔接,一些重点相关部门无法被纳入京津冀信息共享网络。京津冀区域信息共享与资源整合系统不健全,严重影响了京津冀三地关于突发事件信息的及时获取,导致联合开展应急决策进程缓慢,京津冀地区的资源得不到充分的整合利用,部分资源重复,紧缺资源无法合理利用。2016 年 5 月 11 日,为了实现储备物资种类数量明确、救灾物资储备库分布情况与布局清晰、救灾物资品种优化、区域救援物资储备整体能力明显提升,京津冀共同签署了《京津冀救灾物资协同保障协议》,实现了京津冀三地救援物资信息共享。在协议中,关于京津冀三地救援物资协同保障的内容实质、原则、目的方向、保障机制得到了明确规定,提出建立京津冀救援物资储备管理信息平台,实现三地信息共享和资源共享。随后,京津冀开展京津冀救援物资应急援助响应机制的正式建设。该机制可以实现京津冀三地间的物资互助和信息互通,当京津冀某地遭受灾害时,受灾地区的民政部门可以根据具体灾情向其他省市及周边区域提出物资支援请求,支援区域的当地人民政府启动当地应急援助响应机制,实行及时的援助,从而达到灾害信息和救援物资共享联动的目的,提升京津冀应灾救灾综合能力。

（三）京津冀初步建立了应急演练防范系统

应灾预案是否科学合理、符合实际情况，都需要经过实践的检验，进行应急演练是最直接的途径之一。不管是对专职人员，还是对志愿人员和社会公众，进行应急演练可以提高应急队伍的反应能力，完善与修正应急预案，并在相应实战基础上提出新的对策措施。京津冀三地政府积极推动相关机构的联动机制和能力建设，在卫生方面、食品安全方面积极开展突发事件应急演练活动。三地共同联合开展京津冀地震灾害应急救助协同演练活动，在演练中检验信息共享、物资调动、救援队伍联动等多领域，在演练中发现问题、锻炼队伍，寻找完善机制、制定科学预案、提高协作应战能力的有效途径，为动员引导企业、社会组织参与减灾救灾工作、提高居民防灾减灾意识、提升居民应对灾害的能力等方面提供了经验，做出了贡献。京津冀协同救援合作的不断深入，是面对三地日渐凸显的跨区域问题不得不做出的经验选择。京津冀应急演练防范系统的建立，一方面可以加强应急处置指挥的权威性，检测队伍警戒水平；另一方面可以通过对社会公众的实战演练教育，避免群众惊慌和混乱，通过实战演练进行心理干预，增强民众面对危机的勇气，及时帮助处于公共危机中的社会公众梳理各种复杂信息，预防和克服恐慌心理，从容地应对灾害带来的危机感。

（四）京津冀探索和完善了社会工作发展方向

社会力量在救援过程中不可或缺，在灾难发生的第一时间，社会组织也会出现在救灾第一线，其规模小、行动灵活、数量众多，能够自下而上地发现问题，满足救援需求。京津冀三地政府重视社会力量的参与，积极引导与鼓励企业和团体参与到应灾救援的过程中。2016 年京津冀社会工作与志愿培训交流会在河北邢台举行，来自北京、天津、河北的社工专家与一线社工参加了此次交流会，会上就灾后社工服务的工作方式展开了深入研讨。同时，由中国社会工作联合会发起，经北京社会工作者协会、天津市社会工作者协会、河北省社会工作促进会多次协商，三地联合制定了《京津冀社会工作协同发展实施方案》并签订了《京津冀社会工作者教育培训框架协议》，为救灾工作做好了基础性准备。2017 年，北京举办了第二届京津冀社会工作协同发展与"三社联动"创新实践论坛，论坛以认真落实《京津冀民政事业协同发展合作框架协议》和《京津冀社会工作协同发展合作框架协议》为导向，旨在促进三地社会工作人才建设，为应灾救灾服务培养专业型人才。随后，北京、天津、河北三地民政部门共同签署了《京津冀社会共创共建共享行动计划（2017—2020 年）》，以政策推动为导向，促使京津冀社会工作协同发展步入快车道，为京津冀一线社会工作专业人才提供了保障，使专业社会工作的能量得到全方位、立体化、多角度的发挥,从而提升了京津冀应灾救援能力,对京津冀一体化发展起到推动性作用。

综上所述,京津冀协同应灾救援管理已经步入实施阶段,在制度和机制的不断完善中,京津冀协同应灾救援管理正在扎实推进。但是,也存在一些无法回避的问题:京津冀三地在协同中仍存在合作意愿不足的现象;协同发展规划还停留在宣示层面;行政区划的藩篱难以突破;协同应灾救援管理工作取得的实质性进展不尽如人意。例如,2017 年 7 月,受低涡天气影响,河北自西向南先后出现降水天气,雄安新区降水强度大,局部伴有雷电、短时大风和冰雹,雄安新区亟须加强对局地洪涝和山洪地质灾害的防范工作。针对此次暴雨天气,河北省发布《河北省民政厅关于做好暴雨洪涝灾害救灾应急工作的紧急通知》,同时,安新县、雄安新区筹委会接连发出《关于做好强降雨天气防范应对工作的紧急通知》,河北省启动灾害救助应急预案预警响应,开展积极的防灾减灾行动。就此次雄安的大规模暴雨天气来看,基本上是由河北省以及雄安新区的 3 个县组织力量完成了灾害预警防范和救灾工作,京津冀协同应灾的相关管理条例并没有得到有效的实施。数据显示,河北省平常年份受灾人口每年约 2 000 万人次、受灾农作物 20 000 km²,直接经济损失在 100 亿元左右,是全国自然灾害最为严重的省份之一。这就要求京津冀地区的协同发展需要补齐短板,以推动三地共同发展。因此,更应该大力推进京津冀地区的协同应灾管理工作,实现真正意义上的风险共担、资源共享,为京津冀协同发展提供安全保障,从而加快京津冀一体化建设。

二、京津冀一体化紧急医学救援体系建设的咨询建议

(一)进一步完善京津冀协同应灾法律法规和预案

完善京津冀一体化紧急医学救援合作机制,保障京津冀自然灾害救灾减灾效果,提升京津冀应灾管理能力,法制建设是基础。目前,京津冀地区缺少一套较为完善的应对重大突发事件的法律法规,这给紧急医学救援工作带来了相应阻力。完善的法律法规是京津冀协同合作的基础,京津冀应该建立《京津冀协同应灾管理条例》等相关法律法规,明确三地多城安全应灾减灾的目标,落实地方责任制,创设符合不同城市的安全制度规范和操作流程,让法律制度保障紧急医学救援机制的运行和社会稳定工作的规范。此外,京津冀三地政府还应综合分析各地灾情,结合科研部门和立法部门的综合考察,尽快出台符合本地客观情况的地方政策,对京津冀的综合法律法规进行补充、具体化,制定出适合当地地理特征和城市结构特色的条例规范,增强法律法规的地方特色,避免相关法律法规成为空中楼阁。《京津冀协同应灾管理条例》应该从三地政府间的规范管理、京

津冀企业及社会组织参与救灾方式、三地救灾物资与资金分配、三地专业医学救援队伍的统一规划等多方面入手,制定明确的政策,形成规范的监督体系和责任清单,为京津冀一体化紧急医学救援提供制度保障。完善京津冀协同应灾法律法规有助于提高三地政府应对灾害的能力,加大横向政府间和纵向政府间的协调力度,进一步合理分配京津冀三地资源,促进应灾减灾的规范化和制度化。京津冀应灾合作管理需要"有法可依"和"有规可循",以规章、法律、条文的形式将京津冀协同管理事项具体化、书面化。法律法规的制定,必须充分整合、补充、细化我国现有的重大突发事件应对的相关法律资源,健全京津冀自然灾害应对法律规范体系,保证三地政府的联动合作救援工作在明确的法律条文基础上开展。

科学的应急预案也是建立京津冀一体化紧急医学救援机制必不可少的程序。应急预案作为"一案三制"的重要组成部分,是应对重大突发事件的法律法规的应用和实践,科学的应急预案对救灾减灾具有指导作用和技术保障。京津冀应从灾害预警的研究、制作、发布、传输等多环节出发,改变以预防为主的应急方式,制定以风险分析为基础、具备应急准备基础的应急预案。同时,在预案制定过程中,京津冀三地政府要在统一领导的前提下,充分考虑各地的实际情况及资源分配程度,并严格依据法律规范,制定包含预警预报、灾情响应、组织指挥、救援保障、恢复重建等内容的科学预案,实现分级管理、分级响应,做到预案"以人为本",充分发挥预案的民主性,采用先进的预测、预警、预防和应急处理技术,提高预防和应对灾害型公共危机的科技水平,保证预案能够切实发挥效用。京津冀应该构建贯穿省、市、县、乡、村的紧急医学救援预案体系,规范重大突发事件响应机制。此外,各级政府应该在京津冀总体应急预案的基础上,结合本地的实际情况,比如地形地貌、气候条件、人口数量、经济水平等因素,制定出适合本地区防灾应灾的预案机制。

（二）完善跨区域紧急医学救援力量管理体制、机制

要切实落实京津冀紧急医学救援联动机制,就必须具备与之相应的制度作保证。由于参与救援的部门众多,而且涉及跨行政区域的问题。所以,必须明确各级政府之间、政府与各部门之间以及部门之间的权力与责任划分,通过一系列制度的建立保证救援工作的顺利实施。

1. 确立征用权和补偿义务制度

根据《中华人民共和国突发事件应对法》第十二条规定:"有关人民政府及其部门为应对突发事件,可以征用单位和个人的财产。"一旦京津冀某地发生重大突发事件,救援物资和装备第一时间不能够满足需要的,政府及救援部门可以根据实际情况向公民征用财产,以满足第一时间的应急需求。当有必要对个人

和单位征用财产时,由当地政府进行协调,并完成对征用财产的分配和管理。突发事件处置过程中,其他增援力量如果对征用的设施、设备、交通工具等造成损坏和灭失,应当及时上报当地政府相关部门,突发事件处置结束后,对征用的财产补偿完全由事故当地政府负责。

2. 建立联席会议制度

通过召开三省联席会议的形式,加强沟通与联系,互相学习借鉴经验,探索新思路、新方法。按照突发事件救援力量的不同,由一方或多方牵头,召开不同职能类别的联席会议。可每年举办一次,三地轮流,其间一切事务由承办单位负责。其中,消防部门的联席会议可以跨区域协同作战为主题,探讨和解决在救援过程中如何在最短时间内高效建立重大突发事件紧急医学救援模式,实现三地消防部门统一响应、迅速出兵,合成尖刀力量。

3. 建立经费保障制度

要保障在重大突发事件发生时,紧急医学救援工作的正常进行和紧急医学救援力量的正常运转,必须具备一定量的资金投入,形成多渠道、多元化的经费保障机制。政府每年按照财政支出额的适当比例予以单列专项储备资金。根据《军队参加抢险救灾条例》第十三条规定:"军队参加国务院组织的抢险救灾所耗费用由中央财政负担。军队参加地方人民政府组织的抢险救灾所耗费用由地方财政负担。"设立京津冀重大突发事件保险基金,鼓励人民群众和各单位根据保险法的规定投保;发挥市场经济的调节作用和商业化保障作用,如政府发放国债、公司企业提供一定救援费;吸收社会公益资金,充分发挥社会资源的优势,吸收社会捐助、捐献、贷款,或通过国际救援捐赠个人依法提供的赞助捐赠;设立京津冀紧急医学救援基金会,用于对增援总队车辆装备损毁和维修的补偿,以及对突发事件处置过程中受伤或牺牲人员的医治和安抚费用。

4. 确立官员问责制度

建立健全灾时各级领导干部责任追究制度。在突发事件处置过程中,政府担任了决策者和领导者的角色。所以,政府的科学履职对突发事件的处置起着决定性的作用。官员问责制度是政府权责统一的表现,有利于强化政府责任感,是依法行政和权力受监督的保证。在事故处置过程中,有些官员为防止责任倒查,对部分灾情隐瞒不报,造成重大人员伤亡和损失;现场指挥决策失误,不能根据实际情况科学地指挥,武断地下命令,延误最佳救援时机;为避免责任追究,出现"不作为""不履职"的现象;甚至出现越权和以权谋私等犯罪行为。对此必须健全问责制度,使政府的权力在群众的监督下有效运行。

（三）完善跨区域紧急医学救援力量管理体系

为提高京津冀地区应对重大突发事件的紧急医学救援能力,应建立京津冀紧急医学救援力量管理体系，以厘清各种力量之间的权力和责任，从而进一步提高对重大突发事件的应对能力，降低重大突发事件带来的损失。

1. 政府主导、统一指挥

由于突发事件处置工作范围广，而且涉及部门多，责任重大，当重大突发事件发生时，现场处置工作必须在政府统一领导下进行。《中华人民共和国突发事件应对法》第九条规定："国务院和县级以上地方各级人民政府是突发事件应对工作的行政领导机关，其办事机构及具体职责由国务院规定。"所以，政府作为应灾救援领导机构是符合我国法律规定的。同时，政府通过消防部队"三台合一"接警系统，将全部救援力量进行有效整合，从而能够统一调度指挥，使参与救援的各部门横向联动和纵向对接，发挥重大突发事件处置的最大效能。

2. 三地一体、迅速响应

构建京津冀一体化的重大突发事件应急管理体系，必须满足一地出现突发事件，其他两地救援部队能够迅速响应，并能根据突发事件评估情况和本总队的实际，按照相应的京津冀重大突发事件处置预案迅速出动兵力，快速增援。当增援总队到达事故现场，首长向指挥部报到，了解现场情况，请领作战任务；增援部队与现场救援力量整合到一起，参与突发事件现场的救援工作，但仍受本总队首长的直接领导。

3. 资源优化、管理扁平化

建立跨区域救援体系，既要在突发事件发生区域内进行科学的突发事件评估，又要实现突发事件区域与联动救援区域之间的信息和资源共享。由于战时资源匮乏，必须优化配置，以保证高效利用。根据京津冀地区的突发事件特点集中建立综合性应急物资和装备储备中心，当突发事件发生时能够快速反应，满足应急供给和统一调度，最大程度满足作战的物资和装备需求。通过实施扁平化管理进一步提高应急处置突发事件的效率，以拓展基层管理者的管理空间，简化管理结构，从而提高在突发事件处置过程中的信息传递效率，使决策者与现场指挥者直接对接，提高突发事件处置效率。

（四）完善京津冀跨区域紧急医学救援机构设置

应当建立京津冀重大突发事件应急管理委员会，设立应急救援指挥中心，由突发事件发生地的政府分管应急管理工作的负责人担任指挥长；公安、驻地部队、安监部门的负责人以及各消防部队首长担任副指挥长，负责紧急医学救援的事务性协调工作；建立医学救援首席专家制，赋予相应的医疗资源调度权力并承担相应责任，具体负责紧急医学救援队伍的组织协调、指挥调度等工作。按照统一指挥、属地指挥、专家决策专业性问题的方式指挥突发事件救援工作。

重大突发事件的处置关键是资源的整合和救援力量之间的协同配合,既要打破行政壁垒,优化资源和信息共享,又要与水、电、气、医疗、通信等部门加强沟通。充分发挥党、政、军、民互动参与的合力,以减少体系内消耗,从而提高效率,缩短各救援力量的突发事件响应时间。同时,设立专门的协调办公室,负责协调各救援力量的物资分配和保障。

(五)完善京津冀跨区域紧急医学救援的战勤保障

1. 完善物资储备体系

在全国范围内,中央应急物资储备库从过去全国只有57个增加到113个(截至2021年5月),其中河北省石家庄市作为储备点之一,可以为京津冀地区的特大突发事件提供有力保障。而且在全国划分的6个区域保障中心中,北京是华北地区的维修中心,可以保证京津冀地区发生重大突发事件时的战时抢修保障。

2. 构建多渠道物资运输方式

在物资运输的方式上,采用公路运输和航空运输相结合的运输方式,实现最快速、最便捷的运输目的。目前,京津冀三地综合交通网络正在构建中。2015年7月,中共北京市委十一届七次全会的召开,预示着随着《京津冀协同发展规划纲要》的实施,交通一体化作为京津冀一体化的先行领域正式落实。这为满足京津冀跨区域救援提供了更加高效、便捷的物资运输条件。

3. 优化物资储备格局

在物资储备的方式上,要坚持以地方为主、消防为辅,形成多渠道存储、多方位保障的储备格局。除消防专用物资外,凡属警地通用的物资,如饮食、药品、油料及通用运输工具、大型机械设备等,均应由地方统储统供,变我储为民储,将军民融合项目和机制切实落到实处。同时,必须整合京津冀地区消防装备资源,与消防装备生产厂家沟通协调,规范消防装备生产的标准化和规范化,促进京津冀地区消防部队装备的统一,以保证在突发事件现场能随时进行装备的替换和维护保养。

4. 强化物资保障方式

在物资保障的方式上,要建立各自的战勤保障大队,满足作战队伍的饮食和寄宿保障,时刻做到第一时间出发的准备,并且做到"增援未到,装备先行"。在作为增援队伍还未到达突发事件现场时,战勤保障大队以及部队携行的装备物资已经提前到达,为第一时间展开救援创造必要的物质条件。

5. 组建京津冀跨区域紧急医学救援的常备专家队伍

重大灾害事故的处置程序必须按照科学合理的原则进行,救援方案和决策的制定必须以专业理论为基础。因此,整个应急救援过程必须依靠专家队伍的技术支持和风险评估,根据专家在现场的信息反馈,适时地调整战术。可以考虑建立京津冀一体化紧急医学救援专家资源库、资料库。

(六)完善京津冀跨区域紧急医学救援的通信保障

应急通信技术保障既要依托公安部队内部专网的系统规划,还需要与社会相关通信保障单位加强合作,及时通过多渠道的方式调用各种通信设施,以保障突发事件现场紧急医学救援通信的畅通。

1. 建立联动报警机制

统一采用消防部队"三台合一"的接警系统,构建消防、公安、医疗三个部门第一时间联动响应机制,以保证政府的统一指挥,以及各部门之间的信息共享,提高灾害应对的快速反应能力和消防部门的跨区域协同作战能力。丰富应用通信手段,充分发挥高新通信技术装备的应用,如公用通信网、卫星通信网、微波通信以及应急通信车等多种通信技术手段保障应急通信。

2. 建立基础信息保障系统

可以依托消防部队 119 通信指挥系统建立基础信息保障系统,实现随时查询和及时获取战时现场相关信息,实现应急指挥车与应急指挥中心的信息互动,实现快速准确定位事故现场、自动统计出警车辆、自动记录现场信息等功能。

3. 建立顺畅的通信联络系统

通信保障的关键是保证处在一线作战救援部队之间的联络顺畅,救援部队跨区域协同作战通信保障工作的第一要求是反应迅速。在长时间的陌生作战环境中保证不间断通信,既要解决上下级纵向指挥问题,又要满足增援部队与属地部队之间、救援部队与各联动部门之间的横向协调问题。跨区域增援作战部队到现场后要主动向指挥部报告本单位的通信情况,必要时应向指挥部递交本参战部队现场通信保障方案,在取得指挥部的同意后或者按照指挥部的统一部署开展现场通信保障工作,确保现场通信有序指挥和通信畅通。

第三部分　覆盖海南及南海区域的紧急医学救援体系建设研究

一、覆盖海南及南海区域的紧急医学救援体系建设现状

(一)创建全国首个"军警民融合"一体化战创伤和重大灾难事故紧急医学救援指挥体系,救援效率明显提升

由于管理体系不同,军地之间,乃至地方不同部门之间的救治体系缺乏有效

联系,常常各自为政,没有形成统一有效的指挥体系,难以形成救援合力,严重影响救援效果。因此,团队创建了全国首个"军警民融合"一体化战创伤和重大灾难事故紧急医学救援指挥体系,救援效率明显提升。

1. 率先建立了由省政府协调的多部门一体化指挥体系

建立了由海南省政府统一领导,与国家卫生健康委员会、国务院应急管理办公室、海南省海事局、海南省海上搜救中心、海南省气象局、海南海警局、海南省公安厅及部队医院等相关部门统一协调的"军警民融合"一体化救援指挥体系,救援效率明显提升。新型冠状病毒肺炎(简称新冠肺炎)疫情突发,国家紧急医学救援队(海南)在有效指挥下 3 小时内全部集结完毕(之前至少需要 12 小时),日夜兼程 1 600 多千米驰援武汉,成为第一支抵达江汉方舱医院的车辆救援队伍。其因在抗疫期间的突出表现,荣获"全国卫生健康系统新冠肺炎疫情防控工作先进集体"和"海南省工人先锋号"称号。

2. 牵头成立了海南省道路交通事故人员损伤警医联动救援救治联盟

由海南医学院第一附属医院牵头,联合海南省公安厅、交警总队及各支队成立海南省道路交通事故人员损伤警医联动救援救治联盟,并启动和挂牌 19 家海南省道路交通事故伤员救治网络医院。海南省公安厅、海南省卫生健康委员会联合颁布《关于建立健全道路交通事故人员损伤警医联动救援救治长效机制的实施意见》,强调多部门协作,使伤者能够尽早得到救治,显著提高了创伤患者救治成功率。

(二) 创新性建立应对多样化重大灾难事故紧急医学救援技术体系,提升了应对多样化灾难的处置能力

针对海南及南海区域灾难的多样性(除严重创伤和灾难事故外,还可能涉及核、毒物泄漏和传染病等),构建了包括能处理核、化、生、毒物泄漏等重大灾难事故及重大突发公共卫生事件的紧急医学救援技术体系,提升了应对多样化灾难的处置能力。

1. 建立了 5G 车载、船载远程救治及人工智能分诊系统

团队建立了 5G 车载、船载远程救治及人工智能分诊系统,并取得 7 项软件著作权。成功利用 5G 技术实现了基地中心医院与"三沙 2 号"医疗保障船在南海某海域进行远程医疗救治,同时在救援过程中应用人工智能分诊,明显提高了多样化灾难的救援救治效率。

2. 牵头制定了《国家海(水)上紧急医学救援基地设置标准》《国家海(水)上紧急医学救援基地设置实施方案》以及救援救治技术规范专家共识

受国家卫生健康委员会委托,牵头制定《国家海(水)上紧急医学救援基地

设置标准》和《国家海（水）上紧急医学救援基地设置实施方案》，作为全国各省建立国家紧急医学救援基地的指导标准，明确提出将突发传染病应急救治处置、重特大突发中毒事件卫生应急现场处置和临床救治、核辐射突发事件卫生应急专业处置和自我保障纳入重点建设内容，提升对传染病、中毒突发事件、核辐射突发等事件的应急处置和临床救治能力，建立应对多样化重大灾难事故紧急医学救援技术体系。目前，海南医学院第一附属医院已被推荐为国家紧急医学救援基地承建单位，重点建设海上紧急医学救援体系，打造全国紧急医学救援示范基地。同时，制定各类救援救治技术规范专家共识 17 篇，进一步加强了救援救治技术的规范应用。

（三）创新救治模式，构建一体化与全覆盖的紧急医学救援网络响应体系，响应速度明显提升

海南及南海区域广阔，救治网点分散不均，响应速度缓慢，造成救援效能低下，救治效果不佳，需要合理布局救援网点，加强网络信息化建设，提高救援网络响应速度。

1. 创建急诊急救大平台，开展全国试点医院建设

中华医学会急诊医学分会第十届主任委员吕传柱教授针对急危重症五大中心建设中出现的问题，首次提出建设急诊急救大平台建议。目前，急诊急救大平台已顺利落地，形成了理论、软件系统、实际运行全生命周期闭环，产出一批具有中国特色的救治模式，以期通过国际化、信息化、规范化和全生命周期的急危重症管理与控制手段，提高急危重症疾病的救治水平，降低病死率。

截至 2020 年年底，在第一轮通过形式审查的 102 家上报单位中，按照每个省落地 1~2 家试点单位的原则，首批急诊急救大平台落地试点单位 59 家，另外，四川省人民医院已与 100 余家三级甲等医院、1 451 家县级医院达成协同合作协议和多中心临床研究框架协议，急诊临床多中心研究平台的建设工作正在稳步进行中。急诊急救大平台建设以互联网为抓手，通过大数据、信息化手段，实现院前－院内救治一体化，整合急诊与专科救治，以"时间轴"为主要质控标准，实现多中心同质化管理，极大地提高了患者救治效率，节约了救治成本，改善了患者预后。

2. 牵头成立环中国南海－东盟海上医学救援联盟、紧急医学救援队联盟和海南省创伤救治联盟

2011 年，海南省首家创伤医学中心——海南医学院第一附属医院创伤医学中心成立，开始构建海南省创伤中心分级救治网络体系，成立海南省创伤救治联盟，付小兵创伤院士工作站落户海南医学院第一附属医院。2018 年，牵头成立了环中国南海-东盟海上医学救援联盟(包括中国与柬埔寨、老挝、泰国等东盟国家)和紧急医学救援队联盟(全国 20 支国家紧急医学救援队参与),在"网格化、同心圆"理论基础上,设立救援"点"布局(医疗船、近岸基地医院、基地中心医院),链接快速"线"反应(直升机、急救快艇、救护车),运行应急"面"机制(北核心、东、南、西、三沙)的新模式,提升了突发事件紧急医学救援响应能力,完善了国家紧急医学救援网络体系。

(四) 实现技术新突破,构建满足海陆空全方位医学救援的技术与大型装备体系,综合救援力量明显增强

研究团队通过引进、集成、协同、创新,加强海陆空全程医学救援多种技术与装备的研发,特别是用于近海、远洋和深海等广大区域重大灾难事故及突发公共卫生事件紧急医学救援系列装备研发。

1. 打造海上航母"三沙 2 号"大型医疗保障船,实现陆地和海上救援的快速切换新模式

研究团队参与了"三沙 2 号"的设计和改造。"三沙 2 号"是由三沙市人民政府建造的一艘 8 000 吨级交通补给船,在原有设计基础上增加了海上卫生应急搜救和医疗救助的功能,实现了交通补给船和医疗保障船的无缝转换。"三沙 2 号"的独特设计之处在于第七层为直升机停机坪和日常医疗平台,主甲板(第四层)为重大突发事件医疗用舱,可迅速在舱内组建临时医院,包括重症床 4 张,普通病床 20 张,手术室、清创室、药房、检验室和放射室各 1 个,可以对危重患者进行抢救和手术等治疗。第三层甲板为应急备用医疗区域,可以容纳多辆大型救援车辆。整船可快速转换成医疗保障船。通过多次演习演练,国家紧急医学救援队(海南)的队员搭载"三沙 2 号"船后,依托船上的医疗功能区,即可将"三沙 2 号"公务船迅速转换为医疗保障船。这不仅实现了陆地和海上救援的快速切换新模式,还实现了资源共享、集成创新、平战结合,在没有增加任何造船经费的前提下,打造了全国唯一的大型医疗保障船。

2. 加强国家紧急医学救援队(海南)装备和能力建设,并在多次大型陆海演练和实际救援行动中发挥重要作用

国家紧急医学救援队(海南)建成了国内规模最大、设备最先进、功能最齐全的全方位救援装备体系,还包括移动 P3 实验室、移动 CT 车和救援直升机等大型救援装备,是目前国内唯一一支配备移动 P3 实验室的国家紧急医学救援队,提升了应对重大突发公共卫生事件的能力。此外,该装备体系可以迅速搭建成一面积约 8 000 m² 的移动医院,包含 100 张病床(其中重症床 10 张),可同时进行 3 台大型手术。国家紧急医学救援队(海南)联合多部门在南海某海域举行了

1949 年以来规模最大的一次海上救援演练,并联合江苏省国家紧急医学救援队和广东省部分救援队在海南博鳌成功举办了博鳌亚洲论坛医疗保障暨春季陆上卫生应急演练,参练人数近 200 人;与海南省海上搜救中心等机构建立海上救援常态化搜救机制,已经成功救治多名海上作业人员,包括在南海海域一次性成功救援一巴拿马货轮 16 名新冠肺炎患者。

（五）夯实基础研究,构建成果快速转化以保证可持续发展的创新研发体系,实现产学研用一体化

紧急医学救援中,心血管急危重症、失血、失控性炎症导致的多器官功能障碍等不仅常见,而且是导致死亡的重要原因。团队利用多学科交叉技术,创新性地开展转化医学研究,发现了多种具有潜在转化应用价值的新靶点和药物。

1. 多学科交叉,寻找和解析急危重症关键靶点与调控机制

针对救援事件中频繁出现的心肌梗死、心力衰竭等心血管系统急危重症,团队从不同的层面、角度寻找免疫炎症反应和心血管系统急危重症相关的重要靶点与关键机制,发现了肠道微生物激活机体天然免疫反应影响心肌梗死后心血管不良事件发生的作用机制及靶向干预效果,成果发表在 *Microbiome* 等权威期刊上,为心血管急危重症的预防和临床救治寻求有效的干预靶点提供了理论与实验依据。

2. 利用海南特色药物资源,挖掘南药黎药作用机制

团队开展了多种特色南药黎药药理学和临床前试验评价,发现了飞机草的黄酮类及萜类成分具有止血促凝的功效,飞机草叶、茎、全草 3 个部位 12 种提取物中的叶水提取物、叶甲醇提取物、茎乙醇提取物有一定的杀菌抗炎作用,为飞机草作为新型抗菌药物研发提供了科学依据。

（六）多元化创新培训,构建以专业救治为主和公众急救知识普及的培训体系,提高全民急救素养

我国公众急救知识普及率低,急救技能匮乏,大部分城市公众急救知识普及率不足 1%。秉承"人人学急救,急救为人人"的理念,团队针对突发事件发生的不同模式与需求,分层次对不同类别救援力量开展培训和科普,明显提高了本地区专业救援力量的急救水平和公众急救知识的普及率。

1. 专业培训

针对医护人员和红十字会人员等可能在一线参加救治的人员以及国家紧急医学救援队等专业救援力量,开展经常性的专业急救医学培训与实战化演习。本团队依托全国首家急诊创伤学院,于 2011 年在国内率先推广全员应急救护培

训,使海南医学院成为全国唯一一所推行全员应急救护培训的高校,累计培训医务人员近万人、医学生4万余人。

2. 公众科普与培训

对公众开展了广泛性、基础性的早期紧急医学救援知识普及和初级救治技能培训,特别是海上渔民和船员等特殊群体,累计现场公众培训68万人次。针对海南居民分布特点和培训需求,率先建立了分别适合于城市、乡村和海岛的"龙华模型""琼中模型"和"三沙模型"。

(1)针对人口密集的中心城区,建立了城市版"龙华模型"。

海口市龙华区(中心城区型)政府与本团队合作开展创建"健康龙华"全民急救培训工作,投放自动体外除颤器(automated external defibrillator, AED)500台,成为全国第一个达到100台/10万人口 AED 布局的城镇模型,打造国内领先的城市版公众急救模型。

(2)针对交通不便、地理偏远的县城乡镇,建立了乡村版"琼中模型"。

琼中黎族苗族自治县(偏远乡镇型)政府与本团队签署合作协议,开展公众心肺复苏普及和 AED 规范化布局工作,成为全国第一个达到100台/10万人口 AED 布局的县乡模型,已经成功抢救多名当地心搏骤停患者。

(3)针对南海岛屿,建立了海岛版"三沙模型"。

三沙市人民医院受海南医学院第一附属医院托管,负责海岛上所有的医疗活动,常年对医务人员及岛上渔民进行心肺复苏等急救知识和技能培训。

此外,团队牵头撰写了国内首部 AED 专家共识——《中国 AED 布局与投放专家共识》;2020年6月,在抗疫的关键时刻,吕传柱教授带领中华医学会急诊医学分会、急救与创伤研究教育部重点实验室、中国医学科学院海岛急救医学创新单元、海南医学院急诊创伤学院、海南医学院国际教育学院推出"急诊急救大平台"微信公众号,旨在为全国急诊同仁承载临床救治、科研创新转化、教学与学术交流提供平台。截至2022年8月7日,该公众号共有42 897人关注,累计发表文案409篇,内容涵盖急救科普、医疗知识,新冠肺炎疫情、学术会议信息,科技前沿咨询等,累计阅读量达到168万人次,获得社会广泛认可和好评,社会效益巨大。

通过上述多元化科普培训体系建设,使海南省事故现场第一目击者的受训率从不足1%提高到5%,公众对心肺复苏术(cardio pulmonary resuscitation, CPR)、AED 等急救知识的普及率从低于0.01%提高到1%,公众急救知识普及率明显提升。

本项目先后获批国家临床重点建设专科(急诊医学)、急救与创伤研究教育部重点实验室、中国医学科学院海岛急救创新单元、海南省生物材料与医疗器械工程研究中心、海南省急危重症临床医学研究中心、海南首批"双百"人才团队（急救与创伤研究团队），建立了全国首个急危重症专业生物样本库。

鉴于覆盖海南及南海区域紧急医学救援体系建设成效显著，该体系建设成果得到院士和同行专家及领导的高度评价，42 位院士联名向中共中央办公厅和国务院办公厅等提出《关于覆盖海南本岛和南中国海区域性的重大灾难事故与严重战创伤紧急医学救援体系的建议》①，受到国家高度重视，并被指定该体系为博鳌亚洲论坛和文昌卫星发射等重大活动提供医疗保障。

二、完善覆盖海南及南海区域紧急医学救援体系的策略

（一）进一步健全救援体系运行机制

构建海南及南海区域性的重大灾难事故与严重战创伤应急管理委员会，成员由海南省政府统一领导，国家卫生健康委员会、国务院应急管理办公室和军队、海南省卫生健康委员会、海南医学院及附属医院的领导、专家组成，共同作为该区域合作平台，依托国家医学救援队（海南）及环南海海上医学救援基地应急救援办公室来协调各方工作。应急管理委员会的工作机制实行轮流值班的制度，省政府行政区应急管理办公室负责人任指挥长，负责开展全面工作，公安、安监、消防等主要部门领导担任副指挥长，配合开展应急救援、组织指挥、应急演练、预案制定等方面的事务性工作。制定季度性常务会议和工作职责，明确任务范围，形成有效合力共同应对区域内发生的重（特）大突发事件。现场组织指挥混乱往往源于灾害到来以后相关部门才开始成立临时性组织的组织指挥体系，事实上这是因为缺少一个权威的常设组织，应急准备工作还不够充分，临时性组织指挥体系的组织结构、运作机制没有得到规范和普及才导致的。因此，要提高灾害事故现场组织指挥能力，需要成立统一的应急管理机构，也需要构建和普及临时性的现场组织指挥体系。

为了使调度中心能宏观指挥救援流程，应当避免建设重复与资源分散的弊端。应整合军队应急主管部门、中央和地方政府应急机构、地方各类单灾种应急指挥协调机构，建立由地方政府为主体、以军队和地方人员组成的应急指挥协调机构。由国务院牵头成立应急指挥协调机构，成员单位包括军队应急管理办公室、国务院应急管理办公室、民政部、武警消防总部机关，以及灾害救援、公安、消防等部门，统一管理和使用现有的指挥场所、指挥信息平台，形成以国务院应急管理办公室和军队应急管理办公室为主体的综合性指挥机构，建立军地联合的

---

① 文件名中"南中国海"应为"南海"。——编辑注

指挥体制,做到指挥方式灵活,指挥决策快速,确保救援行动指挥实时、准确、连续、高效。军队的指挥员应加入到当地应急指挥机构中,并按需派人员参加军地共同设置的相应机构,形成军地融合的应急指挥和控制体系,共同完成应对突发事件的组织、协调、指挥和保障工作。军地双方分别指定专人负责联系、协调应急管理的相关事宜。建立军地互联互通网络和电信联系方式,依托国防动员网、地方政务网和地方政府应急平台,建立通畅便捷、快速高效的信息交流渠道,实现应急信息军地共享。

(二)加强南海智慧海上救援信息技术研发

南海海域广阔,救援环境复杂多变,充分运用云计算、大数据、人工智能、物联网、区块链、5G、北斗卫星等新技术,结合南海海上救援实际,深入研究南海智慧海上医学救援信息技术。切实履行好海上医学搜救反应、抢险救灾、支持保障、善后处置等职责,加强深远海医学救援关键技术研发应用,提升深远海和夜航海上医学救援能力。

研究如何依托物联网等技术充分感知和收集南海海上救援环境,建设南海海上医学救援智慧眼,比较准确地了解南海各海域的地形地貌、水文变化情况以及海流潮汐变化情况,利用先进的5G、无线传感、北斗卫星等技术定位和监测海域大型物体踪迹,为南海海上医学救援的预测预防预警能力提升插上信息化的翅膀。

(1)南海智慧海上医学救援信息标准建设,南海智慧海上医学救援涉及交通运输、工业和信息化、自然资源、海事、应急管理、气象等多部门协同,信息化建设,标准先行,依托标准加强信息资源共享。

(2)南海智慧海上医学救援大数据中心研发,利用云计算、大数据、人工智能、区块链等先进技术构建南海海上医学救援智慧大脑,依托标准建设大数据中心及对接各部门系统和采集数据,构建南海智慧海上医学救援知识库、知识图谱、医疗救援共享数据库。

(3)南海智慧海上救援一体化信息平台、系统和应用研发,涉及南海海上医学救援体系全生命周期信息化管理,涉及通信调度指挥、远程医疗救治、海上救援机器人、海上医学救援资源管理等。突发事件发生时,救援基地可以与近岸医院、救援现场实时互通,及时进行远程医疗会诊,指导救援。

(三)进一步规范培训演练体系

依托现有基地中心医院、近岸医院、前沿医院和海陆空救治平台等进行紧急医学救援相关专业系统培训,建立相关培训演练体系。通过理论学习和技能实

践,开展紧急医学救援培训的标准化课程和国家通用教材建设。制定国家紧急
医学救援考核制度、年度培训演练计划,通过专业培训和演练,使相关人员掌握
履行其职责所需的相关知识,并取得应急机构或专业组织颁发的相应证书。

通过培训基地、移动培训平台和远程培训相结合的多维培训体系,使医学救
援培训体系进一步立体化、网络化、实战化,达到"挽救生命,减轻伤残"的目的。
编写标准化公共安全事件医疗培训教程,如战伤救治培训系列教程,使突发公共
安全事件的医学救援培训流程进一步标准化、规范化、系统化,为保障医学救援
的高效率、高质量打下坚实的基础。

1. 基础培训

医疗救援人员需要培训的内容包括基本知识和救援知识。基本知识包括气
象知识、自然灾害特点、海上救助装备使用方法、水上技能等。救援知识包括战
伤救护、战伤分诊、批量伤员救治、心肺复苏、伤员转运、医疗响应、海上立体救援
体系衔接和应急心理管理等。加强海上救援知识培训,救援队应全员参训;同
时,将基础救援培训内容扩展到其他救援部门(包括海事部门、气象部门、通信部
门、外事部门、海警、海监、航运公司和空中救援力量等),形成紧急医学救援所有
关键部门的联合培训和教育。

2. 专业培训

专业培训需在国家紧急医学救援培训中心和四级救援体系内进行救援与医
疗救助相关专业系统培训,培训考核合格后颁发资质证书,主要针对参与救援与
医疗救助的专业人员。

3. 培训考核

建立紧急医学救援人员培训考核机制,制定具体考核科目、标准和成绩评定
方法,并设置奖惩制度。针对不同战位舰员设立个性化救援课程,鼓励救援队员
全面掌握救援相关的多学科知识。

4. 救援演练

救援演练是检验救援能力和发现问题的主要方法,需要每季度定期进行救
援演练,制定紧急医学救援演练内容和方案。演练组织计划应综合所有部门,严
格设计演练项目内容、环节、衔接、路线等,鼓励海上从业人员参与或观摩演练。
演练结束后对演练的成果进行总结,并有相应文字记录和分析材料,针对性解决
实战演练的问题,将演练成果记录在案。

5. 联合演练

完善军地多行业、多部门协同作战机制,积极创造条件,与周边国家、地区或
海域常态化开展海上突发事件应急处置联合演练。加强海上医学救援专用器械
装备研发。

随着国家海洋战略的实施,海上行动越来越多,活动范围越来越大,海上发生险情和事故的频率也在增加。据统计,"十三五"期间,海南省海上搜救中心共开展了591起搜救行动,成功救助2 079人,平均每天救助1.15人。救助后如何进行医疗救治就显得尤为重要。为此,海上应急医学救援队伍建设与装备发展引起了国际社会的高度重视,欧美、日本等发达国家和地区都在国家层面与军队层面不同程度地加大了应急医学救援器械装备建设投入,以此提升海上突发事件医学救援能力,维护本国社会稳定,保护人员健康,展示国际形象。我国海上医学救援经过几年的发展虽初见成效,但救援水平相对落后,主要原因是整个海上医学救援体系发展不完善,成建制规模的专业化海上医学救援力量基本没有形成。除此之外,海洋气候变化莫测、救援环境恶劣、海上专业医学救援装备匮乏、救援队伍缺乏海上救援培训都影响着海上医学救援的效果。

海上应急医学救援器械装备主要是指各类各级救援力量实施应急医疗保障所使用的医用器械、仪器、设备、卫生运输工具及相关装备等的总称,主要用于海上战争、海上突发事件、重大海难等发生时伤病员的现场急救与紧急救治、连续救治、立体运送、专科治疗、卫生防疫、海上医学救援和模拟训练等,是现代海上应急医疗、海上疾病防控、海上公共卫生和健康体系中最为重要的基础装备。

因此,具有自主知识产权的海上应急医学救援器械装备重大关键技术研究和以此为基础的重大装备系统研制是目前我国海上应急医学救援器械装备发展面临的突出问题。开展海上应急医学救援器械装备重大项目攻关,提高海上应急医学救援过程中救治能力,是海上医学救援器械装备发展的重大历史机遇。

(四) 加强紧急医学救援学科建设

依托基地中心医院完善急救学科群建设,通过医联体、急救专科联盟等形式,提升体系内各级医院急救学科水平。组织卫生应急专家,结合海南实际情况,编写紧急医学救援相关管理办法、应急预案、培训大纲和教材。加强医学救援领域的国际交流与合作,定期开展考察培训,积极引进国际先进的紧急医学救援理论、技术、装备与管理模式,提高突发事件的紧急医学救援准备和处置水平。

依托海南医学院及其急诊创伤学院等开设紧急医学救援相关专业,开展相关学科大专、本科以及硕士、博士和博士后研究生学历教育,培养紧急医学救援专业人才。

(五) 加强紧急医学救援相关产业发展

1. 建设研发中心

依托国家紧急医学救援基地,建立国家紧急医学救援研发中心和重点实验室,打造基于海(水)上医疗救援的紧急医学救援和灾难医学科研团队,加强紧急医学救援理论、方法和工程技术应用研究,完善紧急医学救援体系构建。

2. 开展科学研究

积极开展紧急医学救援的相关科学研究,重点研究海上救援体系建设、海上创伤和灾难医学流行病学调查、灾难模拟场景设计及虚拟仿真等内容。建立科研管理制度,支持研究人员申请和参与国家级或省级紧急医学救援相关的科研课题,发表紧急医学救援相关的科研论著,建立产、学、研、用的协同创新机制。

3. 促进产业发展

开展紧急医学救援装备、器械及药物等相关产品研发,积极转化科研成果,打造紧急救援产业,形成急救产业示范,助力海南自贸岛建设。

第四部分　粤港澳大湾区一体化紧急医学救援体系研究(一)

一、粤港澳大湾区一体化紧急医学救援现状

粤港澳大湾区有我国重要的经济中心城市和国际化城市、国家创新型城市、国际科技产业创新中心、全球海洋中心城市、国际性综合交通枢纽、全国性金融中心。粤港澳三地在紧急医学救援与救治方面取得了很大成就。

以深圳市为例,当前深圳市卫生健康委员会有 3 个市属卫生应急队伍——突发急性传染病卫生应急队、突发事件紧急医学救援卫生应急队和突发中毒及核辐射事件处置卫生应急队,共设有 9 支队伍,总计 220 余人。应急队设有两支陆地救援分队、一支航空救援分队和一支海上救援分队,实现了紧急医学救援的海、陆、空全覆盖。目前可参与紧急医学救援的已有 22 所三甲医院:深圳市人民医院、深圳大学第一附属医院、深圳市妇幼保健院、深圳市儿童医院、深圳市第三人民医院、广州中医药大学深圳医院、宝安中医院、深圳市人民医院龙华分院、深圳大学总医院、中山大学附属第七医院、北京大学深圳医院、华中科技大学协和深圳医院(南山医院)、深圳市中医院、深圳市宝安区人民医院、罗湖区人民医院、深圳市龙岗中心医院、南方医科大学深圳医院、深圳平乐骨伤科医院、深圳市龙岗区中医院、中国医学科学院肿瘤医院深圳医院、中国医学科学院阜外医院深圳医院、深圳市萨米医疗中心(深圳市第四人民医院)。深圳市急救中心,能承担平时散发疾病和一般事故的救援。深圳市还有一支"移动医院"车队,该"移动医院"项目由中山大学附属第七医院承担。目前医院紧急医学救援队共有 9 辆紧急医学救援车。当有重大灾难事故发生时,这些救援车就能组成一所"移动医院",直接开抵灾难现场,可以同时开展 2 台手术,昼夜 24 小时通过量不低于100 名患者,可完成大、中、小手术不低于 20 例。拟建设的深圳宝安空海救援医

院,其定位特色采用平战结合的模式,设置的应急救援体系包括:急诊科、日间手术中心(含日间病房)、中心手术室以及ICU。平时情况下,机场医疗急救中心保障宝安机场日常运行,空海救援医院作为综合医院服务于周边社区。急诊科约13 000 m²,作为医院的常规组成部分独立运行,设置15张抢救床、15张EICU床以及2间急诊手术室。战时情况下,机场医疗急救中心和空海救援医院联合行动,启动45张抢救床、15张EICU床、60张ICU床、30张急诊病床、30张日间病床、10间日间手术室、15间中心手术室,可以达到200人重症患者的峰值救援需求。

广州市在紧急医学救援与救治方面有很好的基础。以位于广州的南方医科大学南方医院为例,该院一院五区,有床位5 000张,可即时腾空应急床位300张,6小时内可腾空床位1 000张,重症监护床位152张。建立了区域性严重创伤信息化救治指挥系统,该系统已投入国家创伤区域医疗中心信息平台运行,实现院前急救车辆定位,车内、院内信息联动。做到上车即入院,缩短院前、院内抢救时间。拟定了各级别突发事件应急预案,建立了创伤救治、防核化生专业救援队伍,构建了我国华南地区创伤救治联盟网络体系和海陆空立体化协同救援体系。定期开展应急救援培训和演练,建立了紧急医学救援物资仓储基地和研发平台。

广东省其他地市,以及香港与澳门在紧急医学救援与救治方面都有较好基础。在政府层面,与紧急医学救援有关的部门较多,涉及卫健委、应急管理、海事、消防、地震、水利、安监等部门,还涉及军队相关机构。

二、粤港澳大湾区一体化紧急医学救援体系建设策略研究

基于目前在紧急医学救援与救治中存在的问题,建设具备应急管理、救援技术、救治技术、装备研发、专业培训等功能于一体的严重创伤与重大灾难事故紧急救援医学救援体系,是解决目前重大突发灾难事故紧急医学救援中存在的诸多问题,突破现有瓶颈,提高救援与救治效率的有效办法。

(一)构建一体化的救援指挥体系

基于大湾区严重创烧伤与重大灾难事故的风险评估、脆弱性分析、韧性城市建设需求,开展平战结合的一体化应急救援指挥体系以及预案、机制、体制、法制研究,特别是粤港澳大湾区一体化紧急医学救援有关的机制、体制、法制研究,建立便利的"战时"紧急医学救援人员和机构资质互认机制。建立事故救援现场医疗救援首席专家制,赋予首席专家负责组织现场救援、伤情分类与后送的权力。

（二）建立网络化的救治基地体系

构建满足大湾区地域多样化重大灾害立体化救援任务的各级各类应急医学救援机构与队伍体系，从高水平三甲医院、高水平救治基地到基层、社区医疗机构，形成分级救治网络和海陆空（涉及多部门、军地）立体化救援网络。开展基于5G、短波通信或中短波通信的信息系统建设研究，以及数据库融合、基地建设、物资需求与配置等应急管理相关研究，"互联网+"救援一体化与全覆盖的紧急医学救援网络响应体系。

（三）建立多样化的救治技术体系

开展重大灾难事故流行病学研究：各种突发灾难类型及其造成的伤情、伤势、伤部以及心理伤害特征等研究。应对多种突发灾难类型救援与救治技术研究：大规模伤亡事件、群体多样化损伤（严重创烧伤，核、化、生等致损伤）、灾害特殊伤病（挤压伤、火爆毒损伤等）的救援技术、快速救治及其后续治疗（如各种创面、各种并发症）技术的基础与临床研究。

（四）研发满足多样化救援的装备体系

粤港澳大湾区可能发生的灾难事故包括海难、空难、台风、大型交通事故、严重火灾事故、核事故、地质灾害、恐怖袭击、群体性事件等，需要根据不同事故救援的要求，研发相应的医学救援装备，如海上救援装备、智能心肺支持装备、防护医学装备、搜救机器人、创伤救治装备、移动医院救治平台等。针对粤港澳大湾区可能发生的主要重大灾难事故类型，建立相应的应急救援与救治模拟演练平台，包括物资、装备等。

（五）创新可持续发展的研发体系

根据粤港澳大湾区紧急医学救援和救治技术要求以及存在的短板，围绕建立粤港澳大湾区重大灾难与社会安全事件严重创烧伤紧急医学救援体系这一核心问题，从严重创烧伤与重大灾难事故救援动员与指挥机制、大湾区不同体制与管理制度下实现紧急医学救援力量一体化管理与使用机制、救援与救治技术、救援与救治装备等方面开展创新研究。

（六）构建全民参与的培训体系

加强大湾区一体化的紧急医学救援技术培训、模拟训练、实战化演练与科普教育。构建以网络医院为中心，覆盖各级医院、基层救援救治机构的"互联网+

紧急医学救援"专业救援培训体系和全民培训网络体系,提高现场"第一目击者"早期救援意识和初级救援能力。制定粤港澳大湾区各级各类灾害事故救援预案,定期开展模拟演习。

第五部分　粤港澳大湾区一体化紧急医学救援体系研究(二)

一、粤港澳大湾区一体化紧急医学救援现状

(一)粤港澳大湾区紧急医学救援体系建设

粤港澳大湾区自然灾害、事故灾难、社会安全事件、公共卫生事件频发。灾害发生后,创烧伤和意外伤害的救治特别强调时效性、现场性。医学紧急救援需要开创新时代,形成快速、高效、优质救援,最大程度减少人员伤亡与财产损失。创建大湾区严重战创伤及严重灾难紧急医学救援体系具有重大战略意义。大湾区紧急医学救援在各类紧急救援中的作用突出,对维护国家整体的政治安全、经济安全、军事安全、文化安全、社会安全、国际安全,保持社会稳定、保障人民生命安全有着重要的意义。

目前,粤港澳大湾区以南方医科大学南方医院为代表的粤港澳地区医疗单位,正统筹组织粤港澳大湾区的紧急医学救援网络体系,以期为粤港澳大湾区的紧急医疗救援状况提供迅速、联动的救治流程。

大湾区标志性紧急救援医院和医疗单位具体情况如下。

南方医科大学南方医院:南方医科大学南方医院是一所集医疗、教学、科研和预防保健为一体的大型综合性三级甲等医院,全国百佳医院,是国家区域(创伤)医疗基地、广东省高水平医院"登峰计划"首批重点建设单位和国家区域中医(风湿病科)诊疗基地。作为国内唯一有军事医学背景的地方医科大学附属医院,南方医科大学南方医院具备突出的医疗救治能力。医院先后获得"全国百姓放心示范医院""全国文明单位""全国医院文化建设先进单位""中国医院管理协会科技创新奖""全国病历质量评比一等奖"等荣誉称号。医院在 2020 年公布的公立医院绩效考核中评为 A+,排名第 45。在近 5 年的中国医学科学院发布的中国医学院校/中国医院科技量值(STEM)排名中,南方医科大学稳居全国前二十、广东省第一。医院有 13 个专科进入 2019 年度中国专科声誉排行榜(复旦版)前十或得到提名,其中整形外科全国排名第三、华南区排名第一,肾内科全国排名第四、华南区排名第一,感染内科全国排名第四、华南区排名第一,血液内科全国排名第八、华南区排名第一,消化内科全国排名第十、华南区排名第二,神经外科华南区排名第一,骨科华南区排名第二,麻醉科华南区排名第二,普外科

华南区排名第三,妇产科华南区排名第三,急诊医学华南区排名第九。

深圳大学总医院:深圳大学总医院是深圳大学第一所直属附属医院,定位于国际知名、国内一流的研究型医院,大力支持急诊科引进深圳市高层次医学(三名工程)团队——天津大学灾难医学研究院急救和灾难医学郑静晨院士团队,依托院士团队强大的智力支持及其在国内急救与灾难医学领域排名第一的实力,整合全院力量,将急诊科作为医院重点发展科室和特色科室进行建设,此外还先后申请成立了深圳大学急救与灾难临床医学中心及中国医师协会军民融合卫生应急培训学院紧急医学救援分中心(深圳)等急救与救援医学学科建设平台。

广东省第二人民医院:广东省第二人民医院在全国率先建设了全国首家应急医院——广东省应急医院,组建了国家紧急医学救援队(车载队伍)、中国国际应急医疗队Ⅱ类(帐篷队伍)。2004年,广东省政府将广东省第二人民医院确定为应急医院。在2010年9月组建了一支专业的应急医疗队。该单位也多次参与灾区一线救援、常规化的培训演练以及在国内的救援中心学习进修,已经熟悉了国际化的救援理念、科学的救援流程,掌握了专业的救援技能、科学的自我防护和心理疏导等知识,提高了现场紧急救治能力。医院不仅在人才队伍方面加强培训建设,而且在应急设备的使用和创新方面也取得了不俗的成绩。

此外,粤港澳大湾区还有多家具备丰富紧急救援经验的医疗单位:中山大学附属第一医院与广东省职业病防治院联合组建了国家核和辐射突发事件应急队伍。澳门特别行政区政府组建了国际应急医疗队Ⅰ类。广东省疾病预防控制中心组建了国家突发急性传染病防控队。此外,广州市正紧锣密鼓地建设全国第一个拥有5 000个独立房间的国际应急方舱医院,占地250 000 m³,严格按照隔离要求,避免人员交叉感染。

(二) 120及院前急救体系建设

院前急救、医院急诊科和重症监护室(ICU)构成了完整的急诊医疗体系(emergency medical service system,MESS)。院前急救是指对遭受危及生命的各种急症、创伤、中毒、灾难事故等的患者在到达医院之前进行的紧急救护,包括现场紧急处理和监护转运至医院的过程。院前急救是急诊医学最初和最重要的一环,其任务是将医疗服务及时有效地送至急危重症患者身边,阻断其进一步恶化或再损伤,维持患者的生命,并快速、安全地将患者护送至医院进行救治,为院内急救赢得时间和条件,减少急危重症患者的病死率和致残率。院前急救是社会保障体系的重要组成部分,是城市经济发展、精神文明建设和综合服务能力的重要标志,对于发挥政府职能、树立政府形象、保证群众健康、促进社会发展都具有极为重要的意义。可以说,院前急救工作对于一个城市的发展来讲极为重要,既是衡量城市现代化程度的关键指标,也是城市公共安全、社会和谐稳定的重要保障。院前急救在实行救死扶伤、应对突发性公共卫生事件、保持社会稳定方面都发挥了无可替代的作用。

目前,粤港澳大湾区内已经形成了覆盖区域城乡、功能完善、指挥统一的急救医疗指挥网络体系。以广州市为例,目前已建立起了以广州市 120 为中心,番禺、花都、增城、从化、南沙 5 个区为分中心的广州地区统一指挥调度平台,实现了全市急救医疗指挥调度计算机网络管理和信息资源的共享。2015 年,广州市网络医院已由最初的 25 家发展到 136 家,实现了院前急救网络覆盖全市城乡。全市共有 285 辆救护车用于院前急救服务,以监护型救护车为主。广州市急救医疗网络在城区平均出车半径约 4 km,中心城区卫生资源相对丰富,急救网点建设较完善。农村地区及基层急救网点的建设仍需进一步加强,需努力缩短院前急救网络建设城乡间的差距。5 个急救医疗指挥分中心的建设水平参差不齐,需加大建设力度,促进广州市院前急救事业整体发展。

粤港澳大湾区内 120 出车次数、院前急救接诊患者数都呈逐年增长的趋势。这一方面提示院前急症发病率有增高的趋势,可能与经济快速增长、生活节奏加快、人口老龄化及突发事件增多等有关;另一方面可能与市民的急救意识不断增强有关,市民对急救医疗的需求在增长。急救任务的增加无疑会给粤港澳大湾区的院前急救工作带来一定的挑战。这也提示各急救站要适当地增加救护车,保障抢救药品及急救设备充足并处于完好备用状态,以备不时之需。

粤港澳大湾区中,广州市平均院前急救反应时间为 17.0 分钟,珠海市为 14.7 分钟。国外发达国家院前急救平均应急反应时间通常在 5 分钟至 7 分钟之间,而我国现阶段大多在 10 分钟以上。院前急救反应时间体现了一个城市的应急水平,其考核和评价标准多参照中国医院管理委员会院前急救中心(站)管理委员分会制定的应小于 10 分钟(特大型城市除外)。呼叫反应时间可被分解为受理时间、信息传递时间、出车时间和道路行驶时间四个部分,每个部分都直接影响着呼叫反应时间的长短。

为改进 120 急救体系,以南方医科大学南方医院为代表的粤港澳大湾区医疗单位正在积极推进 5G 信息通信技术在 120 院前急救中的应用。南方医科大学南方医院创伤中心和中国电信公司合作利用移动互联网信息技术研发了 5G 智能创伤救治平台,实现了院前急救与院内信息的互通,达到了上车即入院的要求,有效缩短了救治时间,提高救治成功率。先后在惠州市第一人民医院、惠州市中医医院、江西会昌县人民医院及 18 家乡镇卫生院、江西安远县人民医院及各家乡镇卫生院、江门市 11 家医院等多个医院推广应用,取得了很好的效果。

(三) 紧急医学救援演练现状

救援演练是紧急救援必要的备战环节,规范而实景化的救援演练有助于锻炼救援队伍,强化紧急医学救援能力。目前,粤港澳大湾区各紧急救援单位均在开展紧急救援演练。2019 年 3 月及 12 月,南方医科大学南方医院急诊科作为广东省唯一医疗单位参加由广东省消防局举办的广东省跨区域地震救援演练,此次陆空联动救援地震演练于广州、江门两地展开,广东省消防特勤大队调集广州、佛山、江门、中山、肇庆 5 支消防救援队伍,以及金汇通航广东分公司、南方医科大学南方医院、蓝天救援队、粤豹服务队等 9 支社会救援队伍。广州日报社、广东电视台、网易新闻等多家媒体全程跟踪报道,此次救援演练体现了南方医科大学南方医院"来之能战、战之则胜"的军队优良传承和紧急医学救援的整体实力,得到参练单位的一致称赞。南方医科大学南方医院急诊科先后加入亚洲紧急救援中心和香港世华国际紧急救援组织,多次与广州空军、南航直升机公司和广东通用航空有限公司等单位联合进行航空救护演练,目前已利用直升机、民航飞机接诊急诊患者 100 余例。通过多年的实践,医院在开展航空救援的组织管理、通信联络、上机前准备、机上救护、航空因素对救护工作的影响以及患者下机时(后)的处理等方面都取得了独特的成功经验和体会,这对今后继续做好航空救护乃至未来战场伤员空运救护有指导作用。

南方医科大学公共卫生学院曾参加保障国家"长城 3 号""长城 4 号"以及粤港澳三地反恐联合演习。广东省职业病防治院近五年先后举办了 2016 年广东省突发中毒事件卫生应急网络服务模式应急培训暨演练、广东省卫生应急技能竞赛省级决赛暨全国卫生应急技能竞赛广东省选拔赛、2018 年五省/自治区突发中毒事件卫生应急联合桌面演练、国家移动核辐射事件卫生应急处置中心项目正式评估演练、核辐射事件卫生应急队伍 2019 年度联合演练、国家队联合省级队 2020 年技能培训和实训演练等活动,累计参加人数达 650 人次。此外,广东省第二人民医院、中山大学附属第一医院也积极组织团队,组织并参加过多项救援演练。

二、完善粤港澳大湾区一体化紧急医学救援体系的策略建议

(一) 完善粤港澳大湾区紧急医学救援力量管理体系

厘清各种力量之间的权力和责任,从而加强对重大突发事件的应对能力,降低重大突发事件带来的损失采取政府主导、统一指挥方式,政府通过消防部队"三台合一"接警系统,将全部救援力量进行有效整合,从而能够统一调度指挥,

使参与救援的各部门横向联动和纵向对接,发挥重大突发事件处置的最大效能。建立粤港澳大湾区重大突发事件应急管理委员会,设立应急救援指挥中心,由突发事件发生地的政府分管应急管理工作的负责人担任指挥长,公安、驻地部队、安监部门的负责人以及各消防部队首长担任副指挥长,负责紧急医学救援队伍的组织协调、指挥调度等工作。按照统一指挥、属地指挥、专家辅助决策的方式指挥突发事件救援工作。

（二）建立粤港澳大湾区紧急医学救援联动相关管理制度,明确各级政府之间,政府与各部门之间以及部门之间的权力与责任划分,保证救援工作的顺利实施

建立相关管理制度:征用权和补偿义务制度,联席会议制度,经费保障制度;官员问责制度等。

（三）完善粤港澳大湾区紧急医学救援的战勤保障

完善物资储备体系,在粤港澳大湾区设置多个应急物资储备库,为粤港澳大湾区的特大突发事件提供有力保障。构建多渠道物资运输方式,采用高铁、公路运输和航空运输相结合的运输方式,实现最快速、最便捷的运输目的。优化物资储备格局,坚持以地方为主、消防为辅,形成多渠道存储、多方位保障的储备格局,凡属警地通用的物资(如饮食、药品、油料及通用运输工具、大型机械设备等),均由地方统储统供,变我储为民储。同时,必须整合粤港澳大湾区消防装备资源,与消防装备生产厂家沟通协调,规范消防装备生产的标准化和规范化,促进粤港澳大湾区地区消防部队装备的统一,以保证在突发事件现场能够进行装备的替换和维护保养。强化物资保障方式,建立各自的战勤保障大队,满足作战队伍的饮食和寄宿保障,时刻做好第一时间出发的准备,并且做到"增援未到,装备先行",为第一时间展开救援创造必要的物质条件。

（四）完善粤港澳大湾区国家创伤区域医疗中心、国家传染病区域医疗中心等各类国家区域中心建设,构建专业区域医疗中心群

针对粤港澳大湾区严重战创伤及严重灾难突发的应对需求,急需完善国家创伤区域医疗中心、国家传染病区域医疗中心、国家儿童区域医疗中心、国家呼吸医学中心、国家妇产区域医疗中心等区域医疗中心群,并构建专业应急医疗队,以应对各类紧急救援需求。区域中心群的顺利建立,对粤港澳大湾区急救医疗体系建设及紧急救援专业能力的提升具有非常重要的意义。

以南方医科大学南方医院承担的国家创伤区域医疗中心建设为例。为进一步规范和指导粤港澳大湾区创伤救治体系的建立,提高创伤医学救治水平,加强

应对突发事件应急医疗救治能力,建立高效、科学、规范的创伤救治体系,本区域
将积极推进国家区域医疗中心建设。该中心主要从以下方面进行建设。

1. 医疗服务能力

结合华南地区地域、人口特点,建立适应当前社会条件与现状、满足广大群
众需求的高效、科学的创伤救治体系。在创伤救治实践中进一步提出改进建议、
措施以及需要解决的问题,逐渐加以完善,以促进创伤救治体系与能力的不断提
升。组建创伤救治人员培训的专家队伍:集全华南地区创伤救治各个学科的专
家,建立创伤救治专家委员会,指导华南地区创伤救治的专业化培训。建立科研
基地,并以此基地为平台开展数据调研、数据整理及救治方法改进等系列工作。
对华南地区创伤救治医务人员进行院前急救培训、院内救治培训、管理、流程、路
径、关键技术(创伤超声重点评估检查等)培训。

开展多层次创伤救治人员培训:针对不同级别医院及不同层次的医务人员
分别开展相应程度与水平的创伤救治培训。培养一批专业救治人员、业务骨干、
整体提高严重创伤救治机构的救治水平。

加强与相关公司或科研机构合作,完善创伤院前急救与院内救治的信息交
流规范和平台建设,缩短院前急救时间,提高院前与院内救治的衔接效率,提高
早期救治成功率。

基于4G/5G网络技术建立一个集生命体征数据实时采集和远程传输系统、
院前急救电子病历系统、救护车与抢救现场实时视频监控系统、远程医学影像诊
断系统、救护车GPS定位与跟踪系统、医院全院时钟同步系统、患者就医全程时
间轨迹自动跟踪系统、远程急救与质控系统于一体的创伤急救管理系统。

国家创伤区域医疗中心和华南地区创伤联盟单位之间建立创伤救治的联动
系统:实现严重创伤患者远程会诊或者转诊的高效联动机制。

建立完善、高效的院前急救预警系统:创伤院前急救人员在救治现场或后送
途中完成创伤院前急救电子病历,创伤医疗中心后方指挥部可以实时查阅电子
病历内容,可根据患者的评分和伤情启动相应级别的预警。

在国家创伤区域医疗中心实施创伤救治的预警系统:在该中心建立完善的
院内预警系统,建立创伤患者院前快速评估分检体系以及完善的院内评估分检
体系,有效缩短患者院内救治时间,整体提高救治医院对严重创伤的综合救治能
力和水平。

对于严重创伤患者,开通绿色通道,实施"先救治、后收费"的原则:经指挥
部创伤救治团队负责人确认后,在患者各种相关申请单上盖"危重"急诊专用
章;各相关临床医技科室看见盖有"危重"急诊专用章的申请单,应优先处理。

2. 打造一流创伤救治教学培训平台

整合中心各个参与学科的教学资源,优化学科之间各教育培训功能设置,建立高效、全方位的创伤救治教学培训流程。有效整合中心各个国家重点专科中的优质教学资源,如多媒体示教室、教学示范模型等,共同建设一个大型的多功能教育培训中心,可达到远程教育目的;并打造与时俱进的情境化虚拟仿真教学、虚拟现实(VR)、增强现实(AR)、虚实结合互动教学等课程建设,多方位、多层次、高时效进行创伤救治相关的教育培训。打造国内标杆智慧型临床试验实训教学中心,满足各类医学人才的临床能力教学、培训、考试以及医学教育研发中心。建立智慧医学教育模式,实现教学质量自动监控,基于教学大数据的智能分析评价体系,建立精准教学、个性化教学模式,实现教学流程改革。开创智慧医学教育新模式,最终实现医学教育改革整体目标:同质化、高质量、高效率。

深化医教协同,着力加强医学生、培训医师、进修医师的创伤救治相关的临床能力培训考核,部分重点建设学科全部建成国家临床教学培训示范中心、国家住院医师规范化培训示范基地,建设一批省级创伤救治相关的临床教学培训示范中心和国际专科培训中心。依托该院优势专科和顶尖医疗技术,重点打造特色的国内顶尖的专科培训中心。

3. 科研能力

实施"临床研究引领战略",全方位推进临床研究水平。进一步加强基础研究设备及相对应配套的建设工作。完善SPF级动物实验中心的扩建及转基因模型动物的培育工作。

建立较为完善的临床研究平台和管理体系,集成建立医院统一的临床研究中心,包括样本存储量超过1 200万份的生物样本库、临床研究大数据平台、药物和医疗器械临床评价平台建设等。争取牵头承担更多国际和国内多中心临床研究项目;设置临床研究专项课题,鼓励开展临床研究。

充分发挥拥有"国家药物临床试验机构""国家干细胞临床研究备案机构"资质和平台的优势,集成建立医院统一的临床研究中心;加速推进临床研究管理委员会功能性建设,全力争取通过相关国际医学伦理认证,组建临床监察服务团队,开放式引入合同研究组织(contract research organization,CRO)团队等,持续完善临床研究监督和保障体系。

建立健全的严重创伤救治调查机制,通过长期观察现有急重症救治诊疗过程,通过评估诊治疗效,不断优化诊疗过程,逐步完善急重症的救治标准流程,为建立高效的区域性严重创伤救治体系提供高等级循证医学数据。

4. 公益性任务

以加快建立完善的区域性创伤救治体系、建立规范专业化的救治流程和规范化救治标准、建立区域性创伤救治数据库、培养专业化的救治队伍、开展创伤急救产品的研发、提高华南地区严重创伤的救治水平为主要研究方向,形成产学研一体、高效转化、成果推广的区域性转化平台。

1)建立区域创伤救治中心,进一步完善区域性创伤救治体系。建议根据急救区域内区域面积、人口分布、急救需求和卫生资源分布情况,坚持区域管理、分级救治的原则。

2)建立和强化院前与院内急诊、院内急诊与各专科之间的信息交换机制。同时建立院前、院内统一规范的伤情分级预警机制,统一急救流程和救治规范。

3)组建院内重症创伤救治团队,开展创伤规范化救治专业培训,提高重症创伤救治成功率。开展急救岗位培训班、高级创伤急救技术培训班等,不断提高创伤从业人员的救援能力和水平。

4)建立区域性创伤救治人群数据库,结合地域人口特点,建立创伤救治预警系统,建立严重创伤救治一体化联动机制。

5)开展创伤救治转化医疗研究,研发具有自主知识产权、低成本的创伤救治临床转化产品,研发具有中国特色又符合地方特点的区域性诊疗新技术、新设备。

努力提升协调、指导各级创伤中心救治大规模创伤患者的能力,提高固定专业救治团队的救治水平。加强重大突发公共卫生事件紧急救援救治的能力。提升协调、指导各级创伤中心救治大规模创伤患者的能力。根据突发公共卫生事件应急处置情况,对队伍及时进行调整,定期开展培训和演练,提高应急救治能力。做好跨部门的协调配合及通信联络,确保各种紧急状态下的有效沟通和统一指挥。

积极承担政府任务和社会公益项目。开展广东省医学会学术直通车等活动,提升基层医生的创伤救治水平。积极组织开展义诊、健康扶贫、疑难重症患者会诊等惠民活动。根据卫生健康行政管理部门要求开展对口支援工作。

开展创伤相关知识的健康宣教工作。通过网络直播、社区宣教等多种途径面向社会开展防灾减灾、创伤基本急救方法等科普教育,并开展创伤自救互救知识普及和宣教工作。

5. 医改及医院管理任务

1)分级诊疗制度建设。建立完善的三级创伤救治网络体系,创伤患者可按照病情分级送至不同级别的创伤中心。其中,Ⅰ级创伤中心除了为创伤患者提供最高水平的医疗救治外,还必须开展科学研究、开展培训课程、对所在社区开展创伤预防宣教、为邻近地区其他较低等级创伤中心提供指导等。创伤救治分级制度就各不同等级的创伤中心必须具备的救治能力、医疗设施和人员条件制定了详细的规定;明确了各级中心的职责;强调不同等级的创伤中心之间应建立制度化联系以利于患者的转运;根据患者的情况制定了详细的分类标准,指导患者在不同级别创伤中心就诊或转运,建立创伤患者分级检伤、转运及治疗的标准与流程。设计应用具有地域特色的严重创伤救治联动系统和救治预警系统,建立事故现场、急救中心、严重创伤救治等一体化联动机制,建立完善的院外院内预警系统。开展试点地区创伤救治的专业化培训,针对不同级别医院及不同层次的医务人员分别开展相应程度及水平的创伤救治培训。

2)远程医疗。定期开展远程咨询、会诊、预约挂号、远程诊断、教育培训等远程医疗服务。优化各单位远程医疗平台建设,完善远程医疗响应流程,扩大远程医疗专家库,增加远程医疗服务宣传。

3)信息化建设。建立严重创伤救治数据库。加强和完善严重创伤院前急救与院内救治的信息交流规范及平台建设,缩短院前急救时间,提高院前与院内救治的衔接效率,提高早期救治成功率。完善各单位的严重创伤救治信息平台,收集数据并总结具有我国特色的创伤救治经验,根据前期总结的严重创伤救治规范,结合区域和人口特点,建立适应我国当前现状、满足广大群众需求的高效科学的救治体系。推动"智慧医院"建设,促进健康医疗大数据互联共享,延伸和丰富服务内容。

4)医院绩效管理。加强医院规范化、精细化、科学化、信息化管理,率先建立权责清晰、管理科学、治理完善、运行高效、监督有力的现代医院管理制度。应用推广快速康复理念和技术,术后患者向医联体下级医院转院,缩短创伤患者平均住院日。以以资源为基础的相对价值比率(RBRVS)和基于疾病诊断相关分组(DRG)的康奈尔医学指数(CMI)为临床工作量评价基础,建立起向临床一线、技术含量高、劳动强度大和工作风险高的岗位及优秀人才重点倾斜的全员绩效考核分配机制。

此外,为联合粤港澳大湾区各级医院及相关医疗机构共同建立粤港澳大湾区创伤救治体系,将由南方医科大学南方医院牵头,与省内高水平医院组建国家创伤区域医疗中心建设联合体,形成一级创伤中心(牵头医院、联合建设单位)、二级创伤中心(省内创伤医疗分中心)、三级创伤中心(市级协同单位)和四级创伤中心(县级协同单位)合作模式。一方面,通过强强联合,充分整合我省高水平医院优势专业资源,共同推进国家创伤区域医疗中心建设;另一方面,通过高水平医院内部组建国家创伤区域医疗中心联合体,建立分层次、精准合作关系,进一步发挥积极性和形成合力,建立广东省创伤救治体系,解决粤港澳大湾区、海上丝绸之路及南海等区域对创伤医疗资源的需求。

（五）组建粤港澳大湾区紧急医学救援的专业队伍

重大灾害事故的处置程序必须按照科学合理的原则进行，救援方案和决策的制定必须以专业理论为基础。因此，整个应急救援过程必须依靠专业人员的技术支持和风险评估，根据专家在现场的信息反馈，适时地调整紧急救援策略。粤港澳大湾区内各类国家区域医疗中心需组建各自的专业紧急医疗队伍，其队伍成员列入粤港澳大湾区紧急医学救援专家资源库、资料库。根据不同的事故情况，建立对应的专业的紧急医学救援队伍，如创伤救治医疗队、防核医疗队、防生化医疗队、海上紧急救援队、紧急康复医疗队等。

（六）建立粤港澳大湾区一体化平战结合应急指挥信息系统，提升跨区域快速反应能力

1）升级现有国家创伤区域中心的信息系统，与中国电信合作，利用5G+网络信息系统，打通与省内各创伤分中心网络连接，构建省内及粤港澳大湾区一体化高速信息化应急指挥系统，实现人员及物资调配、伤员转运、远程抢救指导等功能。

2）建立应急救援紧急交通保障机制。与公共交通部门协商制定医院至高速公路、机场、火车站等重要转运机构间的应急交通保障方案，为区域快速响应提供通畅的应急物流通道。

3）建立联动报警机制。统一采用消防部队"三台合一"的接警系统，构建消防、公安、医疗三个部门第一时间联动响应的机制，以保证政府的统一指挥以及各部门之间的信息共享，提高灾害应对的快速反应能力和消防部门的跨区域协同作战能力。丰富应用通信手段，充分发挥高新通信技术装备的作用，如通过公用通信网、卫星通信网、微波通信以及应急通信车等多种通信技术手段保障应急通信。

4）建立基础信息保障系统。可以依托消防部队"119"通信指挥系统建立基础信息保障系统，实现随时查询和及时获取战时现场相关信息，实现应急指挥车与应急指挥中心的信息互动，实现快速准确定位事故现场、自动统计出警车辆、自动记录现场信息等功能。

（七）加强平战结合紧急救援医院、航空医疗建设，提高医疗装备的机动应变能力

新型冠状病毒引发的全球疫情已严重威胁到人民的生命安全，应加强应对

类似烈性传染病的应急防治装备研究。方舱医院具有机动灵活、环境适用性强、医疗设备齐全等优点,遇到突发事件时,能够快速部署并进行紧急救援,是应对未来战争、疫情、自然灾害、国际性事件的理想装备。未来需进一步开展包括方舱医院在内的医疗装备标准化工作,以实现医疗卫生装备的单元模块化、结构通用化、设备配置标准化、总体构成系统化,增强医疗装备的机动应变能力。

航空医疗救援是在特殊环境下进行的复杂急救工作,主要应用于战争伤病员批量后送、突发公共事件(如地震、海啸)救援及危重患者转运,能快速进行伤员后送、缩短救治时间、提高生存率,在平战时期卫勤保障中发挥着非常重要的作用。目前我国面临航空救援队伍缺乏、救援队伍后送经验不足、救援队伍缺乏实战训练等问题,需进一步加强航空救援人才队伍建设,通过虚拟现实、游戏软件等模拟航空救援环境,缩短学习时间。统一国内航空救援队伍资质考核及认证标准。利用广州白云机场的世界级空港优势,建设完善海陆空立体救援系统,规划建设屋顶型可供直升机起降的停机坪和导航灯,实现24小时紧急通航机制,提升粤港澳大湾区的应急转运能力和特大伤亡事件的伤员救治能力。

第六部分　长三角地区应急医学救援体系研究

一、长三角地区应急医疗救援体系建设现状

长三角地区是我国经济发展最活跃、开放程度最高、创新能力最强的区域之一,在国家现代化建设大局和全方位开放格局中具有举足轻重的战略地位。2018年11月,习近平总书记在首届中国国际进口博览会上宣布,支持长三角区域一体化发展并上升为国家战略。在新时代高质量发展大格局中,国家赋予长三角地区一体化以重大使命,将其上升为国家战略。着眼于"一体化"与"高质量"两个关键,上海、江苏、浙江、安徽在各领域协同合作、互动联通,大幅提高地区创新与竞争能力,全面优化经济集聚度、区域连接性和政策协同效率,带动整个长江经济带和华东地区发展,形成高质量发展的区域集群。随着区域一体化的发展,跨区域的城市群已成为经济社会发展空间组织的基本形式,应急医学作为政府公共服务的重要组成部分之一,在长三角地区一体化进程中将起到重要的保障作用。化工事故、自然灾害应对及防范是应急管理的难点,这对我国应急救援体系现代化与危机应对能力提出了更高的要求。应急救援工作将预防突发公共卫生事件作为首要目标,而当公共卫生事件暴发后,应急医疗救援机制必须做到及时有效地调动卫生资源、整合社会资源、动员全社会参与,以遏制危害蔓延,有力维护公众健康。

化工行业在长三角地区是重要的经济支撑产业,是急性中毒等职业危害事

件和生产安全事故相对高发的行业,为避免事故,在深入贯彻落实习近平总书记关于防范化解重大风险的重要指示精神,从源头上防风险、除隐患、遏事故的同时,从以人为本、最大程度降低人员伤亡的角度出发,还需要思考这样一个问题:一旦发生化工事故,我们能否在应急救援的黄金时间内,给予现场受伤人员科学且专业的应急医疗救援,从而尽可能地减少因救治不及时、不专业而造成的人员伤亡。

首先,对于化工行业从业人员来说,发生职业危害事件或化工事故后的几分钟、十几分钟,是抢救危重伤员最重要的时刻,医学上称之为"救命的黄金时间"。在此时间内,抢救及时、正确,生命有可能被挽救;反之,可能生命丧失或病情加重。例如2014年,上海某新型塑料材料股份公司常熟分厂中心操作室的6名工作人员发生急性有毒气体中毒,其中,第一时间被送到化工应急救援专科医院的3名患者,在第一天分别出现肺水肿、肺炎、气管炎后,第三天分别开始吸收、好转,第4到5周时痊愈出院;而第一时间被送到三甲综合医院的另外3名患者,送急诊留观抗感染治疗后,第二天1人死亡,另2人行气管切开术,两个月后2人均留有后遗症。

其次,从现场救援人员健康防护角度来说,专业应急医疗救援队伍通过对现场有毒物质的侦检、分析,不仅可以为现场救援人员提供必要的应急救援指导,还可以为现场救援人员提供应急医疗防护,保障现场救援人员的生命安全和身体健康。

因此,建立长三角地区应急医疗救援体系十分必要和重要。此外,由于工作现场环境复杂,并涉及化学毒物现场侦检、现场救援人员防护、事故人员现场应急救援处置、患者救治与转送等多方面工作,也对应急医疗救援人员及设备等提出了较高的要求。

长三角地区应急医疗救援中心的首要任务是对化工事故伤员及受到职业危害的从业人员进行及时、科学的救治,迅速控制受害人员波及范围和事态发展,最大程度保护劳动者的生命和健康,并防止现场应急处置人员受到健康危害。但当前,我国长三角地区应急医疗救援中心建设现状并不乐观。造成这一现状的原因主要有以下几方面:

一是国内诸多化工园区或企业对应急医疗救援的认识不足。一个普遍认知是化工园区职业卫生和应急医疗救援依托周边社会医疗机构就可以了。但应急医疗救援的应急响应时效性和专业性是一般医疗机构、综合性医疗机构做不到的。

二是据相关统计,我国现有化工园区600多家,超大型和大型园区的数量仅占化工园区总数的7%,中小型化工园区仍占较大比例。但在建设应急医疗救援机构所需较大资金、设备、人才等投入面前,很多中小型化工园区显得心有余而力不足。这也是为什么目前全国规模以上化工园区,除上海化学工业区成立有医疗急救中心外,尚无其他化工园区设置专业的应急医疗救援机构的原因之一。

三是由于目前应急救援指挥职能存在一定交叉,尚不能统一调动社会应急救援资源,发生重大、特大生产安全事故,特别是跨行业、跨部门、跨地区的事故后,因不能及时有效地在黄金救援时间内施救,导致应急医疗救援体系该有的作用并未得到充分发挥。

在提倡以人为本的新形势下,作为化工园区安全生产保障体系的一个重要环节,化工行业职业健康监护及化学事故的应急医疗救援愈发显得重要。因此,早期做好预防,发生事故后开展针对性专业性抢救,有效保证化工园区企业员工的健康安全,才是真正践行"生命至上、人民至上"的宗旨。

二、完善长三角地区应急医学救援体系的策略建议

(一) 健全完善应急医疗救援联动机制

健全完善应急医疗救援联动机制,提升区域协同响应和救援能力,是我国应急救援体系建设的重要内容,是加快构建统一指挥、专常兼备、反应灵敏、上下联动的应急管理体制的有力抓手,是保障化工园区长治久安和加快推进应急管理体系能力现代化的重要举措。应以国家应急医学研究中心应急医学救援网络体系建设为牵引,进一步加强体系共建,深入推进长三角地区应急医疗救援体系建设,加强应急医学救援力量体系建设标准制度、现场技术操作等课题研究,联合推动应急救援科技进步,统筹应急医学力量、发挥救护专业优势、落实医疗保障措施,切实提高应对事故灾害医疗救援能力。健全联动机制,建立交流研讨机制,医疗、消防相互学习借鉴,深化救援协作,发挥协作优势。建立信息互通机制,实现信息互联互融,数据共享共用。建立会商研判机制,针对雨情、水情、气象、重大生产安全事故、舆情舆论,及时分析情况、提出应对措施、有效解决问题。建立联络员机制,定期联系沟通,确保各项工作机制正常运行。

(二) 加强实训演练及应急预案制定

"备豫不虞,为国常道"。既要高度警惕"黑天鹅"事件,也要防范"灰犀牛"事件;通过提升风险防范化解能力,切实降低事故发生概率。事故的发生是小概率事件,但只要有发生的可能性,就应该做好相关应急准备与处置能力建设,"宁可备而不用,不可用而无备"。一是应急准备的规划建设要与可能出现的灾害类型、规模相匹配,对于高危企业聚集的化工园区,需要同期进行应急处置与救援

能力建设,不能只看建设而不重实效。二是加强应急医学处置能力建设,消防综合救援队进一步加强医疗救援专项培训,各地方应根据化工风险存在状态采用自建、多地共建共享、企业建设政府资助等方式进行化工专业救援队伍建设,鼓励企业或社会组织建设非营利性质的化工专业救援队。三是加快建设应急专家库,建立多专业、多层级的专家库体系,加强专家库日常建设与管理,让专家的作用向事前延伸,不能"平时不愿用,急时用不上"。四是加强以场景构建为基础的化工事故应急预案建设,认清风险,明确应急医学能力建设方向并持续推进建设。五是加大科技运用,鼓励应急领域装备开发,制定救援队装备配置规划,稳步推进救援装备现代化。六是发挥应急管理部信息平台在应急指挥中的枢纽作用,利用大数据、物联网、云计算、人工智能、5G 等信息技术手段,完善平台功能,实现医疗全息信息互联、伤情自动发送,实现辅助分析、辅助研判、辅助决策和方案分析。七是做好化工应急医疗物资、耗材的储备工作。八是加强领导干部应急医疗处置能力培训。

(三) 用好社会应急力量

长三角地区是全国重要的石化产业集聚地,产业基础雄厚、行业竞争力强,重点化工产品产能均居全国前列。2019 年 5 月 17 日,长三角地区 16 家重点化工园区在上海发布合作倡议,共同组建长三角化工园区一体化发展联盟,未来将聚焦应急安全、生态环保、科技创新、智慧园区等领域,灵活采用经验交流、专项调研、规范起草等多种合作方式,共同推进长三角化工产业的高质量发展。

在这一大背景下,2019 年 10 月 17 日,中国职业安全健康协会化工职业健康专业委员会携上海化学工业区医疗中心发起成立了"长三角化工园区一体化应急医疗救援联盟",将重点围绕职业健康、应急医疗救援、中毒救治、智慧医疗等内容,充分发挥化工职业健康专业委员会的专业技术平台优势,紧密依托区域内应急医疗救援单位,促进和提高长三角地区化工园区化学中毒应急医疗救援综合处置能力,为长三角地区化工一体化发展提供有力保障。应急管理部应用好这一资源,将其纳入国家应急医学研究中心应急医学救援网络体系中,配合消防救援队伍联勤联动,使医疗应急救援、保障力量覆盖整个长三角地区。一旦发生事故,依托网络体系的专家远程在线指导及专业应急医疗物资后备保障等,将事故伤亡人数降到最低,无论对于化工企业降低经济损失,还是后期事故评估,都有着直接且重要的影响。

化工园区和企业对于专业化工应急医疗救援都有着迫切的需求。对此,国家应急医学研究中心应急医学救援网络体系建设应根据每个园区自身发展情况、企业数量等,与属地医疗机构共建符合自身需求的化工园区应急救治基地。

应急医疗救治基地的设置不必要"大而全",而要"小而专",并随着园区的发展而发展。化工园区应急医疗救治基地应依托属地综合医院在场地建设、专业设备配备等方面共营共建,对应急医疗救援专业人才联合培养,并依托国家应急医学研究中心应急医学救援体系实现专家资源共享。

应急管理部国家应急医学研究中心应加速推动应急医学救援网络体系建设,使它不仅能担负起园区在突发事故时的专业医疗救援,还能承担园区日常的职业卫生工作指导和技术服务,成为应急管理部治理化工园区和大型化工企业的重要抓手。

(四) 应急医疗救援培训、实训、演练

将长三角地区医疗救援培训纳入国家应急医学研究中心培训方向中,以"桌面推演+视频演练+实战演练"综合培训模式("三演式"培训方式)为主,加强应急管理培训,有力推进应急医学培训体系和救援能力现代化建设。

以问题为导向,选定培训主题。根据突出问题和工作需求来设计培训方式:长三角地区各化工园区监测预警与接警处置、会商决策、防御部署、指挥调度环节采取桌面推演方式;安置受灾害影响的群众等采用视频演练方式;跨区域调度应急医疗物资、应急医疗救援队伴随保障、野战医院前置救援等采用实战演练方式。切实做到应急通信保障到位、伤患重疾处置到位、涉疫预案到位、医疗物资到位、医疗救援力量到位、值班值守到位、指挥体系到位,有效推动形成灵敏、智能、高效的应急医学救援体系。

以"救援人员参与"为原则,扩大受训范围。将培训活动延伸到各企业,在培训范围上实现"一竿子插到底",有效解决基层、群众长期得不到专业培训的问题,从而达到具备自救互救能力建设。"三演式"培训方式以信息技术手段为保障,培训的人数不再受经费和场地的限制,切实解决时空难题,清晰展示标准化、规范化、示范性的培训内容,完整展示应急管理协调处置的全流程和全过程,有效克服课堂讲授式培训缺乏实战性、视频慕课类培训缺乏实操性、实战演练类培训缺乏系统性的问题。

以专业化为保障,实现培训为目标。委托长三角地区各属地消防救援单位组织开展"三演式"应急管理培训。依托专业团队,安排专人负责前期策划、脚本写作、影片拍摄、影视制作、现场导调、组织演练、后期制作等工作。加强与医学、地质、气象、社会问题等领域的专家教授的联系,共同组建联合团队,构建强大的"外脑",在专业培训领域发挥重要作用。根据"三演式"培训方式对音视频、图像信号传输要求高的实际情况,联合市场化专业通信保障团队在多次综合演练培训活动中给予强有力的通信保障。注重以专业化的背景和专业精神高质

量实现培训目标。

第七部分　新疆地区一体化紧急医学救援体系研究

一、新疆地区紧急医学救援现状

在全国范围内稳扎稳打提升应急管理综合水平的大环境下,新疆区域应急救援合作管理也在有序地进行。随着西部大开发战略的全面实施,新疆地区的战略地位日益突出,新疆地区紧急医学救援的职能日趋明确和完善,从承担危重患者的紧急救治、全民自救和互救知识的普及宣传到重大灾害事故和突发公共卫生事件的紧急救援及国防应急救援、旅游救援等特殊保障职能,在完善自身职能的同时,也充分显示了新疆地区紧急医学救援体系日趋完善和越来越不可替代的作用。

近年来,自治区在整合社会应急资源,加快应急救援专门机构建设上狠下功夫,大力加强以安监、消防等部门为依托的专业救援队伍建设。此外,还充分发挥群众团体、民间组织、基层自治组织在灾害防御、紧急救援等方面的主体作用,全面加快自治区危险化学品及矿山应急救援队伍建设步伐。

截至目前,全区共有国家综合性消防救援力量 4 623 人,安全生产领域 97 支队伍 4 794 人,其他领域 18 类 172 支队伍 12 414 人,社会救援队伍 11 支 389 人。

(一)新疆地区初步建立了应灾以及救援管理制度

党的十八大以来,党和国家高度重视安全生产,把安全生产作为民生大事,纳入到全面建成小康社会的重要内容之中。理念引导行动,近年来,随着新疆安全生产事业的不断发展,严守安全底线、严格依法监管、保障人民权益、生命安全至上已成为天山南北各族干部群众的共识。2018 年 8 月,自治区安全生产委员会出台了《自治区安全生产严格执法十项措施》,实行更加严格的安全生产监管执法、实施更加有力的防范事故措施、强化更加坚实的安全监管能力、建立更加有效的安全生产应急救援体系,一部部专项措施出台,安全生产立法体制机制日渐完善。

特别是自治区应急管理厅组建后,便以《自治区安全生产严格执法十项措施》为手段,夯实基础,激发活力,加大了执法检查的频次和力度。统计显示:仅 2022 年上半年,全疆各地、各级部门便成立检查组 1.5 万个,检查企业 25.7 万家次,排查治理一般隐患 242 万余项,营造了良好的安全生产环境。通过这十项措施,推动企业负责人切实履行主体责任。正是在这种严管的态势下,2022 年以来,全区安全生产形势实现了总体稳定向好。

面对应急管理的专业性、复杂性,以及治理灾害的高难度性,如何协调各方力量参与事故灾害救援、防范各类事故发生始终是一个难题。

自治区坚持预防在先,防抗救相结合的理念,系统谋划应急管理工作。除加强应急协调联动机制建设外,还完善了应对处置突发事件流程制度建设。新疆地区各地州市气象、地震、自然资源等部门建立健全相关工作联系联络机制,实现各类事故灾害风险隐患、预警灾情以及救灾工作动态等信息共享,努力形成上下联通、左右互动、信息畅通、反应灵敏、指挥有力、责任明确的应急救援工作体系,增强各类应急救援队伍参与应急救援的工作合力。

围绕新疆社会稳定和长治久安总目标,自治区分析防灾减灾救灾短板,研究谋划战略举措,着力从源头上、根本上提升新疆应对自然灾害的能力,使全区自然灾害损失降到近年来的最低程度,为高质量发展提供了有力支撑。自治区立足于防御重特大洪水灾害,建立应急、水利、气象等部门洪旱形势分析会商机制,督促修订各级防汛应急预案,开展主要河流险工险段、病险水库水电站、山洪泥石流易发区等危险区域避险演练。

根据已出台的《新疆维吾尔自治区森林防火规划(2016—2025年)》,自治区明确森林火灾预防、扑救、保障三大工作的思路和方向,实现了卫星、高山瞭望台、视频监控系统、地面巡逻人员全天候立体监测火情,做到火情早发现、早报告。

下一步,自治区将开展提高自然灾害防治能力工作,构建起覆盖全领域、全环节的自然灾害防治体系。统计显示,自治区还以创建"全国综合减灾示范社区"为抓手,全面提升社区综合减灾能力。目前,全区累计已有215个示范社区创建成功。

(二)新疆地区初步实现了救援管理的资源共享

目前,新疆地区信息化水平呈现较低状态,许多部门和市区县层面的应急平台尚未建立,各部门间无法进行衔接,许多部门无法被纳入新疆地区信息共享网络。新疆区域信息共享与资源整合系统的不健全,严重影响了关于突发事件信息的及时获取,导致联合开展应急决策进程缓慢,资源得不到充分的整合利用,部分资源重复,紧缺资源无法合理利用。

面对应急管理的专业性、复杂性,以及治理灾害的高难度性,自治区坚持"预防在先,防抗救相结合"的理念,系统谋划应急管理工作。除加强应急协调联动机制建设外,还完善了应对处置突发事件流程制度建设。

自治区努力与各地州市、自治区气象、地震、自然资源等部门建立健全相关工作联系联络机制,实现各类事故灾害风险隐患、预警灾情以及救灾工作动态等信息共享;努力形成上下联通、左右互动、信息畅通、反应灵敏、指挥有力、责任明确的应急救援工作体系,增强各类应急救援队伍参与应急救援的工作合力。

此外,自治区还组织制定了应对处置生产安全事故和地震地质灾害、水旱灾害、森林草原火灾、气象灾害等自然灾害处置工作流程和分级响应规范,推进各类应急救援队伍开展救援工作的制度化、规范化和程序化。

下一步,自治区将健全完善应急预案,加强应急演练、应急处置业务培训、队伍和装备建设等,提高快速反应、科学处置能力。支援区域的当地人民政府启动当地应急援助响应机制,实行及时的援助,从而达到灾害信息和救援物资共享联动的目的,提升新疆地区应灾救灾综合能力。

（三）新疆地区初步建立了应急演练防范系统

应灾预案是否科学合理、符合实际情况,都需要经过实践的检验,进行应急演练是最直接的途径之一。不管是对专职人员,还是对志愿人员和社会公众,进行应急演练可以提高应急队伍的反应能力,完善与修正应急预案,并在相应实战基础上提出新的对策措施。按照"统一指挥、协同作战、分级负责、属地管理"的要求,自治区完善指挥协调、信息处理、工作联动、综合保障、舆论引导,建立一个协同作战的联动机制;进一步统筹全部救援资源,发挥各部门优势,改善应急救援装备,完善地质灾害应急处置预案,打造一支"召之即来、来之能战"的救援队伍;各相关部门加强重点隐患排查,加强信息互通与预警,把事前防范作为突破口,构建一套预防为主的预警体系。值得一提的是,自治区还围绕"全国防灾减灾日"和"国际减灾日"宣传主题,广泛开展防灾减灾科普宣传教育活动,进一步强化公众减灾意识,普及避险自救互救知识。通过实战演练进行心理干预,增强民众面对危机的勇气,及时帮助处于公共危机中的社会公众梳理各种复杂信息,预防和克服恐慌心理,从容地应对灾害带来的危机感。

（四）新疆地区探索完善了社会工作发展方向

社会力量在救援过程中具有重要作用,在灾难发生的第一时间社会组织可以出现在救灾第一线。社会组织规模小、行动灵活、数量众多,能够自下而上地发现社会问题,满足社会需求。

二、完善新疆地区紧急医学救援体系建设的策略建议

（一）加强军、民、兵团的大融合,建立一体化社会安全事件与严重创烧伤紧急医学救援指挥体系

新疆地区具有地方、兵团、部队大融合的特色,你中有我,我中有你。三方协

调建立的一体化救援指挥体系由新疆维吾尔自治区人民政府统一领导,国家卫生健康委员会、国家应急管理部以及相关部门协调组成。一旦需要紧急医学救援,立即明确责任主体,在管理上实行一体化指挥,在救援力量调动上实行军、地、兵团协同,在救援现场早期处理上实行首席技术专家负责制。

(二) 以创烧伤为牵引,建立应对多样化社会安全事件与严重创烧伤紧急医学救援指挥体系

由于新疆地域的特殊性和可能发生重大社会安全事件与严重创烧伤的多样性,建议以重大社会安全事件与严重创烧伤的紧急医学救援技术体系为基础,构建能够应对其他特殊重大灾难事故(如核、化、生、毒物质泄漏等)的综合救援体系,以此为模板,有序扩大种类和范围,最后形成具备可早期处理多样化灾难事故的紧急医学救援能力。

(三) 创新救治模式,构建一体化与全覆盖的紧急医学救援网络响应体系

基于"互联网+救援"的新理念,将军方、警方、兵团和地方救援力量高度融合,以"60分钟"为平战时创伤损伤控制的绝对确保标准,建立涵盖陆地、空中的立体化重大灾难事故和严重战创伤紧急医学救援网络体系,使整个紧急医学救援体系真正覆盖新疆整个区域。

(四) 实现技术突破,构建满足陆空全程医学救援的技术与大型装备体系

通过引进、集成、协同、创新,加强陆空全程医学救援多种技术与装备研发,特别是用于南北疆广大区域重大社会安全事件与严重创烧伤的紧急医学救援系列装备研发,包括紧急医学救援特种车辆、远程医疗设备、直升机和固定翼医疗救护飞机及其装备等。

(五) 加强基础研究,构建成果快速转化以保证可持续发展的创新研发体系

加强具有新疆地域特色的创烧伤救治基础与应用研究,主要涉及紧急医学救援勤务、西部地区创烧伤疾病特点和区域特殊环境现场救治以及创烧伤数据信息登记系统与"互联网+"救援体系应用研究等,实现产学研一体化,以提升可持续发展的紧急医学救援能力。

(六) 加强知识培训,构建以专业救治为主和公众积极参与的救援技术培训体系

针对突发安全事件发生的不同模式与需求,分层次对不同类别救援力量开

展培训。在进一步加强专业救援队伍建设的同时,强化"白金 10 分钟、黄金 1 小时"的紧急医学救援时间概念,使初级创烧伤救治培训覆盖全区 60% 以上的民众,尤其是地州和县级群众。

第八部分　西藏地区紧急医学救援体系研究

一、西藏地区紧急医学救援特点和现状

(一)地质气候灾害样式多,孕灾能力强

青藏高原是地球地质运动的产物,也是地球地质运动最活跃的区域之一。隆起的高原使得气候趋于寒冷、干旱,形成强大的大气环流,气候类型变得异常复杂多样,气候也日益瞬息万变。西藏作为青藏高原的主体,受到上述地质运动及由此引起的气候变化的影响尤为显著。活跃的地质运动与异常复杂多变的气候叠加,形成了西藏独特的孕灾环境,孕灾能力特别强,极易发生地质灾害和气象灾害,使其成为我国自然灾害发生频率最高的地区之一。西藏的自然灾害类型主要包括:干旱灾害、雪灾、霜灾、冰雹灾害、洪涝灾害、泥石流、风灾和地震灾害。

(二)面广线长道路复杂,组织救援难度大

西藏地区因面积辽阔,地理环境恶劣,人口分散,交通网不发达,部分区域公路还是以低等级路为主,特种车通过性差。且一旦发生地震、泥石流、雪灾等灾害,通往灾害现场的道路往往会被破坏,短时间内无法恢复通车,对应急医疗救治队伍快速抵达灾害现场及后续的伤员批量后送、医疗物资规模补给、伤员时效救治造成一定的困难。

(三)医疗水平整体落后,资源分布不均

西藏医疗的区域发展整体水平较为落后,且因各地区经济发展水平和地理位置的关系,造成医疗资源分布不均,各市县的公共卫生服务水平差异较大,其中拉萨地区医疗资源优于其他行政区,而农牧区的医疗资源最为短缺。在医务人才队伍方面,呈现医务人员总量不足、高层次高学历人才普遍短缺等状况。

(四)高原灾害救治时效紧迫

以青海玉树地震为例,在地震后 48 小时进入伤病及死亡高峰;高原地震引起的各类损伤如救治稍延后,极易发展为急性呼吸窘迫综合征(ARDS)及多器官

功能障碍综合征(MODS),情况危急;高原地震伤员若延至 72 小时救治,难度增大、预后很差,其死亡率明显增高,存活者的康复期延长。相关学者提出高原地震医疗救援"黄金 48 小时"的急救概念,要求以更加紧迫的行动和更加快速有效的措施投入救援。

(五)医疗物资应急供应渠道不畅

因西藏地区经济不发达,药材制造业落后,无法实现就地筹措,应急药材保障难,此次新冠肺炎疫情也暴露出在重大公共卫生事件时药材供应渠道不畅、药材保障困难等问题。因考虑到运输成本及安全问题,大多数药品和耗材只能通过物流的方式运输至各地区内,造成供应周期长,无法实现短期内急需药品和耗材的供应。紧急情况下,只能通过医院平时战略储备和区内紧急调运。在战时和重大自然灾害时,这将严重影响医疗救治效率。

(六)高原创伤院前急救要求高

由于高原地区低压缺氧、气候恶劣及地理环境特殊,造成创伤后全身应激反应重、伤口和骨折愈合慢、感染时限延长及休克耐受性差,高原平战时医学救援的目标是降低高原伤病的死亡率和致残率。在灾难发生现场,未经培训的民间团体以及临时组建的救援队伍不能及时采取科学有效的救援手段,往往会对救治对象造成二次伤害。面对地震和地质灾害中的复杂、危重局面,我国现有的专业应急救援队伍多数也感到专业技能短缺,救援效能偏低,在执行重特大灾难救援时表现出专业性不突出,而且大多数是随用随抽组,队伍组成不稳定,地质灾害救援攻坚能力有待提升。整体而言,我国现有地震和地质灾害专业应急救援力量十分匮乏,特别是四川、云南、甘肃、新疆、西藏、湖南、京津冀及周边、福建东南沿海等受地震和地质灾害威胁较大的区域,现有救援力量难以满足救援需求。

二、完善西藏地区紧急医学救援体系建设的建议

(一)构建一体化的救援指挥体系

军地应急医疗力量在救援时间展开、救治资源配置、专业人才抽组上有明显的优势互补。地方医疗机构遍布城乡、纵横成网,对灾情和伤情信息、地形和交通等情况较熟悉,更容易在第一时间到达现场进行救援,挽救生命。军队医疗救援力量集中、指挥高效、反应快捷、作风顽强,在危难险重任务中,能长期、连续、艰苦作战,起到稳定事态、安定民心的作用,并且在爆炸伤、烧伤、核化生损伤等方面具有专业救治技术和药材储备优势。平战时,军地可成立联合指挥平台,理

顺军队和地方应急医疗力量指挥链路与隶属关系,将军地卫生资源统筹运用起来,避免出现权限不明、应急医疗力量无法调动、衔接不畅、各级医疗队伍忙乱救援的现象。要实现"军地一体、平战一体、内外(藏区内外)一体"的救援体系,必须建立一体化救援指挥体系。

一体化救援指挥体系设计应当自上而下,从国家层面到西藏自治区层面,逐级构建联合救援指挥体系,旨在高效、有序、统筹调动军地可利用的卫生资源,实现医疗资源优化配置,确保伤员得到及时救治,降低死亡率和致残率。西藏自治区层面,由西藏自治区应急管理部牵头,组建西藏自治区紧急医学救援中心,设在西藏自治区应急管理部,协调地方、军警医疗机构、民政部门和地质灾害相关部门参加,成立军地一体化救援指挥领导小组,按照"平战结合、军民融合、全域联动"的原则建立应急救援机制,负责平时各类紧急医学救援的联合指挥工作,实现信息接收、资源调动、迅速决策和快速反应;灾害现场可设前方联合指挥部,统一调配现场医疗救援和工程机械力量,并受上一级联合指挥所的统一指挥。如需更大范围的支持,则由国家层面统一调运医疗救治资源。

(二)建立网络化的救治基地体系

1. 地方医疗力量方面

可借鉴军队战伤分级救治理念,在西藏全区层面建立三级救治体系,其中在省级医疗中心成立救治基地,担负前出医疗支援保障和专科救治任务;在地级市医院抽组成立前出医疗队,担负前出医疗支援保障和早期救治任务;由县域医疗服务共同体承担先行先战的救援任务,执行灾害现场伤员抢救工作。地方自发组织的救治力量可加强至专业救治队伍里,受前方联合指挥部统一指挥,并在专业救治力量的指导下执行医学救援工作。三级救治体系的建立,旨在解决医疗资源在空间分布上的差异性和伤员在时效救治上的紧迫性。

2. 军队医疗力量方面

按照三级救治理念,部队卫生系统在西藏军区总医院建立医疗救治基地,担负卫勤支援保障任务和专科救治任务;在各中心医院(集团军)建立前出医疗队,担负卫勤支援保障任务和早期救治任务;旅以下作战部队担任先行先战的救援任务,执行灾害现场伤员抢救工作。平时灾害救援任务基本与战时卫勤保障体制接轨,实现平战一体化。

3. 发挥专业应急医疗救援队的作用

为应对突发事件,国家依托军队和地方组建了多支国家级救援队伍,主要用于实现突发事件紧急医学救援,有效减轻各类突发事件对人民群众身心健康和生命安全的危害,保障社会和谐稳定与经济平稳发展。目前西藏军区总医院保持 60 人规模的应急救援医疗队,承担藏区非战争军事行动卫勤支援保障任务,是藏区一支重要的应急救援专业队伍,具备复杂环境下伤员救治能力。为强化伤员前接后送能力,西藏军区总医院修建了 2 个直升机停机坪,可具备接收直升机转运伤病员的能力。

4. 自救互救技术向末端覆盖

高原战创伤救治强调的是时效救治和适宜救治;为此,各级地方卫生部门应当向基层群众宣传防灾自救互救技术,发放简易自救互救器材,省级卫生部门可形成一套机制,督促和鼓励民众学习掌握防灾自救互救技术,定期组织培训讲座和演练。在救援分队无法及时到达现场的情况下,受灾群众能够实施自救互救,将为专业医疗救治人员赢得最佳救援时间。

(三) 建立高原特需医学的救治技术体系

1. 建立高原战创伤救治技术体系

(1) 重视院前急救。

高原战创伤的特点及救治有别于低海拔地区,高原战创伤造成的多器官功能衰竭发生早、死亡率高,使得伤员救治难度大、时效救治要求高。在伤员未送达医院时,积极有效的紧急救治,可大大提高伤员的存活率。但有效的现场应急救援有赖于前线救援人员的急救水平,可通过自救互救培训、院前急救培训、急救中心轮转学习、现场急救能力水平考核过关验收等方式,提高应急救援人员在现场的医学处置能力。固化一套平战时救援指南,备有西藏全区卫生医疗机构分布图,能有效协助医务人员按区域就近原则采取合适的救治策略和干预手段。

(2) 适宜的救治策略。

现场救治阶段,采取检伤分类—优先处理致命伤—稳定伤病情—重症伤员优先转运的基本救治程序,要避免忙乱、无序救援对伤员造成二次伤害和滞后救治。强调损伤控制一体化诊疗理论,损伤控制策略的原则是先救命、后治伤,即对创伤危重症患者应首先控制出血、简化手术、及时处理危及生命的损伤;同时行液体复苏,维持机体内环境稳定;待患者度过急性应激反应期后,择期行确定性手术,从而提高创伤危重症患者的抢救成功率。高原急救中应用损伤控制一体化急救模式,可显著改善患者病理状态,降低病死率及术后并发症发生率,提高抢救成功率。总结近年来灾难伤员伤情,形成一个伤员伤情库,并考虑灾难特点,推出现场急救的适宜处置方式,提出简单初期外科处理和时效解决方案,这将为现场医疗救援人员提供最快速的优选方案,避免救治忙乱和无效救治,也为卫勤管理人员提供药材模块化储备和供应方案,提高卫勤决策效率。

（3）学科人才队伍建设。

高原战创伤救治技术依赖于多学科同步发展，从临床救治到康复医学，涉及学科广、领域多，但高原创伤具有救治时效紧迫、死亡率高等特点，应急医疗救援队在前线时无法完成精细化处置，无法实现多学科会诊的要求。多样化医学救援任务要求创伤外科医师具备一专多能的本领，要有"大外科"的意识，既能"专"也能"全"。有时创伤后的诊断处理是否及时、准确往往比伤情本身更影响生存率。所以，提高整体救援队伍对严重多发伤的诊疗水平和手术方案的正确制定具有极其重要的作用，这样可避免伤员伤病情危急时多科会诊引起的时间延宕和冲突。

2. 建立高原疫情防治技术体系

（1）防疫物资战略储备和战时调运。

2020年年初新冠肺炎疫情暴发以来，暴露出了不少疫情防控方面的问题，尤其是防疫物资供应不足、供应渠道不畅。西藏无本地生成厂家，药材筹措困难，防疫物资战略储备不充分等问题尤为突出，虽然有过2003年严重急性呼吸综合征（SARS）重大公共卫生事件的经验教训，但各级卫生医疗机构面对突如其来的新冠肺炎疫情仍准备得不够充分。藏区内各级医疗卫生机构在防疫物资战略储备方面缺乏长期有效的管理机制。政府应当从资金、政策方面重点扶持藏区内药材制造企业，鼓励其多储备防疫物资生产线，增强区内药材筹供可行度。另外，可由省级卫生部门牵头，在各地区建立药材战略储备仓库，地区卫生部门指派专人负责监管，采取多方共同储备的方式，供各级卫生部门、医疗卫生机构储备防疫物资和药材，从而解决部分医院、卫生院因库房有限，不能大批量储备药材的难题。

（2）常态保持疫情防控应急力量。

西藏自治区多家医院和卫生部门组建了多支疫情防控专业队伍，其中西藏军区总医院建立了五级疫情响应体系，常态化保持60人规模的应急医疗救援队，另组建一支备勤队作为后备力量。西藏自治区组建了国家突发急性传染病防控队，其队员专业涵盖卫生应急管理、急性传染病预防控制、微生物检验、流行病学、病媒消毒、食物中毒、临床医学等专业门类，具备疫情快速处置能力。

（3）提升联防联控，把好疫情源头关。

新冠肺炎疫情暴发后，以政府为主导，社会上下联动合力抗击疫情的抗疫经验为我们提供了很好的疫情防治做法。据统计，西藏地区传染病以病毒性肝炎、腺病毒感染、肺结核、鼠疫、棘球蚴病、痢疾、麻疹为主，这些传染病的传播与该地区民众生活习性、卫生保健和健康意识密切相关，要做到减少疾病发生，切断传染源，政府应当积极向民众宣传健康生活方式，提升民众的卫生保健意识；民众也要共同参与到传染病防治工作中,形成上下联动的局面。此外,西藏地区边境线长、接壤国家多,其有边境县 21 个,边境乡 104 个,全区共有 5 个国家边境口岸,这对疫情防输入工作提出了严峻的挑战,必须严格出入境检疫工作,提升疾病筛查和实验室检测水平,把好疫情防控"国门关"。

3. 建立高原病防治技术体系

(1)全方位多领域提升高原病预防能力。

高原病关键在防,有效的预防手段,能够降低高原病发生率,降低高原病向急性期发生的可能性。西藏军区总医院在高原病防治方面有丰富的防治经验,如提出全地域、全方位、多层次、全时程的预防体系,由高原病专业医师层面、基层医师层面、进高原前体检、社会高原病知识普及、专业预防药物五位一体有机结合组成,可使部队急性高原病发病率由 20 世纪七八十年代的 50%~60% 降至现在的 2%~3%,急性高原病抢救时间由原来的 7~10 天缩短到 24 小时之内,有力提升了高原部队战斗力。具备高原病防治能力的军地医院可组建一支高原病防治专家队伍,可指导紧急进入高原的各级力量科学有效地预防高原病,降低发病率,这对减少非战斗减员,提升部队士气起到至关重要的作用。

(2)重视基层部队高原病防治能力的提升。

对于紧急进入高原或从低海拔高原进入更高海拔高原执行任务的部队,其高原病发病率大幅高于平时。各基层部队应当重视平时的急性高原病救治演练和考核,将高原病防控方法和急性高原病救治纳入平时的训练与考核内容。这将提高部队在执行任务期间急性高原病的救治率,减少非战斗减员。另外,各基层部队可选派医务人员到西藏军区总医院高山病科集中进修培训,并形成定期轮换学习机制,教学单位根据学员实际表现发放证书,以促进基层部队高原病防治能力的提升。

(四)研发满足特需医学救援的装备体系

1. 依托现有装备资源,推进高原特需医学应急医疗救援能力建设

当前,卫勤装备老旧,更新换代慢,性能低是众多军队医院存在的普遍问题,面对客观实际,应当坚持立足自身现有装备资源,推进卫勤保障能力建设。形成装备管理机制,每件装备做到有人管、有登记、有保养,以提升装备使用寿命,保持装备性能。邀请厂家上门指导或指派骨干到厂家学习,可进一步了解装备效能,挖掘装备使用效能。在贴近实战背景环境下,加强人装结合训练,可将装备拉到不同气候环境下,检验装备是否具备该环境下使用能力,其性能是否发生变化。

2. 面向高原地区研发特需医学救援卫生装备

西藏地区山地环境恶劣，气候特殊，对装备机动性能、野战环境适用性、实用性提出了很高的要求。从西藏地区军队医院野战装备使用情况看，信息化程度低、维护保养难度大、完全展开撤收慢、集成化程度低、高寒区适用性低、报告有偏差是当前高原部分野战装备存在的主要问题。虽然近些年军队各型装备得到了快速发展，新型主战装备陆续配发到一线部队，但高原野战卫生装备方面仍需要持续重点关注和研发。装备研制厂家可专门面向高原地区研发装备，避免平原上的装备到高原后出现适用性差等"高原病"。厂家应当广泛调研装备使用需求，借鉴国外山地装备优势，集成当前主要通信技术，满足多样化应急救援保障的需求。可向国内大型车企引进机动性强、越野性能好、人机交互好的车辆装备，满足高原地区复杂山地气候条件的需求。对于使用参数较为敏感的仪器设备，厂家应当考虑高原高寒、缺氧、低压的实际，研发参数可调、适用性较好的野战卫生装备。加速研发或改造专用卫生飞机和救护直升机，实现高原地区伤员的快速前接和后送。

3. 装备模块化设计，满足多样化救援任务需要

平战时的医学救援任务，因灾害事故样式不同、救援规模不同，救援分队所携带的装备也有所区别，为此，应当加快研发满足不同救援模式的模块化装备。装备型号上，可统一建设标准，避免型号繁杂，造成维修保养困难和无法实现模块化箱组携带。需要携带仪器设备较多的应急救援单元可向整体改装车辆模式发展，如将大巴车改造成具备检验、储血、特诊、消供等功能的医疗保障车，车载后的医疗仪器设备能在最短时间内展开医疗保障工作，也可具备巡回体检的功能，其高效性、高度机动性确保了快速响应机制。

4. 积极推进军民融合发展，努力提升装备保障能力

习近平总书记深刻指出，要深化国防科技工业改革，形成军民融合深度发展格局，构建一体化的国家战略体系和能力。军队和地方在灾害医疗救援方面各有互补优势，深入推进军民融合发展，能够将军地卫生装备资源最大化利用起来。例如充分利用部队指挥高效的优势，利用军队陆航、空军运输能力，提高应急转运灾害危重伤病员能力；可与地方的拉萨雪鹰通用航空股份有限公司签订合作协议，进一步简化动用流程，减少使用壁垒，实现伤员的快速前接后送救治工作。

（五）创新可持续发展的研发体系

1. 政府主导指令完成

所谓政府主导，是指政府以较大的政府强度和较强的政府能力，保障政府指

令得到有效的贯彻落实。从责任主体上看,是指政府层面要在有效防控重大灾难体系建设上起好主导作用;从行动方式上看,军地各级落实机构要统筹规划、加大投入,常态演练,确保遇有情况能迅速有效处置。结合新冠肺炎疫情防控来看,疫情得到有效预防控制,主要在于政府主导,如果没有强有力的政府主导能力,全国各省市区不可能形成强有力的防控体系,更不会取得如此有效的防控效果。西藏地区必须坚持政府主导、各级救援体系与队伍按标准建设、预备力量充足,才能有效处置各类灾害。

2. 科研援藏、内外联动

人才和先进技术可以带动生产力的提升,促进装备研发带动灾害预防救治高水平发展。近几年通过组团式援藏的方式,从"输血"方式到提高"造血"能力,通过对口援藏,西藏社会各方面活力愈现,面貌变化翻天覆地。特别是医疗领域,通过组团式援藏,已较大程度地改善了藏区卫生条件和医疗资源落后的局面。下一步可通过科研援藏、内外联动方式,即一所知名医院带动西藏地区一所医院,从人才培养、设备更新、技术支持、科研扶持、信息交流等方面促进其全面发展,进而提高灾害预防救治体系的全面发展。

（六）构建全民参与的培训体系

1. 提高全民自救意识

联合各医院积极探索制作统一的紧急医学救援视频动画资料,通过手机、网络推送方式,使全民耳濡目染,熟悉紧急救援的基本常识,指导院前急救工作,培养全民自救互救意识,身边常备急救器材。

2. 提高自救互救培训力度

各医院、各医疗机构依托地方120急救平台,组织专业教学队伍定期向社会开放培训课程,利用高级模拟人进行止血、心肺复苏除颤等急救培训,利用视频资料重现灾害现场场景和急救注意事项,提高全民自救互救能力。

3. 搞好特殊人群培训

利用医院国家住培基地、卫勤训练基地(在建)为军地基层卫生单位卫生人员和社会特殊群体(驾驶员、消防员、大中小学生等)进行紧急医学救援培训,使其掌握较为系统的院前急救知识和灾害救援常识;撰写科普读物,普及紧急救援相关知识和能力。

课题组成员名单

付小兵　中国人民解放军总医院医学创新研究部创伤修复与组织再生研究
　　　　中心主任、中国工程院院士

姜玉峰　战略支援部队特色医学中心创面修复科主任

郑静晨　中国人民解放军总医院医学创新研究部灾害医学研究中心主任、中国工程院院士

王正国　中国人民解放军陆军军医大学野战外科研究所研究员、中国工程院院士

张英泽　河北医科大学第三医院院长、中国工程院院士

夏照帆　中国人民解放军海军军医大学第一附属医院烧伤科主任、中国工程院院士

顾晓松　天津大学医学部主任、中国工程院院士

盛志勇　中国人民解放军总医院第四医学中心烧伤整形科主任医师、中国工程院院士

董家鸿　清华大学长庚医院院长、中国工程院院士

郝希山　天津医科大学肿瘤医院院长、中国工程院院士

蒋建新　中国人民解放军陆军特色医学中心教授、中国工程院院士

张文韬　中国工程院三局医药卫生学部办公室主任

赵西路　中国工程院医药卫生学部主任科员

黄跃生　中国人民解放军陆军军医大学西南医院烧伤研究所所长

杨思明　中国人民解放军总医院第四医学中心主治医师

潘晓华　深圳市宝安区人民医院副院长

刘小龙　新疆维吾尔自治区人民医院烧伤外科主任

程　飚　中国人民解放军广州军区总医院烧伤整形科主任

刘宏伟　中国人民解放军广州军区总医院烧伤整形科主任

杨全胜　中国人民解放军总医院卫勤部部长

吴　旭　南方医科大学南方医院胸外科主任医师

许硕贵　中国人民解放军海军军医大学第一附属医院急诊科主任

彭　磊　海南医学院第一附属医院创伤医学中心主任

殷作明　中国人民解放军西藏军区总医院院长

张连阳　中国人民解放军陆军军医大学大坪医院创伤外科主任

李　丽　海南医学院第一附属医院院长

余　斌　南方医科大学南方医院创伤骨科主任

吕国忠　江苏省无锡市第三人民医院烧伤科主任

吕传柱　海南医学院党委书记

唐佩福　中国人民解放军总医院骨科学部主任

李　君　中国人民解放军总医院第四医学中心卫勤部副主任

黎檀实　中国人民解放军总医院第一医学中心急诊科主任
魏敦宏　中国人民解放军新疆军区总医院院长
李　明　中国人民解放军海军军医大学长海医院骨科主任
侯世科　天津大学灾难医学研究院院长
樊毫军　天津大学灾难医学研究院教授
张永忠　天津大学灾难医学研究院副教授
周子琛　天津大学灾难医学研究院博士生
周玉海　内蒙古自治区国际蒙医医院烧伤整形科主任
韩　伟　深圳大学总医院急诊科主任
田光磊　中国人民解放军总医院医学创新研究部创伤修复与组织再生研究
　　　　中心医师

学 术 交 流

学术交流汇总

杜玉岩教授：

  非常高兴今天以线上的形式见到付院士,在重庆主会场聆听报告。在线参会人员已经超过 2.4 万人次。付院士是我国乃至世界著名的创伤医学专家,讲座的题目非常重要,非常具有专业上、技术上、学术上的指导意义。针对报告中提到的"一慢二快"三大体系,我们的医院建设很完善,专科划分很细致,我院在吉林、上海的分院都在加强传染病传播的控制。以伤为主的紧急救援体系建设还相对薄弱,重视程度不够。付院士提出了国家重要战略发展区域以及救援体系建设构想,构建网络化防控体系,融合多种专业救治力量,以国家级医疗救治中心为依托,建立覆盖全国的战略布局基地。国家卫健委正在推进国家创伤医学体系建设。2021 年付院士在《中华创伤杂志》上提出了五点意见;2022 年年初又在院士论坛发表文章,进一步强调,重视创伤医学学科属性,建立创伤专业救助机构,培训创伤外科专科医生,创伤外科专科医生应具备整体创伤医治能力以及专科救治能力。希望有关部门加强创伤救治学科体系建设、人才培养、装备投入力度。相信我国"十四五"期间紧急医学救援体系的建设将更进一步。

胡俊丹教授：

  非常荣幸现场聆听了院士们关于创伤医学紧急救援体系建设的相关报告。付院士就国家重要战略发展区域救援做出个体化建设以及实战经验分享,指导下一步救援工作的开展。灾难、安全事件救援与战伤急救的共同点在于救治条件有限,而且环境地域非常复杂,如高原、高寒、高湿等,且经常会出现大批量伤员,救治力量不够充足,救治部门较多,难以达成联动一体化。

  目前创伤救治相对来说比较成熟,2018 年后国家重点推进区域性创伤中心的建设,重庆建立了市级和区县级两级创伤中心。但目前创伤救治中心的发展仍然相对分散,没有按照创伤的特征形成联动和分级。因此我们两家医院如何参与到一体化建设中,形成联合作用,显得相对重要。国家级救援队、地方级救援队、军队救援力量如何协调联动,如何真正发挥作用,是亟待解决的问题。军队的救援体系相对独立,应更好地与地方结合,提供宝贵的经验。

蒋建新院士:

报告非常精彩,从付小兵院士的报告中我们了解到,自汶川地震后,中华医学会创伤分会在付小兵院士、王正国院士的带领下逐步发展,就如何更好地构建紧急医学救援体系发挥重要作用提出了许多有价值的建议,并得到了国家的高度重视。想请教付院士两个问题:一是紧急医学救援体系建设中政府如何发挥作用? 二是军民如何在紧急医学救援过程中实现更好的融合?

付小兵院士:

谢谢各位教授的讨论和提问。政府的作用,我认为是一个非常重要的因素。对于慢性病防控,国家的投入很大,慢性病的特点是进展缓慢、可预期,对工作没有较大冲击。而汶川地震对社会造成了极大的冲击。因此政府应当做好准备,未雨绸缪,在日常中加大投入,例如无锡市第三人民医院在紧急救援重点学科建设中投入较大,其在昆山爆炸事故中发挥了重要作用。军民融合是一个大问题,一直在强调,但没有真正地融合。需要高层组织、领导形成一体化的联动机制,真正实现军民一体化的救援。

有人问到我国核辐射救援建设进展。核辐射、中毒、创伤都属于重大公共卫生事件,核辐射救援对专业力量的需求相对较强。在给"两院"的重大建议当中已经将核辐射科技支撑作为重要方面。核辐射救援有特殊性,受众较少。但国家已经高度重视、加大投入,如果有紧急事件发生,相信国家可以做出很好的反应。

杨梅教授:

谢谢刘良院士的精彩演讲,我觉得刘良院士的演讲给我们带来了一个比较新的理念。我不是学中医的,所以我以前对风湿病的印象大概就停留在风湿性关节炎这一层面。今天听了刘良院士的报告以后,我就了解到它其实不只包括类风关,还包括风湿性免疫病,甚至包括骨关节病,这样一大类的疾病。其实它与救援是比较有关的,前面付小兵院士讲到"一快二慢",其实它涉及慢性病的范围。《"健康中国 2030"规划纲要》中也提出了"主动健康"的理念:对老百姓来说,就是要主动地去参与一些锻炼;对医务人员来说,就是需要早一点发现疾病,早一点干预治疗,免得出现一些不良的后果。刘良院士今天提出来的通过IgG N-糖链的多样性对风湿性疾病进行诊断,可以让我们在一些疾病的早期就发现异常。另外刚才讲到的正清风痛宁,这样的一个发明对于我们来说是非常好的,我们刚才看到很多实验都提到西药有很多的副作用,而中西医结合可以尽量避免。其实在近几年如新冠疫情的暴发,我们其实都已经体验到中药的益处了,所以我希望在以后的学习、生活和工作中,能更好地体会中药和中西医结合带给我们患者包括自身的益处。谢谢!

尹昌林教授:

各位上午好,非常荣幸参加这个论坛。各位院士的提点、讲的新观念,从大到小,从国家层面到具体疾病的救治,使我们深受启发、体会颇多。比如今天我参加这个环节的讨论,其实开始我还是非常惊讶的,在座的大部分都是西医背景出身,要我们谈中医的话,一下感觉比较懵,不知道该怎么说起。但是刚才听了刘良院士的报告,他介绍的内容让我很有感慨,把我们大家对于中医的一些传统的、模糊的或者很肤浅的认识,具体化、精细化,甚至很准确地从产学研一体化的角度把它提出来,我觉得还是蛮有感慨的。刘院士给我们讲的内容让我们大家特别是我自己深有体会。通过对中医的粗浅了解,我觉得中医对中华民族乃至整个东亚地区的影响应该是巨大的。从古至今,我们其实主要就是靠中医以及以中医为实质的苗医、东南亚的泰医等的技术理念和方法,推动了各族群的生存发展和繁荣壮大。这么多年,应该说,它的历史功绩和作用是摆在那里的,这是不能否认的。毕竟西医传入我们中国、传入东南亚地区的时间并不长,也就 100 多年的历史。我们 5 000 年的生存发展,中医是功不可没的,但是现在我们如何对中医进行规范化,如何规范化地救治、如何规范化地评价它的效果,如何了解它的准确的机制,如何复制它的这些成果,这些都是比较难的。传统上,中医都是师父传徒弟、父传子、不外传等,所以中医在培训、传承上现在出现了断代。在座的各位中可能也有一些中医高手,大家可以对这些问题提出一些观点。刘良院士的报告中,设计了从机制到诊断到治疗再到效果评价等的一整套东西,这一整套东西其实对我们现在也非常有意义。

我们现在在临床上遇到很多,无论是在治伤还是在治病的时候,一遇上患者与风湿、自身免疫性疾病沾上关系,我们就觉得非常头痛,在诊断上都觉得非常头痛,更不要说治疗了,而治疗上要把它具体地鉴别开来,比如说今天提到的类风关、强直性脊柱炎、SLE、银屑病等,这些都是让我们非常头痛的疾病。今天刘良院士提出的以二氧化钛-PGC 芯片为主导发明发现了一系列的标志物,这样就把诊断的特异性和准确率提高了很多。我想大家如果平时留心了还是有所体会的,毕竟在临床上对这类疾病的诊断都是按照 8 条符合 5 条、7 条符合 4 条等来打分的,如果有这些更加准确的诊断方法,能使诊断的时间和特异性提前的话,是非常关键的,首先在诊断方面给予了一个巨大的进展和进步,这也是他取得重要成果的一个原因。

第二个,不仅仅是诊断,在治疗方面,刘院士提出的单一肠道益生菌,很多学科包括西医、中医、重症等都做了很多研究,而这些研究最后把它的机制落在哪?我想这个也是后面值得大家更深入研究的。很重要的就是刘院士还发明了一种药,这个药在中药的传统上有一个正清风痛宁之类的方子。但这个方子怎么让它发挥作用?它的机制是什么?它的效果是什么?它是对哪些疾病起作用?刘院士进行了很多的研究。

刘院士的研究更多地让大家体会到,我们也可以通过这种很标准的、很规范化的、很科学化的研究,让中医和中西医结合治疗真正地走向世界,真正地为世界科学界、医疗界所认同。谢谢!

刘明华教授:

感谢主席给予机会进行讨论,听完郑静晨院士的讲座我感觉收获很大,每一次听院士讲座都感觉场面很震撼、内容很丰富。郑院士是从事救援医学相关学科人的榜样,对我国救援医学具有突出贡献,是我国救援医学的开拓者。尤其令我印象深刻的是他构建了很多救援工程体系,也展示了很多技术、装备。一是针对灾害救援学科,在教育部立项构建的重要性。在以前这方面确实是盲点,遇到重大灾害感觉到无所适从,学科建立后,大学生、中学生、小学生能够加入课程,真正做到医学知识、灾害知识的普及教育;二是郑院士提出的十个发展方向,我们从事灾害救援确实有很多困惑需要解决,这十大发展方向给我们提供了指路明灯,期待以后能有更多的学习机会。

唐颖教授:

感谢郑院士带来精彩的演讲。从个人角度来讲,我刚刚毕业就遇到了洪灾、地震、新冠等一系列灾害。我昨晚罗列的一系列问题今天都得到了解决。灾害救援非常复杂、非常系统。国内的演习、培训暂时都不能解决我系统的问题。但听了郑院士的演讲,我认为解决了我的问题。灾害救援医学学科的建立将从科研、训练、教学、运用、实践、专利转化方面完全涵盖整个体系。相信在郑院士的领导下,以及各位院士的帮助下,我国的灾害救援医学学科将做到世界一流,领跑世界。

张成教授:

非常感谢周所长的介绍,也非常感谢蒋院长的邀请,本来这个会议是由我们张曦教授来参加,但因为他昨天一早驰援上海,所以我临时来参加这个会议。非常感谢张院士讲述的精彩、详细的砒霜治疗白血病的故事。以前我们也经常听到马军所长讲砒霜治疗白血病的一些故事，但是我觉得以前讲得相对粗糙一些，张院士讲得更详细。确实有了砒霜的发现后，M3型白血病可以用三氧化二砷联合全反式维甲酸治疗，其中95%的患者都可以完全治好，并不需要移植。张院士非常重视临床，讲述了怎么从临床问题到实际的科学问题来服务患者。张院士刚才讲到三氧化二砷对M3型白血病是非常敏感的，效果很好，但我以前没有看到过这些比较早的文献，自从我读书开始，教科书上一直记录的是维甲酸和亚砷酸治疗白血病，也从来没追踪过这个亚砷酸前期的研究到底对白血病怎么样。从20世纪90年代开始，有人做了一些亚砷酸治疗白血病的作用机制研究，其中最主要的机制就是诱导凋亡。但是我看到张院士提到三氧化二砷不仅对急性早幼粒细胞白血病有效，还对急性粒细胞白血病有很好的效果，那么为什么我们现在急性粒细胞白血病的治疗中没有联合三氧化二砷来治疗？虽然我们现在免疫治疗的进展很快，但实际上我们在急性髓系白血病的免疫治疗方面进展得非常慢，且还没有更好的治疗手段。我想问一下张院士，三氧化二砷最开始是从哈尔滨医科大学出来的，有没有专门的针对三氧化二砷与其他药物的联合应用在其他类型急性粒细胞白血病中的治疗？效果如何？是不是可能会有协同作用？谢谢张院士。

张学院士：

　　这些问题如果是临床的话我还不好回答，但对于机制我可以来讲一下。一是三氧化二砷和全反式维甲酸都是一个靶向的驱动蛋白，而急性髓系白血病或急性粒细胞白血病不同亚型改变的基因是不一样的，或者是病变的基因类型不一样，所以说单纯用三氧化二砷治疗其他类型白血病，治疗效果可能是不好的。二是即便你看到三氧化二砷用在其他类型白血病治疗中也有疗效，但机制不是唯一的，如刚才所讲的PML和RARα。因为上海交通大学医学院附属瑞金医院刚请了一位从英国回来的年轻小伙子（卢欣院士的学生），他发现三氧化二砷选择性地结合p53基因，比如在175位上选择性、特异性地结合，所以说联合效果的进一步研发还是有空间和前景的，只是说哈尔滨医科大学中医科临床观察后没有继续做这些机制研究，他们后期的研究方向重点在毒性、凋亡机制上。马军老师对这个也了解得很详细，他在三氧化二砷治疗白血病的临床和基础之间也做了很多转化的工作，我们可能看问题的视角不一样。虽说我是哈尔滨医科大学的校长，但我不会向着本校说这个故事，我就把这故事以我理解的和我所能看到的场景向大家讲述，大家都知道我在医学院做过副院长，管的是学术、科研这一块，对科研评价我自己有自己的看法，所以这个故事是我本人作为编剧写的，绝不是科技部下的结论。谢谢！

赖晓东教授：

谢谢张院士,我想提个问题,砷剂在治疗血液肿瘤方面以后研究的延展性和未来的方向是什么？有没有可能在肿瘤血液方向有更多的实用性呢？

张学院士：

三氧化二砷的作用绝不是一个简单的 PML 和 RARα 融合蛋白,我刚刚说了还有 p53 基因,当然 p53 也不是对所有涂片、蛋白都是管用的,只是个别相关的;三氧化二砷或砒霜还能用于治疗银屑病、梅毒,但机制也不明确,且银屑病是自身免疫性疾病,所以我觉得这个进一步的研究还是有空间的。老前辈曾讲三氧化二砷治疗儿童牛皮癣效果特别好,哈尔滨医科大学张春老师也申报了专利,他们团队也一直做临床观察。我是觉得三氧化二砷未来绝不仅限于治疗急性早幼粒细胞白血病,也不仅限于刚刚讲述的那两个靶点,还有进一步需要研究的机制。因为砷剂作为一个毒药医用上不限于一种疾病,有进一步研究的必要。就像我老说我要有精力做研究,就从不同的角度来研究,总之我们需要批判性地看待问题,不能人云亦云。所以我个人的看法是未来砷剂在治疗血液肿瘤方面还是有空间的。

李阳教授：

京津冀地区作为我们国家的"首都经济圈"在未来国家在紧急医学救援体系建设上肯定有一个相当大的布局,特别是在雄安新区,未来建成后,整个京津冀地区和雄安新区的深度融合,未来肯定是一个新的课题和发展方向。所以说,未来采取何种模式去构建紧急医学救援体系是值得我们去研究探讨的。我在这里有个疑惑:我国目前的直升机救援体系,前期也有一定探索,京津冀地区主要以平原为主,适不适合建立像美国华盛顿特区的那种全域覆盖的空中救援体系？

杨俊教授：

感谢侯院长的演讲,让我印象特别深刻的是通过 4 个案例,提出紧急医疗救援需要 6 个同步、4 个集中的紧急医疗救援模式,让我感触很深。另外提到一个问题——紧急医疗救援队的人才培养问题,这也是人员组成的痛点问题,组成人员水平参差不齐,没有做到人员同质化,感谢侯院长提出的医疗人才培养问题。现在回答李阳教授的问题,平原地区实施直升机救援相对容易,像重庆这种山地地区,需要当地政府的配合才能做到紧急医疗救援。

钟永富教授：

感谢吕教授的精彩讲座。吕教授是急诊界的大咖，长期在海南致力于海上医学救援、创伤方面研究，取得了丰硕的成果。报告站在国家战略层面进行思考，站位非常高。海南及南海区域现在经济活动越来越频繁，是我们国家重要的军事战略区域、热点地区。吕教授团队和付院士团队怀着高度的责任感、使命感，站在国家战略高度，对覆盖海南及南海区域的紧急医学救援体系做了深入的探索和实践，取得了丰硕成果。吕教授对基于网格化、同心圆理论进行顶层设计方面做了阐述，基地医院的建设和急诊急救大平台相结合，实行"点线面"结合，开展救援运行机制，展示了高大上的海上救援装备和大型演练成果，我感到非常震撼，也学习到了很多发明成果。付院士提出的 6 个体系建设对海上医学救援有非常重要的指导意义，对内陆的水上医学救援同样也有着非常重要的指导意义。我们重庆在 2017 年也建有水上救援队，在万州、巫山建有两个基地，但是我们内陆的水上基地与吕教授今天展示的海上救援相比差距仍然非常大。期待吕教授莅临重庆，对于设计体系建设、装备运行管理等方面给予我们指导和帮助。

黄志刚教授：

非常感谢吕教授的精彩演讲。重庆地处长江上游，三峡库区、半岛、湖泊、水道周边自然灾害频发，气候多变，因此我们也建立了水上救援，以满足陆、水、空立体救援的客观需求。吕教授的介绍对重庆有非常大的借鉴意义，非常欢迎吕教授莅临重庆对我们进行帮助指导。

吕传柱教授：

刚才两位专家提到的问题是非常现实的问题。2021 年 7 月 20 日，郑州洪灾死亡 390 多人。海南即使发生 17 级台风也有可能做到零伤亡。这不仅仅得益于海南救援力量强大，也因为海南在躲避台风和预警台风方面有丰富的经验。郑州作为内陆城市，水上救援几乎为零，这是急需解决的短板。内陆省份的救援机构、120 如果不配置水上救援相关设备（比如快艇、涉水救护车），"7·20"的悲剧有可能还会重演，因此内陆省份也应该深入研究海上救援和水上救援。

艾山木教授：

非常感谢吕国忠教授的报告，做得非常好，关于方案的设想也非常系统、完整。同时也非常荣幸能够参加今天的大会，通过一天的学习，感受到在我们院士和大咖的重视与带领下，相信国家紧急医学救援体系建设面临的问题都能够得到解决,只是在这里有点感想。我们知道在应急队伍的建设方面,除了加强培训和演练之外,还要具有大医学观念的救援人员,主要是急诊和创伤这两个学科的人员,但是这两个学科其实目前在国家和社会层面上受到的重视还不够,有必要继续引起全社会对这两个学科的重视。

另外是一点不成熟的思考和建议。关于航空救援,我们知道现在的民营航空其实是面临不便参与救援的问题,在国内目前状况下,军地协同直升机演练可能比较可行,通过陆航的救援直升机,平时的合作和军地的演练,在面对突发的重大灾难时,能够有效地利用和使用。这是在目前国内情况下的建议,谢谢!

何海燕教授:

通过今天大半天的学习,我已充分认识和了解了紧急医学救援体系建设的重要性,而且必须着眼于整体、着眼于长远、着眼于体系化进行建设。下一步我们要进一步探索基于日常医疗体系下的工作模式、工作岗位来建设紧急医学救援体系,使院士们和专家教授们的这些思想落地,在这个时期中运行起来。谢谢!

费军教授:

潘教授的报告以 MCI 为切入点,对紧急医学救援体系进行了深入阐释。以医院为中心的体系建设给我们留下深刻印象,值得我们借鉴和学习。

许毅教授:

感谢潘教授的精彩讲座,提供了很多经验和启示。我们也参与了国内外很多的紧急医疗救援任务,身处一线,我们深有感触,也一直在思考,面对新的挑战如何应对。就现状而言,面对小灾小难、中型或者稍微大型的事件,城市体系尚可以应对,但还需要进一步完善和提升。面对大灾大难、有相当规模的事件,仍需做好准备。紧急医学救援体系为何等规模的灾难做准备将直接决定下一步建设的决心、方向以及目标。在决心和目标的指引下,紧急医学救援体系一定会愈加完善,非常感谢付小兵院士牵头的院士团队,高瞻远瞩,未雨绸缪,推动了国家重要战略发展区域的紧急医学救援体系建设,必将提升我们面对大规模灾难事件的救治能力。

唐中建教授:

今天上午付小兵院士给我们带来了国家整体战略层面紧急医学救援体系建设的分享,下午马院长又结合了重庆和成渝经济圈带来了紧急医学救援体系建设的实践与探索,让大家受益匪浅。马院长不仅全面地介绍了重庆市紧急医学救援体系的建设历程,以及目前全市应急救援梯次化响应体系的建设情况,更是详细分享了重庆市急救医疗中心近年来在紧急医学救援领域的相关创新工作。应该说,上述在院前急救方面的创新与探索切实地为院前急危重症患者争取了急救的黄金时间,也极大地提升了区域的急救服务能力。

周人杰教授:

谢谢马院长的精彩分享。近年来,重庆市急救医疗中心在马院长的带领下致力于急诊急救服务能力的提升,特别是在院前急救领域,无论硬件、软件以及救治能力各方面都走在重庆市乃至全国的前列,其经验值得大家借鉴和学习。院前急救作为紧急医疗救援的关键环节,其服务能力直接影响紧急医学救援水平,随着重庆市120智慧平台基本建成,救护车纳入统一网络平台,标志着重庆市紧急医学救援能力迈向了新的阶段。希望以后能够在市急救医疗中心的引领下通过完善区域协同的院前、院内信息传输能力,不断提升区域院前急救效率。